RESPIRATORY CARE MEDICINE

呼吸管理の最新戦略

編集
安本　和正
Yasumoto Kazumasa

克誠堂出版

編　集

安本和正	昭和大学医学部麻酔科学講座

執筆者 (執筆順)

那須英紀	社会保険紀南病院呼吸器科
篠﨑正博	和歌山県立医科大学救急集中治療部
森　正和	大分大学医学部脳・神経機能統御講座麻酔学
野口隆之	大分大学医学部脳・神経機能統御講座麻酔学
妙中信之	宝塚市立病院副院長集中治療救急室室長
宮尾秀樹	埼玉医科大学総合医療センター麻酔科
武居哲洋	東京医科歯科大学医学部附属病院集中治療部
中沢弘一	東京医科歯科大学大学院医歯学総合研究科心肺統御麻酔学分野
岡元和文	信州大学医学部救急集中治療医学講座
関口幸男	信州大学医学部救急集中治療医学講座
竹内宗之	国立循環器病センター外科系集中治療科
今中秀光	国立循環器病センター外科系集中治療科
遠井健司	昭和大学医学部麻酔科学講座
安本和正	昭和大学医学部麻酔科学講座
桑迫勇登	昭和大学医学部麻酔科学講座
松村堅二	昭和大学医学部麻酔科学講座
崎尾秀彰	獨協医科大学救急医学
栗原正人	山形大学医学部救急医学講座
川前金幸	山形大学医学部救急医学講座
田中孝也	半田市立半田病院救急救命センター
熊田恵介	高知医療センター救命救急センター
福田充宏	高知医療センター救命救急センター
小林康夫	市立函館病院麻酔科
吉川修身	市立函館病院麻酔科
盛　直久	岩手県立大船渡病院救命救急センター
公文啓二	姫路聖マリア病院救急診療科
石原英樹	大阪府立呼吸器・アレルギー医療センター呼吸器内科・集中治療科
小林敦子	大阪府済生会吹田病院集中治療部
橋本　悟	京都府立医科大学附属病院集中治療部
谷田部可奈	国立病院機構東埼玉病院神経内科
川城丈夫	国立病院機構東埼玉病院呼吸器科
水谷太郎	筑波大学大学院人間総合科学研究科臨床医学系・集中治療部
松宮直樹	土浦協同病院麻酔科
桜井淑男	埼玉医大総合医療センター小児科
田村正徳	埼玉医大総合医療センター小児科

序　文

　1950年代に北欧でポリオが大流行した際，最初に用いられた人工呼吸器は，所謂鉄の肺と呼ばれる胸郭外陰圧式の機種であった。しかし，結果は悲惨なもので，次から次へと患者を失ってしまった。そこに，正に救世主として登場したのが，現在われわれが行っている機械的陽圧換気法である。当時，陽圧換気を施行できる人工呼吸器は普及しておらず，専ら医療従事者や医学生などがチームを組んで手でバッグを押して人工呼吸を行った。機械的陽圧換気が生体に及ぼす影響など何も解っていなかった時代に，人工呼吸の経験などない人たちが，いったいどの様な思いで，毎日毎日それも何時間もの間ひたすらバッグを押し続けていたのであろうか。もちろんモニターや血液ガス分析装置など考えも及ばない時である。恐れと不安が交差する中，ポリオで呼吸不全に陥った患者を助けることが出来る唯一の治療法を行っていると信じつつ，心を込めて用手換気を続けていたものであろう。当時不治の病であった呼吸不全に敢然と戦いを挑んだ，先人達の勇気とたゆまぬ努力に頭の下がる想いである。

　それから五十年以上が過ぎた現在，呼吸不全の病態も明らかになり，性能の優れた人工呼吸器が多数開発されるとともに，人工呼吸療法による功罪も明示され，今まで良かれと思って行ってきた治療法にも思わぬ問題のある事が報告されている。従って，以前の経験に頼った呼吸管理法は通用しないどころか，患者の予後を悪くする可能性がある。人工呼吸に関する新知見が内外の雑誌に毎月のように掲載され，われわれ臨床医を啓蒙してくれているが，呼吸不全の病態は複雑であるにもかかわらず，各病態に対して如何に対応するかについての詳細を纏めた出版物は驚くほど少ない。本書は呼吸管理における最新の知識を紹介するとともに，15の病態に対する最も効果的な呼吸管理の実際を解説したものであり，臨床の現場で活躍されている医師は無論のことコ・メディカルの皆さんにも役立つと期待している。

　第27回日本呼吸療法医学会学術総会の主管を記念して企画したため，学会を開催した7月が出版予定日であったが，残念ながら多少遅れてしまった。予定には間に合わなかったものの大好きな金木犀の花が香る中，ゲラ刷りに目を通しながらこうして序文を認められるのは，執筆者の先生方と克誠堂の担当者によるご努力の賜と，編集者として深く感謝する次第である。

　2005年初秋

安本　和正

呼吸管理の最新戦略

Contents

I 呼吸管理におけるトピックス 1

1. 人工呼吸による肺の損傷（VILI）..................那須英紀, 篠﨑正博........3
   はじめに..3
   1 概念の変遷—barotrauma, volutrauma, atelectrauma..............3
   2 VILI の病理..4
   3 低1回換気療法..5
   4 そして biotrauma へ..6
   5 肺保護戦略からみる呼吸管理への応用...................................6
      01 高頻度振動換気法／6　02 高二酸化炭素許容人工換気／7　03 腹臥位療法／7
   おわりに..8

2. 人工呼吸器関連肺炎（VAP）........................森　正和, 野口隆之........9
   はじめに..9
   1 疫学..9
   2 診断..10
   3 治療..13
   4 予防..14
      01 経口挿管か経鼻挿管か／14　02 NPPV／15　03 呼吸回路の交換／15
      04 声門下分泌物の吸引／15　05 抗ストレス潰瘍薬の使用／15　06 半坐位／16　07 加湿器／16　08 気管内吸引法／16　09 経腸栄養／16　10 選択的消化管内殺菌／16
   おわりに..17

3. 肺保護療法..妙中信之........19
   はじめに..19
   1 低容量換気法..19
      01 歴史的背景／19　02 換気様式の選択と適正換気条件の実際／21

        2 高二酸化炭素許容人工換気 22
            01 HC/HCAの生体への影響／22　　02 HC/HCAの臓器保護・組織防御的作用／23　　03 HC/HCAはどこまで容認できるか／24　　04 高二酸化炭素許容人工換気の実際／24
        3 open lung strategy—肺リクルートメント手技とPEEP 25
            01 VILIの発生機序とopen lung strategy／25　　02 肺リクルートメント手技／26　　03 PEEPの設定／27
        4 高頻度換気法 29
        おわりに 29

4. **加湿** ....宮尾秀樹 30
        はじめに 30
        1 湿度の定義 30
        2 気道の生理的温湿度分布 31
        3 加湿器の種類 32
            01 加湿瓶／32　　02 ネブライザ／32　　03 加温加湿器／35
        4 人工鼻 38
        5 小児領域での特殊な問題点 39
            01 保育器使用による問題点／39　　02 ラディアントウォーマ使用による問題点／39　　03 人工呼吸器本体の発生する熱や環境温による問題点／39
        6 湿度計 40

5. **気管内吸引** ....武居哲洋，中沢弘一 41
        1 意義，適応 41
        2 方法 42
            01 準備するもの／42　　02 手順／43
        3 モニタリング，合併症 45
        4 トピックス 45
            01 閉鎖式気管内吸引システム／45　　02 気管チューブカフ上（声門下）吸引／47

6. **新しいウィーニング法** ....岡元和文，関口幸男 49
        はじめに 49
        1 ウィーニング開始前の全身状態の評価 49
            01 呼吸不全の原因が除去されていること，または改善していること／49　　02 中枢神経機能が改善していること／50　　03 循環動態が安定していること／50　　04 感染が制御されていること／50　　05 電解質異常や代謝機能が改善していること／50　　06 手術後や外傷後の創痛がコントロールされていること／51

07　栄養状態が改善していること／51　　08　精神症状が安定していること／51
　2　ウィーニングの成否を予測するための指標..51
　3　SBTスクリーニング..52
　4　ウィーニングの方法としてのSBT..53
　5　プロトコルに基づくウィーニング法..55
　6　ウィーニングのための気管切開..55
　7　気管チューブ抜管の問題..55
　8　抜管後呼吸不全に対する非侵襲的陽圧換気..57

II 症例による呼吸管理のポイント 61

1. ARDS .... 竹内宗之, 今中秀光 63
   01　症例／64　　02　病態の特徴／65　　03　1回換気量とプラトー圧の設定／67　　04　酸素濃度の設定／67　　05　PEEPの設定／67　　06　リクルートメント手技は必要か／68　　07　腹臥位管理は必要か／68　　08　VCVかPCVか／69　　09　まとめ／70

2. 気管支喘息の重積発作 .... 遠井健司, 安本和正 71
   01　症例／72　　02　胸部X線写真／73　　03　重症度の判定／74　　04　治療・管理／74　　05　呼吸管理のポイント／78　　06　喘息死／80　　07　まとめ／80

3. 肺炎 .... 桑迫勇登, 松村堅二 82
   01　症例／82　　02　胸部X線写真・胸部CT／84　　03　呼吸管理／86　　04　肺炎の管理のポイント／87　　05　留意点／89

4. COPDの急性増悪 .... 崎尾秀彰 91
   01　症例／91　　02　胸部X線写真／92　　03　呼吸管理法／93　　04　留意点／95

5. 肺線維症 .... 栗原正人, 川前金幸 98
   01　症例／98　　02　病態の特徴／101　　03　呼吸管理上の問題点・対応策／102

6. 胸部外傷（気胸・血胸・肺挫傷・肺水腫） .... 田中孝也 106
   01　症例／106　　02　胸部X線写真・胸部CT／110　　03　胸部外傷の注意点と一般的処置／112　　04　胸部外傷の呼吸管理／113

7. 重症頭部外傷（頭蓋内圧亢進患者の呼吸管理）
   .... 熊田恵介, 福田充宏 116
   01　症例／117　　02　呼吸管理のポイント／118　　03　病態における問題点／121　　04　まとめ／123

8. 溺水 .... 小林康夫, 吉川修身 124
    01 症例／125　02 用語の整理／126　03 病態／127　04 呼吸管理／127　05 薬物療法／129　06 呼吸管理上の問題点／129

9. 心不全 .... 盛　直久 131
    01 心不全／131　02 症例／133　03 心不全に起因する呼吸不全／133　04 心不全に伴う呼吸不全の治療／135　05 心不全に伴う呼吸不全の呼吸療法／137　06 呼吸療法の実際／139

10. 術後肺合併症 .... 公文啓二 141
    01 症例／141　02 病態の特徴／143　03 呼吸管理上の問題点と対応策／145

11. 誤嚥性肺炎 .... 石原英樹 148
    01 症例／149　02 誤嚥性肺炎を起こしやすい病態／150　03 各種の誤嚥／151　04 診断／152　05 症状／152　06 原因菌／152　07 治療／153

12. 急性肺血栓塞栓症 .... 小林敦子, 橋本　悟 155
    01 症例／156　02 病態の特徴／156　03 治療／160

13. 神経筋疾患 .... 谷田部可奈, 川城丈夫 163
    01 症例／164　02 呼吸管理におけるトピックス／167

14. パラコート中毒 .... 水谷太郎, 松宮直樹 171
    01 症例／171　02 病態生理／173　03 臨床症状および診断／174　04 治療／175　05 呼吸管理／176

15. 小児の呼吸管理 .... 桜井淑男, 田村正徳 178
    01 症例1／178　02 症例2／182

索　引 186

呼吸管理の最新戦略

I

呼吸管理における
トピックス

1 人工呼吸による肺の損傷（VILI）

I. 呼吸管理におけるトピックス

はじめに

　急性呼吸促迫症候群（acute respiratory distress syndrome：ARDS）に対する人工呼吸管理は急性期における必須手段であるが，逆に ARDS 患者に人工呼吸管理を行うこと自体が肺の損傷を惹起するという事実が最近になり明らかになってきた。動物実験で機械的陽圧換気を行うと，ARDS に極めてよく似た肺傷害が生じることも明らかにされ，このように人工呼吸管理を行うことで誘導される肺の傷害を総称して VILI（ventilator-induced lung injury）と呼ぶ[1]。

　VILI がどのような発症機序で起こるのかを突き止めることに端を発した一連の研究は，この数年で VILI という肺に限局した現象にとどまらず，多臓器不全（multiple organ failure：MOF）など一連の炎症カスケードの解明に迫る重要な研究と認識されるようになってきている。本項では VILI という概念の変遷を整理し，現在の知見を述べる。

　なお，VILI という用語は厳密には実験動物への人工呼吸により意図的につくられた肺傷害をさし，それに対して実際の ARDS 患者に併発すると考えられている人工呼吸管理による肺傷害は VALI（ventilator-associated lung injury）として区別される[2]ことが多いが，紛らわしいので本項では一括して VILI として述べる。

【 1 】 概念の変遷─barotrauma, volutrauma, atelectrauma

　人工呼吸による機械的な気道の損傷により発症する気胸や縦隔気腫を"barotrauma"という。この概念は 50 年以上前から臨床的によく知られている。

　しかし 1970 年代に Webb らによって高い気道内圧で人工呼吸を行うと，肺水腫とよく似た病態が発症することが報告[3]され，さらに病理組織学的にもびまん性肺胞障害，肺水腫，肺胞上皮の透過性亢進などミクロの肺胞障害が生じていることが報告された。従来からいわれてきた"barotrauma"が気胸や縦隔気腫など単回の直接圧損傷イベント（いわゆる肺が「パンク」した状態）であるのに対して，この肺傷害というのは反復刺激により急性肺傷害と酷似した傷害機転を生じているという点で，発症の仕方も発症型式も決定的に異なっており，どうしてそのような違いが出るのかに興味がもたれた。

　1980 年代に入って Dreyfuss らは，肺傷害は実は気道内圧が高いから生じるのではなく，高容量

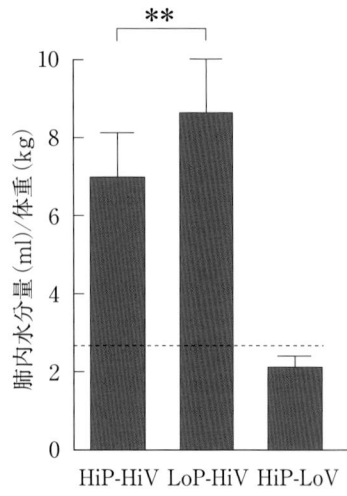

図1 High-volume ventilation が肺内水分量を増加させる
高圧＋高容量換気群（左グラフ）においても，低圧＋高容量換気（陰圧による人工呼吸器を用いて呼吸管理）群（中央グラフ）においても肺内水分量は増加した。しかし，高圧＋低容量換気（胸壁をストラップして高圧で換気した呼吸管理）群（右グラフ）では肺内水分量は正常範囲であった。高圧ではなく，高容量換気が肺内水分量を増加させることを示した。
(Dreyfuss D, Soler P. High inflation pressure pulmonary edema；Retrospective effects of high airway pressure, high tidal volume, and positive end-expiratory pressure. Am Rev Respir Dis 1988；137：1159-64 より引用)

換気で生じることを証明し[4]，"volutrauma" という新しい用語を用いて表現（図1）した。これらの結果を踏まえて，実際の ARDS 患者にも高容量換気を予防する目的で "low tidal ventilation strategy" という概念が初めて考案されることになり，現在に至ってはこの呼吸管理法は広く認知されるようになり，急性期人工呼吸管理の主流になっている。

さて上に述べたこの "volutrauma" の概念とは対照的に，"低容量" の人工呼吸管理下でも肺傷害を発生することが分かってきた。一度傷害を受けてしまった気道や肺胞は表面張力を失って虚脱し，この一度虚脱した気道や肺胞を再び開放するには比較的強い力を必要とするようになる。周期的な力の強い開放と虚脱の繰り返し（＝ずり応力という）によりまた傷害が発症することが示され[5]，この傷害機転は "atelectrauma" と表現された。その後1990年代に入り，Mescedere[6] らは肺に高い呼気終末陽圧（positive end-expiratory pressure：PEEP）をかけて管理すると，病理学的に肺障害の発生が抑えられることを証明し，この atelectrauma により発生する VILI を防ごうという臨床的な試みは "open lung approach" という概念として現在広く知られている。

【2│VILI の病理】

上述したように，実験動物で作製した VILI の肺と実際の ARDS 患者の肺は，極めてよく似た組織像を示す。病理組織学的にこれらの障害は，肺間質や肺胞の浮腫，出血，硝子膜の形成，好中球による胞隔炎などである。またこれらの障害は時間が経つと線維化したり，嚢胞化や局所の無気肺など，肺の構造改変が生じてくるという点でも，両者の病理は非常に共通している。これら肺傷害が生じているという所見は画像的にもある程度とらえることができ，重症な ARDS 患者の CT 画像（図2）では，実際広範囲な浸潤影や気腫化，多発する嚢胞の所見として認めることができる。

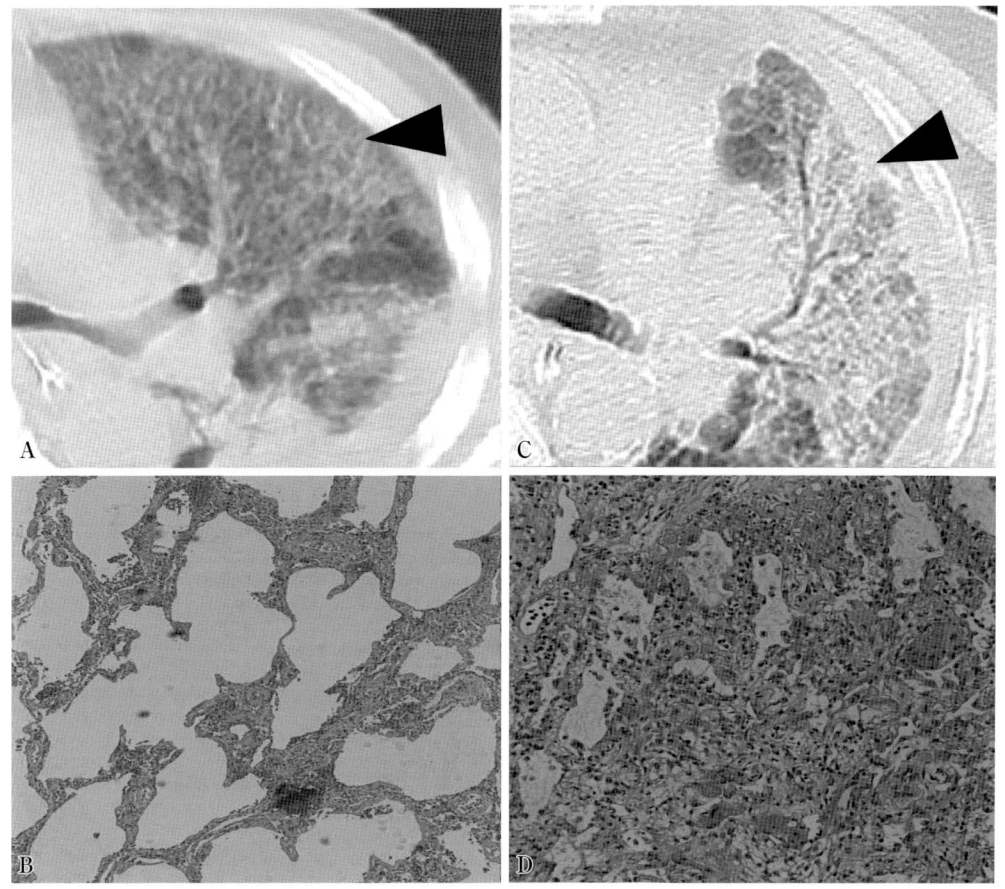

図2 ARDSの画像と病理所見
58歳，ARDS。ARDS発症3日目のCT画像（A）と病理所見（B）。好中球による胞隔炎と間質の肥厚，硝子膜の形成を認める。ARDS発症7日目のCT画像（C）と病理所見（D）。肺胞腔の虚脱と著明な腔内および胞隔への細胞浸潤を認める。実験的に惹起されたVILI肺でも同様の病理像を呈する。

【 3 │ 低1回換気療法 】

　実際のARDS患者にも上述のようなVILIが生じ，VILIが生命予後に影響する可能性について，小規模な研究ではあるが1990年代前半から報告されてはいた[7)8)]。しかしもとの病態であるARDSと，人工呼吸管理中に続発したVILIを組織学的に区別することは臨床上は不可能であり，臨床例でVILIの存在を証明することは極めて困難と考えられた。ところが1998年になって低1回換気量による呼吸管理が肺傷害を予防するという実験的事実をAmatoらが無作為化比較臨床試験（randomized controlled trial：RCT）で証明した[9)]。この研究は小規模検討であったため，これを追試する形で対象例861名という大規模RCTがARDS Networkにより行われ[10)]，その結果低1回換気群（6 ml/kg）が通常換気群（12 ml/kg）に比べARDSの死亡に関する相対危険率を22%改善すると結論した。この研究により，実際のARDS例においてもVILIが続発していることを示したとい

う意味で，この研究の重要性は極めて高い[11]。

【4｜そして biotrauma へ】

"低1回換気"という単純な呼吸管理法の工夫により，ARDSの予後が改善するという衝撃的な結果が得られてから，"VILI"という概念は研究者にも臨床家にも強く意識されることになった。陽圧換気によって肺胞が過剰伸展されると，volutrauma を来し肺傷害が惹起されることは疑いのない事実となったが，ではなぜ過剰伸展が肺損傷を誘導するのかという点が次の大きな論点になった。Ranieri らによって低1回換気療法施行群では，気管支肺胞洗浄液（bronchoalveolar lavage fluid：BALF）中の炎症性サイトカインが抑制されることが示された[12] ことなどを機に，人工呼吸による肺の伸展によって誘導される肺局所でのストレス反応性遺伝子の活性化[13] やサイトカインカスケードの活性化過程が徐々に明らかにされてきている。

VILI を単純な機械的損傷としてとらえず，急性肺損傷の発症メカニズムを読み解くキーワードとし，分子生物学的にアプローチしようとする動きが2000年に入って急速に活発になり，肺の過剰伸展によって引き起こされる炎症カスケードを包括して "biotrauma" と呼ぶようになった。近年に至っては肺だけの研究にとどまらず，VILI が肺以外の遠隔臓器での炎症誘導にも関与するという報告も多くあり[14)〜16)]，VILI から MOF の解明にもつながる可能性が示唆されており，今後も VILI に対する研究には注目が集まるところである。

【5｜肺保護戦略からみる呼吸管理への応用】

ARDS Network の示した低1回換気療法による一定の成果は，VILI に対する臨床的興味を向上させ，より多角的な呼吸管理戦略がさまざまな形で検討されている。

01 高頻度振動換気法

高頻度振動換気法（high frequency oscillatory ventilation：HFOV）は肺の虚脱と再膨張を防止する open lung approach の観点から現在脚光をあびている。成人用の HFOV（メトラン社製 R-100™）も臨床使用可能となり，現在使用適応が模索されているところである。2002年成人例のARDS に対して HFOV と従来の呼吸管理を比較した MOAT study が発表され[17]，生存予後は改善されなかったものの，30日死亡率は従来群に比して HFOV 群で有意に改善したと報告された。しかしこの検討に関しては，研究デザイン自体に問題があるとの声も多く，対照群である従来換気群の換気条件が低1回換気量を用いておらず〔最大気道内圧（ピーク圧）（peak inspiratory pressure：PIP）の平均値 37 cmH_2O，平均1回換気量 8 ml/kg〕，この結果のみでは低1回換気療法に勝るとまでは断定できない。この点から考えると，従来の低1回換気療法と HFOV の単純な比較検討はできておらず，今後低1回換気療法と比較した RCT が必要である。

02 高二酸化炭素許容人工換気

　低 1 回換気療法を達成しようとするがために生じる呼吸性アシドーシスは，仕方なく許容すべき対象であって，Amato ら[9] からも呼吸管理の副産物という視点でとらえられていた。同様にARDS Network[10] に至っては，この副産物を打ち消すため，重炭酸溶液の補充や換気数の増加などにより積極的に補正された。結果はアシドーシスを積極的に補正した ARDS Network において，Amato らと同じ低容量換気（6 ml/kg）設定としたにもかかわらず，Amato らの結果ほどの有意差をもって生存率の改善を示すことはできなかった。これらの結果から，アシドーシスの補正は生存率の向上に対して負に働いた可能性が示唆され，この高二酸化炭素ガス血症とアシドーシスが VILI から肺を保護する作用があるのではと考えられ現在研究が進んでいる。高二酸化炭素許容人工換気（permissive hypercapnia：PHC）の説明については p. 24 を参照のこと。

03 腹臥位療法

　急性肺傷害の CT 画像を観察すると，びまん性ではあるが背腹方向に病変分布の差異が存在していることがよく分かる（**図 3**）。これらの病変の不均等性が換気血流比を著しく低下させ深刻な低酸素血症を来し，ARDS を重篤にしていることを臨床でもよく経験する。VILI の観点からこの病態を眺めても，シェーマに示すごとく個々のコンパートメントにおいてそれぞれ異なる VILI のメカニズムが生じていることが示唆され非常に興味深い。このような荷重に伴う VILI の不均等を改善させる目的で，挿管人工呼吸管理中でも腹臥位療法を取り入れる施設が多くなってきた。

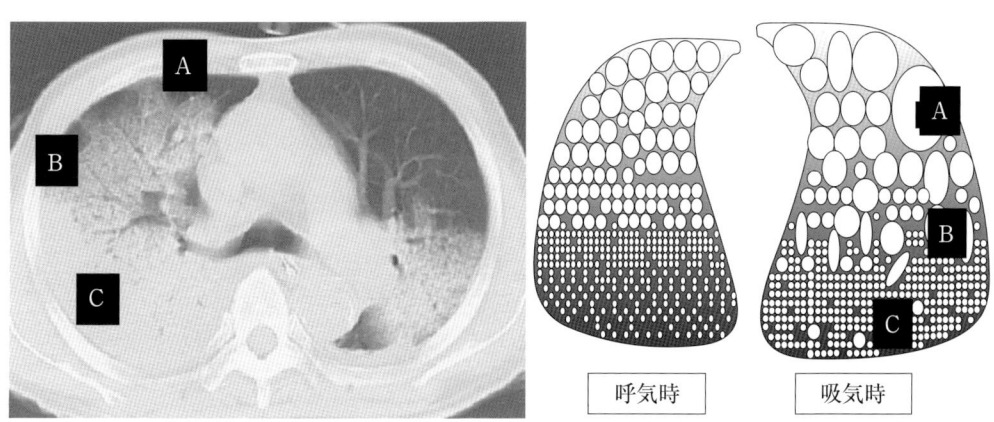

図 3　ARDS の CT 画像とシェーマ
左：典型的な ARDS の CT 画像。吸気時に（A）ゾーンでは過伸展を来している。不均一な境界（B）を挟み，最背側（C）では肺胞は虚脱しており，虚脱と肺胞を繰り返し shear force による損傷を来しやすい層が存在する。
（シェーマは Lapinsky SE, Mehta S. Bench to bedside review；Recruitment and recruiting maneuvers. Crit Care 2005；9：60-5 より改変引用）

おわりに

"VILI"という概念を基礎にした，ARDSに対する呼吸管理法は上記に示したほかにもさまざまな角度から検討されており，今後も動向が注目される。また「VILI＝肺の伸展から始まる炎症カスケード」であるというbiotraumaという概念はARDSのみならずMOFのメカニズムを解く重要な鍵であるといえ，今後も臨床応用につなげていくためのさらなる知見の集積が望まれる。

〈引用文献〉

1) Dreyfuss D, Saumon G. Ventilator-induced lung injury；Lessons from experimental studies. Am J Respir Crit Care Med 1998；157：294-323.
2) American Thoracic Society, European Society of Intensive Care Medicine, Societe de Reanimation Langue Francaise. International consensus conferences in intensive care medicine；Ventilator-associated lung injury in ARDS. Intensive Care Med 1999；25：1444-52.
3) Webb HH, Tierney DF. Experimental pulmonary edema due to intermittent positive pressure ventilation with high inflation pressures；Protection by positive end-expiratory pressure. Am Rev Respir Dis 1974；110：556-65.
4) Dreyfuss D, Soler P. High inflation pressure pulmonary edema；Retrospective effects of high airway pressure, high tidal volume, and positive end-expiratory pressure. Am Rev Respir Dis 1988；137：1159-64.
5) Robertson B, Van Golde L, editors. Pulmonary surfactant. Amsterdam：Elsevier；1984.
6) Mescedere JG, Gan K. Tidal ventilation at low airway pressures can augment lung injury. Am Rev Respir Dis 1994；149：1327-34.
7) Milberg JA, Steinberg KP. Improved survival of patients with acute respiratory distress syndrome（ARDS）；1983-1993, JAMA 995；273：306-9.
8) Abel SJ, Brett SJ. Reduced mortality in association with the acute respiratory distress syndrome（ARDS）. Thorax 1998；53：292-4.
9) Amato MB. Effect of a protective-ventilation strategy on mortality in the acute respiratory syundrome. NEJM 1998；338：347-54.
10) The Acute Respiratory Distress Network. Ventilation with lower tidal volume as compared with traditional tidal volumes for acute lung injury and the acute respiratory distress syndrome. N Engl J Med 2000；342：1301-8.
11) dos Santos CC, Slutsky AS. Protecitve ventilation of patients with acute respiratory distress syndrome. Critical care 2004；8：145-7.
12) Ranieri VM, Slutsky AS. Effect of mechanical ventilation on inflammatory mediators in patients with acute respiratory distress syndrome；A randomized controlled trial. JAMA 1999；282：54-61.
13) Vlahakis NE. Invited Review；Plasma membrane stress failure in alveolar epithelial cells. J Appl physiol 2000；89：2490-6.
14) Imai Y, Slutsky AS. Injurious mechanical ventilation and end-organ epithelial cell apoptosis and organ dysfunction in an experimental model of acute respiratory distress syndrome. JAMA 2003；289：2104-12.
15) Slutsky AS. Multiple system organ failure. Is mechanical ventilation a contributing factor? Am J Respir Crit Care Med 1998；157：1721-5.
16) Ranieri VM. Mechanical ventilation as a mediator of multisystem organ failure in acute respiratory distress syndrome. JAMA 2000；284：43-4.
17) Derdak S, Mehta S, Stewart TE, et al；the Multicenter Oscillatory Ventilation for Acute Respiratory Distress Syndrome Trial（MOAT）Study Investigators. High-Frequency oscillatory ventilation for acute respiratory distress syndrome in adults；A randomized, control trial. Am J Respir Crit Care Med 2002；166：801-8.

（社会保険紀南病院呼吸器科 **那須英紀**，
和歌山県立医科大学救急集中治療部 **篠﨑正博**）

2 人工呼吸器関連肺炎 (VAP)

I. 呼吸管理におけるトピックス

はじめに

　人工呼吸器関連肺炎（ventilator-associated pneumonia：VAP）は「気管挿管による人工呼吸の開始48時間以降に発症する肺炎」と定義される。ただし，「気管挿管，人工呼吸管理前には肺炎のないこと」が条件となる[1]。気管挿管により，粘液線毛輸送や咳嗽などの生理的浄化機構が機能しなくなり，気管チューブの内外腔を通して病原微生物が下気道へ流入，定着しやすくなることがVAPの発症に関与している。したがって，この院内肺炎は"ventilator-associated"というよりも"tracheal intubation-associated"といった方が適切かもしれない。実際，適応は限定されるが，気管挿管を要しない非侵襲的陽圧換気（noninvasive positive pressure ventilation：NPPV）では，"ventilator"の使用下ではあるが，肺炎の発症率が低下することが知られている[2]。

　院内肺炎は尿路感染症に次いで2番目に多くみられる，死亡率の最も高い院内感染症であるが，なかでもVAPは人工呼吸管理下の重症患者に合併することでその予後をさらに著しく悪化させる。また，人工呼吸管理の対象となるような基礎疾患をすでに有し，易感染状態にあるという患者側の条件が背景にあるとはいえ，VAPの発症原因がさまざまな病院環境に加え，人工呼吸という医療手段自体にあるという点からも，人工呼吸管理に携わる医療従事者にとって特にVAPの発症防止は重要かつ重大なテーマとなっている。

【1｜疫学】

　VAPの発症率は8〜28%とされる[3]。しかし，これはVAPの診断基準，人工呼吸期間，患者群が有するリスクファクタなどの違いにより異なってくる。特にVAPの診断基準についてはゴールドスタンダードとされるものがなく，同一患者群に対し，提唱されている複数のVAPの診断基準を適用したところ，その発症率は4〜48%と大きく異なった結果が得られたという報告もある[4]。

　人工呼吸期間との関係では，567名の人工呼吸患者を対象として外套付き試料採取ブラシ（protected specimen brush：PSB，後述）を用いた細菌定量培養によりVAPの診断を行ったFagonらの報告[5]によれば，VAPの発症率は9%で，人工呼吸の開始後，その発症リスクは約1%/日の割合でほぼ一定に増加し，累積リスクは10日で6.5%，20日で19%，30日で28%であったという（図1）。しかし，1,014名の人工呼吸患者を対象として気管支肺胞洗浄法（bronchoalveolar

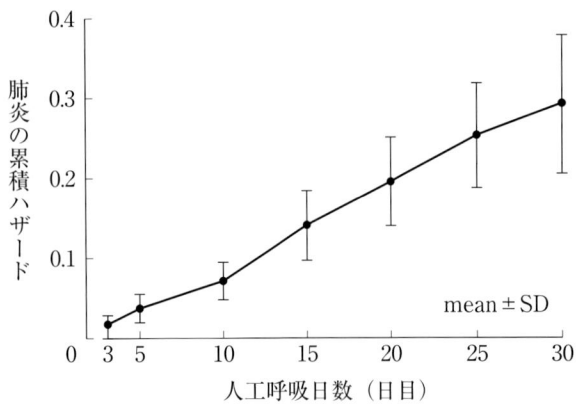

図1 肺炎の累積ハザードの経日変化
肺炎の発症率は人工呼吸の開始後，約1%/日の割合でほぼ一定に増加する。
(Fagon JY, Chastre J, Domart Y, et al. Nosocomial pneumonia in patients receiving continuous mechanical ventilation；Prospective analysis of 52 episodes with use of a protected specimen brush and quantitative culture techniques. Am Rev Respir Dis 1989；139：877-84 より引用)

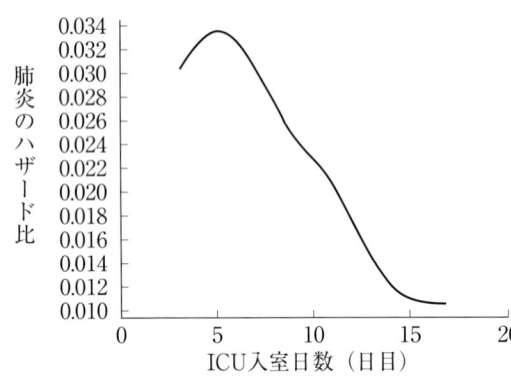

図2 肺炎のハザード比の経日変化
肺炎の発症率はICU入室5日目までは増加するが，それ以降は低下し，15日で1.3%となる。
(Cook DJ, Walter SD, Cook RJ, et al. Incidence of and risk factors for ventilator-associated pneumonia in critically ill patients. Ann Intern Med 1998；129：433-40 より引用)

lavage：BAL，後述) あるいはPSBによる細菌定量培養および臨床所見から診断したCookら[6]によれば，VAPの発症率は17.5%で，その発症リスクはICU入室5日目までは増加して3.3%に達し，累積リスクの伸びは最大となるが，それ以降は低下し，10日で2.3%，15日で1.3%であったという（図2）。

VAPの発症と関連している可能性のあるリスクファクタには種々のものがあるが，これには患者側の要因（宿主因子）のみならず，医療者側が患者に行っている治療法あるいは管理手技自体（介入因子）も多く含まれている。多くの無作為化比較試験やメタアナリシスが行われているが，未解決の事項も多い。これまで明らかになっている主なリスクファクタを**表1**[3]に示す。

【 2 │診 断】

通常，①感染を示す全身症状・所見があり，②胸部X線写真で新たな，あるいは増悪する浸潤影があり，③肺実質の感染を示す細菌学的な証拠があることがVAPの診断を行ううえでの基本条件とされる[3]。しかし，発熱や白血球増多などは非特異的な炎症症状・所見であり，人工呼吸管理下にあるような患者では，感染でなくとも，その背景にある基礎疾患や病態が原因で起こりうる。ま

表1 VAPのリスクファクタ

宿主因子	介入因子	他の因子
血清アルブミン＜2.2 g/dl	H_2受容体拮抗薬±制酸薬	季節：秋，冬
年齢≧60歳	筋弛緩薬，持続静注による鎮静	
ARDS	輸血＞4単位	
COPD，肺疾患	頭蓋内圧モニタ	
昏睡，意識障害	人工呼吸管理＞2日	
熱傷，外傷	PEEP（呼気終末陽圧）	
臓器不全	頻回の人工呼吸器回路の交換	
疾患の重症度	再挿管	
大量の胃内容誤嚥	経鼻胃管	
胃の細菌定着とpH	仰臥位	
上気道の細菌定着	患者の移送	
副鼻腔炎	抗菌薬の前投与または未投与	

（Chastre J, Fagon JY. Ventilator-associated pneumonia. Am J Respir Crit Care Med 2002；165：867-903より引用）

た，胸部X線写真上の浸潤影も，肺炎のほか，無気肺，肺水腫，肺挫傷などで認められる非特異的所見である．したがって，市中肺炎の場合とは異なり，VAPの発症をこれらの所見からとらえることは必ずしも容易ではない．そこで，VAPの診断にあたっては，検体を採取して，肺実質の感染を細菌学的に証明することが重要になってくる．

呼吸器検体の採取法は一般に，非侵襲的方法と侵襲的方法に分けられる．非侵襲的方法には，①喀出痰，②気管内採痰法（endotracheal aspiration：ETA），侵襲的方法には①経気管吸引法（transtracheal aspiration：TTA），②BAL，③PSB，④経気管支肺生検（transbronchial lung biopsy：TBLB），⑤経皮的肺生検，⑥開胸肺生検，などがある．このうち，喀出痰と経気管吸引法は非挿管下で適用される手技である．確証を得るためには，病巣部から直接検体を採取することが望ましいが，侵襲性は高くなる．したがって，VAPの診断で通常使用される主な検体採取法は，気管内採痰法，BAL，PSBの3法である．

検体に対しては，塗抹検査（染色，鏡検），培養検査，抗菌薬に対する感受性検査が行われるが，VAPであったとしても，検体から原因菌が検出されるとは限らず，また，検体から細菌が検出されても，それが原因菌であるとも，またVAPであるとも限らない．検体採取法の違いは，侵襲性の違いのみでなく，このようなVAPであることを検出する能力（感度）やVAPでないことを検出する能力（特異度）の違いとも関連している．検出菌が有意であるか否かを判断する際，細菌定量培養による検出菌数が参考とされるが，それぞれの検体採取法の感度や特異度は，有意とする検出菌数のカットオフ値の設定レベルにより変化する．

気管内採痰法には，気管支内視鏡を用いない方法と用いる方法とがある．気管支内視鏡を用いない方法は，吸引カテーテルを気管チューブから盲目的に気管支内に挿入して行う方法であり，侵襲性が少ない，簡便である，気管支内視鏡内の通過時に起こりうる検体汚染がない，施行中のガス交換の悪化が軽度である，細径の気管チューブでも採痰が可能である，などの利点がある[3]．通常，

細菌定量培養でのカットオフ値は 10^6 cfu（colony forming units）/ml とされる。剖検による組織診断の結果を対照とした場合，カットオフ値が 10^6 cfu/ml のとき，感度 55％，特異度 85％ であるが，カットオフ値を 10^5 cfu/ml に下げると，感度は 63％ に上がり，特異度は 75％ に下がるという報告がある[7]。気管支内視鏡を用いる方法では，胸部 X 線写真上浸潤影のある部位，あるいは膿性痰の認められる部位から選択的に検体を採取できる利点があるが，吸引カテーテルによる場合と同様，気管支に至るまでの間に汚染を生じる可能性があり，特異度の点でやや難がある。

　BAL は目的とする領域の気管支に気管支内視鏡を楔入させ，生理食塩水を注入した後，吸引し回収する，という操作を数回繰り返して検体を得る方法である（例えば，50 ml×3 回）。その領域の比較的広範囲の末梢気管支と肺胞から細胞や分泌物を採取できるとされるが，回収率は個体差が大きく，特に肺気腫などの患者では吸引時に末梢気道が閉塞するため，回収率が低くなる。通常，細菌定量培養で 10^4 cfu/ml がカットオフ値とされ，感度 73％，特異度 82％ とされる[8]。

　PSB は検体採取時に原因菌以外の汚染を受けないよう二重腔になったカテーテルを用いて検体を採取するものだが，わが国ではあまり施行されていない。PSB の問題点として，検体の採取部位が肺の局所に限られることから，VAP の発症初期，あるいは病変が広範囲にわたるために検体を採取すべき部位の特定が困難な場合，また，すでに感受性のある抗菌薬が投与されている場合，感度が低下することが指摘されている。通常，細菌定量培養でのカットオフ値は 10^3 cfu/ml とされ，感度 89％，特異度 94％ とされる[3]。

　BAL と PSB の有用性の比較に関しては多くの議論があり，結論は得られていない。また，気管支内視鏡下に行う BAL や PSB のような侵襲的方法と気管支内視鏡を用いない気管内採痰法のような非侵襲的方法との間の有用性の比較に関してもいまだ議論の最中にあり，見解の一致をみていない。侵襲的方法は特異度が比較的高いことから，不要な抗菌薬の投与を中止することができ，耐性菌の出現を抑えることができる，あるいは感染巣を検索する際に肺を除外しやすい，などの点で有用であり，非侵襲的方法よりも優先して施行すべきであるとする意見がある。しかしその一方，侵襲的方法は，検体採取時にすでに抗菌薬が投与されている，あるいは抗菌薬を変更した後である場合は，偽陰性が増え，結果は信頼性を欠くこと，低酸素血症，不整脈，出血などの合併症が起こりうること，コストがかかること，非侵襲的方法と比較しても患者の予後に有意差はないことなどから，侵襲的方法の優位性を否定する意見もある。また，気管支内視鏡を用いずに行う，mini-BAL や blinded PSB などの有用性も報告されているが，同様に結論は得られていない。これらの議論の収拾を図るためには，剖検による組織診断でさえゴールドスタンダードにはなりえないような VAP の診断自体に腐心するよりも，各検体採取法による培養結果に基づく抗菌薬投与が患者の予後にどう影響するのかを検討することの方が重要であるという指摘もある[9]。

　このように，VAP の診断に関しては混乱を来している面もあるが，日本呼吸器学会では VAP の臨床的定義を①発熱，白血球増多，動脈血酸素分圧（Pa_{O_2}）の低下，②胸部 X 線写真で異常陰影の出現，③膿性気道分泌物，の 3 点を認める場合とし，さらに「VAP の可能性」は① BAL あるいは PSB による細菌定量培養でそれぞれ＞10^4 cfu/ml あるいは＞10^3 cfu/ml，②血液培養が陽性で，下気道からの細菌と一致，③胸水の培養が陽性で，下気道からの細菌と一致，のいずれかを満たす

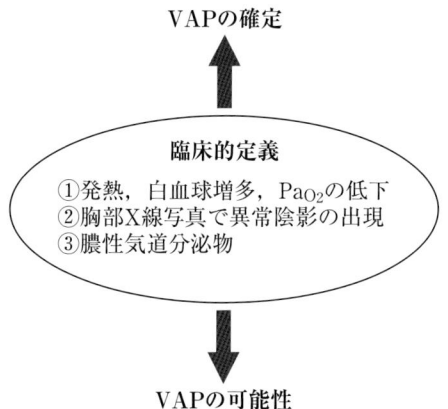

図3 VAPの診断
(日本呼吸器学会呼吸器感染症に関するガイドライン作成委員会. 成人院内肺炎診療の基本的考え方. 東京：日本呼吸器学会；2002. p. 41-6 より引用)

場合，「確定診断」は①肺病変（肺膿瘍）からの直接吸引で細菌を証明，②開胸肺生検で組織学的および細菌定量培養で＞10^3 cfu/g 組織，のいずれかを満たす場合としている（図3）[1]。

【 3 | 治療 】

　VAPの治療は診断と同時進行で行われる。まず，抗菌薬の変更前に検体を採取し，塗抹検査で病原体の種類が推定できれば，エンピリック治療の一助とし，後日，菌種・菌型が同定され，感受性が判明すれば，さらに適切な抗菌薬へ変更することになる。原因菌が特定されていない場合のエンピリック治療として，日本呼吸器学会は図4のような抗菌薬の投与を推奨している[1]。VAPは原因菌，重症度などの違いから，一般に人工呼吸管理の開始から4日目までに発症する早期VAPと5日目以降に発症する晩期VAPに分けられる[3]。早期VAPでは肺炎球菌，インフルエンザ菌，メチシリン感受性黄色ブドウ球菌（MSSA）など市中肺炎と同様の原因菌が検出され，比較的重症度も軽度であることが多いが，晩期VAPでは緑膿菌やMRSAなどが検出されることから，発症時期をもとにした治療が開始される。人工呼吸が長期間施行されている場合やVAPの発症前からすでに広域スペクトルの抗菌薬が投与されている場合には，耐性菌を考慮した抗菌薬を選択する必要がある。白血球減少，長期ステロイド療法，HIV感染などによる免疫不全状態が考えられる場合に

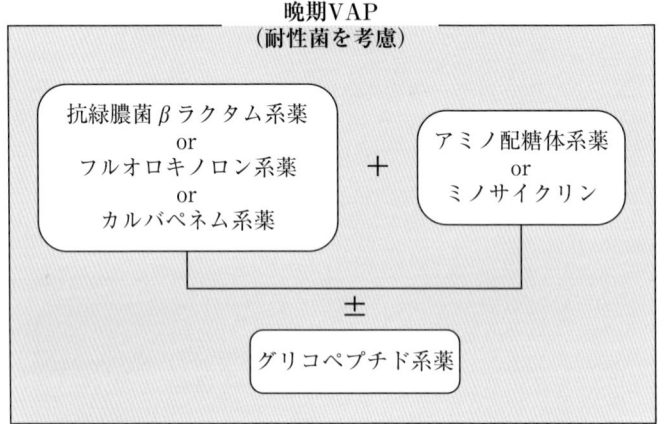

図4　VAPのエンピリック治療
（日本呼吸器学会呼吸器感染症に関するガイドライン作成委員会．成人院内肺炎診療の基本的考え方．東京：日本呼吸器学会；2002. p. 41-6 より引用）

は，真菌，ウイルスなどの病原微生物の検索にも努める必要がある。

【4｜予防】

VAPのリスクファクタや予防策に関しては，先述のとおり，これまで種々の無作為化比較試験，メタアナリシス，システマティックレビューが報告されているが，いまだ有効性や影響の有無が明らかになっていない点も多い。標準的な予防策やその考え方についてのガイドラインとしては，わが国では，日本呼吸器学会によるもの（2002年）[1]，国立大学病院集中治療部協議会によるもの（2003年）[10]，ARDSを対象とした日本呼吸療法医学会によるもの（2004年）[11] などがあるが，ここでは，2004年に出されたCDC（米国疾病管理予防センター）によるガイドライン[12] のうち，前版[13] から改訂された，あるいは新たに付加された主要項目を中心に取り上げる。

01　経口挿管か経鼻挿管か

経鼻挿管に対する経口挿管の優位性に関して，前版[13] は，未解決の問題として特に勧告を示していなかったが，現版[12] は，禁忌でなければ経口挿管の方を選択するよう勧告している。

02　NPPV

前版[13]にはNPPVに関する記載はなかったが，現版[12]ではその有用性に関する勧告が付加されている。気管挿管に関連した誤嚥の発生を防ぐために，早急な気管挿管を必要としない呼吸不全患者〔例えば，慢性閉塞性肺疾患（chronic obstructive pulmonary disease：COPD）の増悪に伴う高二酸化炭素性呼吸不全や心原性肺水腫の患者〕に対しては，できれば気管挿管ではなくNPPVを施行することが推奨されている。さらに，挿管期間を短縮するために，NPPVをウィーニングの過程にも導入することが推奨されている。このようにNPPVは気管挿管をできるだけ回避するための，ひいてはVAPの発症を防止するための有用な手段として期待されている。

03　呼吸回路の交換

CDCは，同一患者であれば人工呼吸器の呼吸回路（呼気弁，加湿器を含め）は機能上異常を生じるか，汚れが認められるときに交換するものとし，使用期間をもとにした定期交換はしないこと，と勧告している[12]。前版[13]では，48時間未満の頻回の定期交換はしないこと，ただし，どの程度の期間まで交換の必要がないのかは不明とされていた。

04　声門下分泌物の吸引

咽頭からの感染分泌物が声門を経て気管チューブのカフ上部に貯留し，誤嚥を生じる可能性があることから，それを吸引するためのポートを備えた特殊な気管チューブを用いることでVAPの発症を抑えることができるかどうかが検討されてきた。前版[13]は，抜管前あるいは気管チューブの位置を動かす前にカフを脱気する際，カフ上部の分泌物を吸引しておくよう勧告しているが，上記の特殊チューブを日常使用することに関しては未解決の問題として特に推奨はしていなかった。しかし，現版[12]は，できれば本チューブを用いて持続的に，あるいは間欠的に頻回に声門下の分泌物を吸引するよう推奨している。ただし，持続吸引の場合，吸引ポートに接する気管粘膜が損傷を受ける可能性が危惧されていること[14〜16]，また，声門下吸引は晩期VAPの防止には無効である可能性があること[16]などから，その具体的手技・適応についてはいまだ検討の余地があると思われる。

05　抗ストレス潰瘍薬の使用

人工呼吸管理中，ストレス潰瘍やそれに起因する消化管出血を防止する目的で抗ストレス潰瘍薬が投与される。胃液の酸性度を減少させるH_2受容体拮抗薬や制酸薬などの使用はVAPの起炎菌となる細菌の胃内での定着を助長することから，消化管出血のリスクが比較的低い患者に対しては，胃液のpHを変化させないスクラルファートが推奨されていた[13,18]。しかし，ARDS患者では，ス

クラルファートの使用がVAPの発症リスクの増加と関連しているとする報告[19]もあり，スクラルファートの優位性に疑義も唱えられてきた。CDCも現版[12]では，この点に関しては未解決であるとして特定の薬剤は推奨していない。

06 半坐位

仰臥位では胃食道逆流と誤嚥のリスクが高くなり，VAPを発症しやすくなることが知られている。ベッドの頭側を30〜45°挙上した半坐位の姿勢はVAPのリスクを軽減するとされ，CDCも前版[12]以来推奨している。

07 加湿器

人工鼻（熱湿交換器）か加温加湿器かについては，未解決の問題として勧告はなされていない。また，人工鼻も同一患者に使用するのであれば，機械的に異常を生じるか，汚れが認められるときに交換するものとし，48時間未満の頻回の定期交換はしないことと勧告している[12]。

08 気管内吸引法

VAPの発症率に関して，閉鎖式吸引システムによる気管内吸引法と呼吸回路を外して開放下に行う従来の吸引法とを比較した場合，有意差は認められていない。また，閉鎖式吸引システムは，特に定期交換しなくても24時間ごとに交換した場合とVAPの発症率に有意差はないとされる。CDCは，両者の有用性および定期交換の頻度に関しては未解決の問題として特に勧告はしていない[12]。閉鎖式吸引システムは，周囲環境への，あるいは周囲環境からの感染防止，コスト，操作の簡便性などの観点から有用と考えられるが，吸引時の換気条件や吸引能力と肺の虚脱との関連に関していまだ見解の相違があり，結論は得られていない[20]。

09 経腸栄養

経腸栄養については，①持続的投与か間欠的投与か，②チューブを幽門以遠（例えば空腸）へ留置する方が好ましいか，③チューブは細径の方が好ましいか，④胃管による経腸栄養は酸性化すべきか，などについては現版[12]においても未解決の問題として特に勧告はなされていない。

10 選択的消化管内殺菌

多くの無作為化比較試験，メタアナリシスの結果から，選択的消化管内殺菌（selective digestive tract decontamination：SDD）はVAPの発症リスクを低下させると考えられるが[18]，耐性菌

の出現が懸念されることなどから，日常的な施行については現版[12]でも未解決の問題として特に勧告は示されていない。

おわりに

　VAPの発症を予防するためのガイドラインは，CDCのほか，各国・地域，各関連学会・団体から提示されている．それぞれエビデンスに基づいて作成されているとはいえ，すべての医療関係者が個々の勧告に同意しているわけではないと思われる．また，推奨される器機・物品がない，コスト上の問題がある，有害作用が危惧される，患者を不快にさせる，看護師の協力が得られない，などの理由により，これらガイドラインの利用・実施状況は各施設間で大きく異なると思われ，実際，個々の勧告の実施率は予想以上に低いという報告もある[21)22)]．VAPはある意味，医原性疾患であり，決して不可避的なものではない，との認識を今一度強くする必要があると思われる．

〈引用文献〉

1) 日本呼吸器学会呼吸器感染症に関するガイドライン作成委員会．成人院内肺炎診療の基本的考え方．東京：日本呼吸器学会；2002.
2) Carlucci A, Richard JC, Wysocki M, et al. Noninvasive versus conventional mechanical ventilation. Am J Respir Crit Care Med 2001；163：874-80.
3) Chastre J, Fagon JY. Ventilator-associated pneumonia. Am J Respir Crit Care Med 2002；165：867-903.
4) Minei JP, Hawkins K, Moody B, et al. Alternative case definitions of ventilator-associated pneumonia identify different patients in a surgical intensive care unit. Shock 2000；14：331-6.
5) Fagon JY, Chastre J, Domart Y, et al. Nosocomial pneumonia in patients receiving continuous mechanical ventilation；Prospective analysis of 52 episodes with use of a protected specimen brush and quantitative culture techniques. Am Rev Respir Dis 1989；139：877-84.
6) Cook DJ, Walter SD, Cook RJ, et al. Incidence of and risk factors for ventilator-associated pneumonia in critically ill patients. Ann Intern Med 1998；129：433-40.
7) Marquette CH, Copin MC, Wallet F, et al. Diagnostic tests for pneumonia in ventilated patients；Prospective evaluation of diagnostic accuracy using histology as a diagnostic gold standard. Am J Respir Crit Care Med 1995；151：1878-88.
8) Torres A, El-Ebiary M. Bronchoscopic BAL in the diagnosis of ventilator-associated pneumonia. Chest 2000；117：198S-202S.
9) Hubmayr RD. Statement of the 4th international consensus conference in critical care on ICU-acquired pneumonia；Chicago, Illinois, May 2002. Intensive Care Med 2002；28：1521-36.
10) 国立大学病院集中治療部協議会ICU感染制御CPG策定委員会．ICU感染防止ガイドライン．東京：じほう；2003.
11) 日本呼吸療法医学会・多施設共同研究委員会．ARDSに対するClinical Practice Guideline. 第2版．人工呼吸 2004；21：44-61.
12) Tablan OC, Anderson LJ, Besser R, et al. Guidelines for preventing health-care-associated pneumonia, 2003；Recommendations of CDC and the Healthcare Infection Control Practices Advisory Committee. MMWR Recomm Rep 2004；53 (RR-3)：1-36.
13) Guidelines for prevention of nosocomial pneumonia. Centers for disease control and prevention. MMWR Recomm Rep 1997；46 (RR-1)：1-79.
14) Smulders K, van der Hoeven H, Weers-Pothoff I, et al. A randomized clinical trial of intermittent subglottic secretion drainage in patients receiving mechanical ventilation. Chest 2002；121：858-62.
15) Girou E, Buu-Hoi A, Stephan F, et al. Airway colonisation in long-term mechanically ventilated patients；Effect of semi-recumbent position and continuous subglottic suctioning. Intensive Care Med 2004；30：225-33.
16) Berra L, De Marchi L, Panigada M, et al. Evaluation of continuous aspiration of subglottic secretion in an in vivo study. Crit Care Med 2004；32：2071-8.

17) Dezfulian C, Shojania K, Collard HR, et al. Subglottic secretion drainage for preventing ventilator-associated pneumonia；A meta-analysis. Am J Med 2005；118：11-8.
18) Collard HR, Saint S, Matthay MA. Prevention of ventilator-associated pneumonia；An evidence-based systematic review. Ann Intern Med 2003；138：494-501.
19) Markowicz P, Wolff M, Djedaini K, et al. Multicenter prospective study of ventilator-associated pneumonia during acute respiratory distress syndrome；Incidence, prognosis, and risk factors. Am J Respir Crit Care Med 2000；161：1942-8.
20) 森　正和，山口亜紀子，野口隆之ほか．人工気道の管理：閉鎖式吸引システムの有効性―近年のcontroversy．ICUとCCU 2004；28：423-8.
21) Cook D, Ricard JD, Reeve B, et al. Ventilator circuit and secretion management strategies；A Franco-Canadian survey. Crit Care Med 2000；28：3547-54.
22) Rello J, Lorente C, Bodi M, et al. Why do physicians not follow evidence-based guidelines for preventing ventilator-associated pneumonia? A survey based on the opinions of an international panel of intensivists. Chest 2002；122：656-61.

（大分大学医学部脳・神経機能統御講座麻酔学　森　正和，野口隆之）

3 肺保護療法

はじめに

　呼吸不全患者を救命するうえで陽圧換気は大きな役割を果たしてきたが，近年，人工呼吸を行うことそのものが肺を損傷する ventilator induced lung injury（VILI）または ventilator associated lung injury（VALI）が問題視されるようになり，救命率を上げるためには，肺に対して保護的な人工呼吸法を用いるべきであるとする考え方が大きな話題となっている．すなわち，呼吸不全患者にはしばしば高二酸化炭素血症やそれに伴う呼吸性アシドーシスがみられるため，従来は換気量を増やして血液ガスを正常化するような人工呼吸が行われてきたが，むしろ動脈血二酸化炭素分圧（Pa_{CO_2}）の正常化を放置してでも1回換気量を減らし，肺胞が過膨張に陥ることを防止した方が，患者の予後は改善するというのである．また，呼気終末陽圧（positive end-expiratory pressure：PEEP）も呼吸管理上，重要な役割を果たしてきたが，近年，高めの PEEP を適切に用いる方が肺を保護するには有利であることも話題にされてきている．この項では，現時点で肺にとって保護的と考えられている人工呼吸法（肺保護療法 lung protective strategy）について概説する（表1）．

表1　肺保護療法（lung protective strategy）

1. 低容量換気法
2. permissive hypercapnia
3. open lung strategy
   1) 肺リクルートメント手技
   2) PEEP

【 1 │ 低容量換気法 】

01　歴史的背景

1）従来の人工呼吸法に対する反省

　呼吸不全の定義は，「血液ガス（動脈血酸素分圧 Pa_{O_2} と Pa_{CO_2}）が異常を示し，そのために生体が正常な機能を維持できなくなった状態」というのが一般的である．従来，呼吸不全患者に人工呼

吸を行う場合，まず血液ガスの異常を是正しようとするのはいわば当然の考えであったため，肺病変が進行して高二酸化炭素血症が出現してきた場合は，1回換気量や分時換気量を増大させて対応してきた。しかしこのことは肺を過膨張させる結果となり，気胸を始め圧外傷を来して，そのために患者の予後が悪化するなどの弊害も起こっていた。

2）低容量換気法の提唱

1990年ごろからこうした現状を見直す動きが活発となり，急性呼吸促迫症候群（acute respiratory distress syndrome：ARDS）や急性肺傷害（acute lung injury：ALI）の患者を対象に，二酸化炭素の除去よりも1回換気量を減らすことを優先した人工呼吸（低容量換気法）を行うことにより，従来の人工呼吸法よりも患者の救命率が高いことを示す報告がみられるようになってきた。なかでも1998年のAmatoら[1]と，2000年のARDS Network[2]による無作為化比較臨床試験（randomized controlled trial：RCT）の報告は，2つの人工呼吸法に明確な有意差があることを示すもので，その後の人工呼吸の方法に大きな影響を与えた（表2）。

Amatoらは，ALIとARDS患者を対象に，1回換気量を6 ml/kgに保った低容量換気群と12 ml/kgとした対照群とを比較し，前者で救命率が有意に高いことを報告した。彼らの報告では，患者の平均Pa_{CO_2}は低容量換気群では約58 mmHgであった。すなわち，二酸化炭素の貯留を容認して1回換気量を低く保つ方が予後がよいというのである。この後に行われたARDS NetworkのRCTでも両群の1回換気量は同様に設定されたが，救命率は低容量換気群で有意に高かった。なお，本報告では，呼吸数を増加させるなどしてPa_{CO_2}は両群とも同じくらいになるようにされていた。Pa_{CO_2}の差が予後に与える影響を排除したかったからと考えられる（表2）。

3）その後の議論と現状

ARDS Networkからの報告に対し異論も唱えられた。Amatoらのもの，ARDS Networkのもの

表2 低容量換気法（有意差のあったRCT）

	1回換気量 (ml/kg)		Pa_{CO_2} (mmHg)		pH		救命率 (%)	
	LTV	control	LTV	control	LTV	control	LTV	control
Amatoら[*1]	6.1	11.9	58.2	35.7	7.19	7.37	62	29 (p<0.001)
ARDS Network[*2]	6.3	11.7	40	35	7.38	7.41	69	60 (p=0.007)

LTV：低容量換気群，control：従来の人工呼吸群

　*1：Amato MBP, et al. Effect of a protective ventilation strategy on mortality in the acute respiratory distress syndrome. N Engle J Med 1998；338：347-54.
　*2：The Acute Respiratory Distress Syndrome Network. Ventilation with lower tidal volumes for acute lung injury and the acute respiratory distress syndrome. N Engl J Med 2000；342：1301-8.

も含めこの前後で行われた5つの報告（RCT）をまとめたmeta-analysis[3]）が発表され，6 ml/kgがよかったのではなく12 ml/kgが多すぎたのではないかという指摘が議論を呼んだ。他の3つのRCTでは，低容量換気群の1回換気量は約7 ml/kg，対照群は約10 ml/kgであり，両群の救命率の間にいずれも有意差がみられなかったからである。結果として，現時点では，1回換気量を大きくしすぎることは肺の損傷を助長するものであり，12 ml/kg以上に増やしてはならないとしてコンセンサスが得られているようである。また，一方，6 ml/kgが適切な1回換気量かどうかについてはまだ議論があり，結論には至っていない。

02　換気様式の選択と適正換気条件の実際

表3に日本呼吸療法医学会・多施設共同研究委員会が作成した『ARDSに対するClinical Practice Guideline 第2版』[4]）が推奨する換気様式と適正換気条件を掲げる。肺をできるだけ保護しながら人工呼吸を行うための条件と考えてよい。

1）適正換気条件

肺保護を重視した換気条件として，1回換気量は10 ml/kg以下，呼気終末プラトー圧は30 cmH$_2$O以下となるように設定する。1回換気量は12 ml/kgを超えてはならない。吸入酸素濃度（F$_{IO_2}$）は，低酸素血症を防止するため100％から開始するが，可及的速やかに60％まで下げるのが望ましい。

2）換気様式と換気条件設定の実際

日本呼吸療法医学会のガイドライン[4]）に記載されている換気様式などの設定は大筋において著者も納得のいくものである。以下にその概要を引用する。

表3　ARDSに対する人工呼吸の換気様式と適正換気条件設定

1. 適正換気条件
   ・1回換気量≦10 ml/kg（12 ml/kgを超えてはならない）
   ・呼気終末プラトー圧≦30 cmH$_2$O
   ・F$_{IO_2}$は100％から開始し可及的速やかに60％に下げる
2. 換気様式
   ・PCV（pressure control ventilation）を選択
   ・気道内圧は15～25 cmH$_2$Oとし吸気時間は0.7～1.0秒とする
   　（1回換気量≦10 ml/kgであることを確認）
   ・呼吸数は10～30回／分とする
   ・VCV（volume control ventilation）を選択するときは，1回換気量≦10 ml/kg，吸気終末プラトー圧≦35 cmH$_2$Oとする

（日本呼吸療法医学会・多施設共同研究委員会. ARDSに対するClinical Practice Guideline. 第2版. 人工呼吸 2004；21：44-61より引用）

肺を損傷しないための調節換気としては，量規定換気（volume control ventilation：VCV）よりは圧規定換気（pressure control ventilation：PCV）が望ましい。VCVの方が換気量を確保できる利点があるが，肺のコンプライアンスが低下した症例では最高気道内圧の上昇が起こってしまう。

　PCVでは，吸気時の気道内圧と吸気時間を設定する。換気量は肺コンプライアンスにより変化するが，気道内圧の上昇が起こらない点は肺保護を考えると有利である。PCVの初期設定として，気道内圧は15〜25 cmH₂O，吸気時間は0.7〜1.0秒とし，1回換気量が10 ml/kg以下であることを確認する。呼吸数は10〜30回/分とする。換気量低下によるPa_{CO_2}の上昇は容認し（高二酸化炭素許容人工換気，後述），限界値の目安としてpH＞7.2でPa_{CO_2}＜80 mmHgとする。

　VCVを選択する場合は，1回換気量は10 ml/kg以下とし，吸気終末のプラトー圧が35 cmH₂Oを超える場合は1回換気量を低下させる。Pa_{CO_2}の上昇はPCVと同様に容認する。

【 2 ｜ 高二酸化炭素許容人工換気[5]】

　1回換気量を減らした人工呼吸を行う方が肺には保護的であることを述べてきたが，結果として分時換気量は減少することになり，患者の重症度が高い場合，低容量換気を行うと高二酸化炭素血症となることは避けがたいと考えられる。ここで述べる高二酸化炭素許容人工換気（permissive hypercapnia：PHC）とは，あえて二酸化炭素の貯留を容認し，あくまで1回換気量を減らした人工呼吸を行って治療を進めることをさしている。Pa_{CO_2}の上昇は患者にとってストレスとなる可能性があるが，麻薬や鎮静薬を使ってこれをうまく容認させようというものである。もちろん，容易にPa_{CO_2}を正常化できる症例に適用しようというのではない。

　PHCにすると，高二酸化炭素血症（hypercapnia：HC）あるいはそれに伴う呼吸性アシドーシス（hypercapnic acidosis：HCA）が招来されるが，ここでは，①低換気に伴って起こるHCやHCAが生体に与える影響，②それがどの程度まで容認できるか，③実際の臨床ではどのように行われているか，などについて述べる。

01　HC/HCAの生体への影響[5]

　HC/HCAが臓器機能に及ぼす影響は，その臓器への直接作用と自律神経系を介しての間接作用を合わせたものとなる（表4）。循環系と中枢神経系に対する影響が重要である。

　摘出心の心筋収縮力はHCにより抑制されるが，動物実験では交感神経系が刺激されカテコールアミンが分泌されて心拍数と1回拍出量が増加し，心拍出量は増加する。この結果，心筋酸素消費量は増大するので，心不全患者や冠状動脈疾患を有する患者では注意を要する。末梢血管は二酸化炭素により拡張するが，交感神経系の興奮により収縮し，結果として末梢血管抵抗はやや低下すると考えられている。また，静脈容量血管は収縮し前負荷は増大，後負荷は減少して心拍出量は増加に向かう。血圧は，心拍出量の増加が末梢血管抵抗の低下を凌駕することにより，上昇または変化しない。

表4 HC/HCAの生体への影響

1. 体循環系
    - 摘出心筋の収縮力を低下させるがreversible
    - 交感神経興奮が起こり心拍数・1回拍出量が増加し，心拍出量は増加
    - 心筋酸素消費量は増加
    - HCには冠状動脈拡張作用
2. 肺循環系
    - PHC患者では肺動脈圧は軽度上昇
    - 肺血管抵抗は変化しない
    - 肺内シャント率は増加するがPa_{O_2}は変化しない
    - 混合静脈血酸素飽和度は増加
3. 脳循環系
    - 脳血管は拡張
    - 頭蓋内圧上昇
4. その他
    - ヘモグロビン酸素解離曲線を右方移動

（妙中信之．ALI/ARDS治療の最新の進歩—Permissive hypercapnia．現代医療 2002；34：2068-73 より引用）

肺循環では，PHC患者では肺動脈圧の上昇は軽度で肺血管抵抗は変化しないようである．また，肺内シャント率は上昇するが，心拍出量の増加により酸素供給量が増え，結果として混合静脈血酸素飽和度が増加して，Pa_{O_2}は低下しない．

中枢神経系では，軽度の意識低下を来し痙攣の閾値を下げる．呼吸ドライブは増強されるのでPHC患者では深い鎮静と，場合により筋弛緩薬の投与が必要となる．脳血流は，血管拡張と血圧の上昇により増加し頭蓋内圧は上昇するので，脳腫瘍や頭部外傷患者などでは脳ヘルニアを起こすこともある．高いPEEPを併用することなども関与して，中枢神経系合併症を発生する頻度は高いと考えなければならない．

02　HC/HCAの臓器保護・組織防御的作用[5]

これまでHC/HCAは生体に悪影響を与えるものとばかり考えられてきたが，逆に臓器保護作用があるという動物実験の報告もみられる．心臓，脳，肺などの虚血再灌流傷害モデルで，これを防止するというものである．生体内におけるHC/HCAの臓器保護効果については，組織における酸素の需給関係も関与している．心拍出量の増加とヘモグロビン酸素解離曲線の右方移動により組織への酸素供給量は増加し，末梢組織ではHCAにより内呼吸が抑制され酸素消費は抑制される．これらのことは，すべて臓器保護的に作用すると考えられる．

ALIやARDS患者においてHC/HCAが起こることは，従来からの考え方と少し異なり好影響となっている可能性も指摘されている．

03　HC/HCA はどこまで容認できるか[5]

　ここまで述べたように HC/HCA は生体にさまざまな影響を及ぼすので，それをどこまで容認できるかは大きな問題である．全身麻酔中に誤って二酸化炭素を吸入させ Pa_{CO_2} が 200 mmHg 以上に上昇し，pH が 7.0 以下になったが障害なく回復したとする例や，2 日間にわたって重度の呼吸性アシドーシスに陥ったが問題なく回復した小児例の報告がある．一方，長期にわたる酸素療法を受けている慢性閉塞性肺疾患（chronic obstructive pulmonary disease：COPD）患者で，normocapnia であったものに比較し HC であったものの方が予後がよかったとする報告もある．HC/HCA は現時点ではどの程度まで容認できるかの限界については確たる根拠がないものの，Pa_{O_2} が保たれており循環状態が破綻したり中枢神経系が障害されたりしなければ，生体は意外に HC/HCA に適応するとも考えられる．

04　高二酸化炭素許容人工換気の実際

1）pH と Pa_{CO_2} をどの程度に維持するか

　pH と Pa_{CO_2} をどの程度にすればよいかは結論が出ていない．Amato らの報告[1]では，pH は約 7.2，Pa_{CO_2} は約 58 mmHg とされていた（表 1）．現在のところ，PHC に関する臨床の報告をみると pH を 7.15〜7.25 の範囲までは容認するとしているものが多い．しかし実際には，患者の呼吸様式や呼吸ドライブなどをよく観察し，ある程度の補正は行わざるをえないと考えられる．ARDS Network の報告[2]では pH は 7.3 を超えることを目標に，呼吸数は 35 回/分まで増加させ，重炭酸ナトリウムを投与している．

2）鎮静

　アシドーシスは呼吸困難感を増強し，呼吸ドライブを増強して呼吸数や呼吸努力は増加する．実際，呼吸不全患者は HC/HCA となったとき，喘ぐような呼吸様式で頻呼吸するのが観察され，多大のストレスがかかると言わざるをえない．そのため，PHC 患者では麻薬を含む鎮静薬の多量投与が行われ，場合により筋弛緩薬が投与されることもある．著者は，鎮静薬としてプロポフォール持続静注，鎮痛薬としてブプレノルフィン持続静注（0.2〜0.6 mg/日）を併用して初日は鎮静深度を深めに維持している．こうして 1〜2 日経過すると，腎機能が正常であれば pH は代謝性に補正されてきて Pa_{CO_2} は比較的容易に容認されるようになる．

3）禁忌

　PHC の禁忌症例についても見解は必ずしも一致しない．Amato ら[1]と ARDS Network[2]の研究における除外症例を表 5 に掲げる．頭蓋内圧亢進を始め似たような状況の症例を除外しているが，冠状動脈疾患については前者は除外しているが後者ではそうではない．また，後者では慢性肝疾患を除外している．ほかに，PHC は重症患者でも耐えられるようだとしながらも，冠状動脈疾患，左

表5　低容量換気の適応除外症例

Amato ら[*1]	ARDS Network [*2]
70歳以上または14歳未満	18歳未満
頭蓋内圧亢進の徴候	頭蓋内圧亢進
肺または神経筋疾患	神経筋疾患
肺生検あるいは肺葉切除術後	重症慢性肺疾患
1週間以上の人工呼吸	36時間以上経過した症例
圧外傷（気胸，気縦隔，皮下気腫）の既往	6カ月以内の死亡率50％以上の疾患
治療に反応しない進行性アシドーシス	妊娠，鎌状赤血球症
冠状動脈疾患	1 kg/cm以上の肥満
末期症例	30％以上の火傷
	骨髄移植術後，肺移植術後

[*1]：Amato MBP, et al. Effect of a protective ventilation strategy on mortality in the acute respiratory distress syndrome. N Engle J Med 1998；338：347-54.
[*2]：The Acute Respiratory Distress Syndrome Network. Ventilation with lower tidal volumes for acute lung injury and the acute respiratory distress syndrome. N Engl J Med 2000；342：1301-8.

心または右心不全，肺高血圧症，頭部外傷などはリスクが高いとするものもある。

【3│open lung strategy ―肺リクルートメント手技とPEEP】

01　VILIの発生機序とopen lung strategy

　高い最高気道内圧が肺胞を過膨張させて傷害することは容易に想像できるが，VILIの発生には別の機序も考えられている。ARDS患者の肺病変は全肺で一様ではなく，障害の強い部分と軽い部分とが存在している。病変が軽い部分の肺胞は，吸気・呼気にかかわらず常に開いた状態でガスの出入りがあると考えられる。しかし，病変が強い部分の肺胞は，吸気では開いて空気が入るが呼気では閉じて虚脱してしまい，一呼吸ごとに開放と虚脱を繰り返している可能性がある。この場合，肺胞壁は開放時には大きく伸展し，虚脱時には小さく縮んでしまうことを繰り返すことになり，肺胞壁細胞などが大きなストレス（shear stress「ずり応力」と呼ばれている）を受けることになる。また，開放・虚脱を繰り返す肺胞に密着した隣の肺胞の壁細胞も同様に，伸び縮みによるストレスを受けることになる。この開放・虚脱の繰り返しがVILIのもう一つの原因となるという。

　では，開放・虚脱の繰り返しを起こさせないためにはどうすればよいか，ということになるが，その方法として，肺リクルートメント手技と，PEEPを高めに維持することが提唱されている。前者は閉じた肺胞を開くため，後者はいったん開いた肺胞を開いたまま保つための手段である。最近，このように肺胞を開いたままに維持して人工呼吸を続けることをopen lung strategyと呼んでいる。ただし現時点においては，肺胞の開放・虚脱の繰り返しがVILIを起こすという実験的証拠などがあるにせよ，open lung strategyによって患者予後が有意に改善したとする報告（RCT）はまだみられない。

02 肺リクルートメント手技

　肺リクルートメント手技とは，虚脱した肺胞に圧をかけて含気を取り戻させることをいう。開胸手術中に手術操作によって圧迫を受け虚脱した肺を麻酔科医がバッグを用いて加圧し再膨張させる操作を行うことがあるが，これがまさに肺リクルートメント手技である。

1）手技の実際

　肺リクルートメント手技にはこれがよいという標準的な方法は存在しない。表6に，これまでに報告されている換気条件を列挙する[6]。換気様式は持続気道陽圧（continuous positive airway pressure：CPAP），または，高いPEEPを併用したPCVである（図1）。PEEPは30 cmH$_2$O以上，最高気道内圧は60 cmH$_2$Oに及ぶものもある。高圧をかける時間は20秒〜2分間となっている。時間を延長する場合は換気が必要となるのでPCVの併用が必要となる。

　40〜60 cmH$_2$Oもの高い圧をかけると患者は呼吸がしにくくなるのは当然であり，また，施行中に咳をするようなことになるとさらに高圧がかかってそのための圧外傷の危険もあるので，十分な鎮静が必須であり，場合により筋弛緩も必要となる。鎮静が不十分で患者が苦しがるようなことが

表6　肺リクルートメント手技に用いられる人工呼吸器の条件

報告者	換気様式	最高気道内圧 (cmH$_2$O)	PEEP (cmH$_2$O)	高圧にする時間
Amato	CPAP	35〜40	35〜40	40秒
Lapinsky	CPAP	35〜40	35〜40	20秒
Medoff	PCV+PEEP	60	40	2分
Villagra	PCV+PEEP	50	30	2分
Bein	CPAP	60	60	1分

（藤野裕士．肺リクルートメント手技．呼吸器ケア 2005；3：100-2 より改変引用）

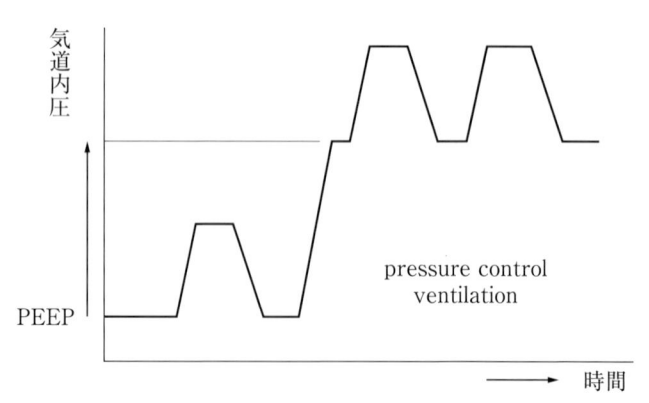

図1　肺リクルートメント手技（PEEPを併用したPCV）
PCVで換気したままPEEPを上げていく方法である。

あると，循環抑制も助長される。

　このようにさまざまな副作用の危険性もあるため，肺リクルートメント手技を行う際には，効果が上がるかどうか適応をしっかり判断しておくことが重要となる。ARDSには肺炎など肺が原因となったもの（primary ARDS）と，敗血症など原因が肺外にあるもの（secondary ARDS）とがあるが，一般に，後者の方が肺リクルートメント手技による効果が上がりやすく含気を取り戻しやすい。

2) 施行中のモニタリングと患者観察

　循環抑制を始めさまざまな危険も伴うので，施行中には心電図や観血的動脈圧モニタなど循環・呼吸系の持続的モニタリングをきちんと行い，ベッドサイドで患者をよく観察するのは無論である。循環抑制が高度であったり危険な不整脈が発生するなどの場合はただちに中止しなければならない。手技の最中は，換気血流分布の変化や循環抑制のために末梢動脈血酸素飽和度（Sp_{O_2}）やPa_{O_2}は悪化する可能性もあるが，手技が有効であった場合はその後に血液ガスの改善が認められる。そして，施行後は再び肺胞が虚脱しないようPEEPを施行前より高めに設定しておくことが重要となる。

　現時点においては，施行後の血液ガスの改善はあっても患者予後を改善するかどうかまでは確証が得られていない。肺リクルートメント手技として標準的な方法が確立していないことでもあるので，実施にあたっては，いきなり高い圧を選択するよりは，安全性を重視しながら必要最小限の圧を模索していくような方法を勧めたい。

03　PEEPの設定

1) 理論的背景

　ARDSに対する低容量換気法の有効性を調べた近年の報告をみると，PEEPは低いものでも10 cmH$_2$O近くに設定され，open lung strategyを意識した治療群では15 cmH$_2$O以上にも高く設定しているものがある[7]。肺リクルートメント手技により開いた肺胞が再び虚脱しないように維持するためには，ある程度以上に高いPEEPが必要であると考えられる。

　図2は，動物実験でARDSを作成し，十分高いPEEPで換気した群と不十分なPEEPで換気した群を比較したものである。前者では後者に比べて肺内のサイトカイン産生が有意に減少し，後者では肺傷害が起こっていることを示唆するものである[8]。こうした報告をみると，PEEPを高く設定する方が肺に対しては保護的に作用する可能性もあると考えられよう。

2) どの程度のPEEPが適切か

　PEEPは人工呼吸管理に必須のものであることは間違いないと考えられ，実際，重症呼吸不全患者には10 cmH$_2$O前後のPEEPが当然のように使用されている。しかし，それではどの程度のPEEPが適切なのか，実際に高い方がよいのか，ということになると，その答えを示すことのでき

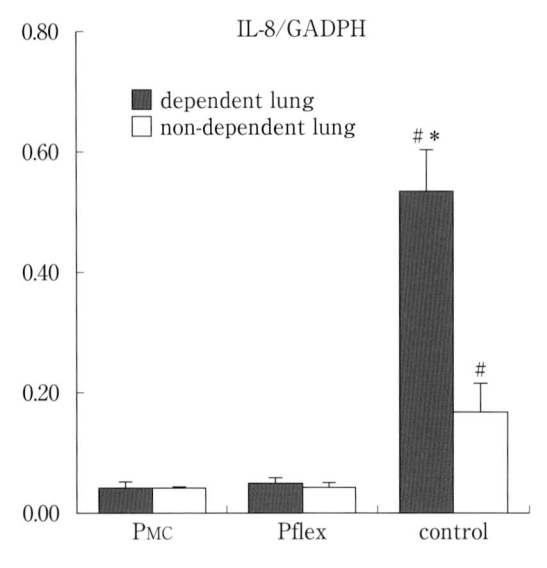

図2 PEEPと肺内サイトカイン産生量（動物実験）
十分に高いPEEPをかけた群（P$_{MC}$，Pflex）では，不十分なPEEPで人工呼吸をした群（control）より肺内で産生されるサイトカイン量が少ない。特にdependent zoneでその差が顕著である。
（Takeuchi M, Goddon S, Dolhnikoff M, et al. Set positive end-expiratory pressure during protective ventilation affects lung injury. Anesthesiology 2002；97：682-92. より引用）

る臨床的報告はまだない。

　ARDS Networkは低容量換気法が患者の予後を改善したとする報告の後，「高いF$_{IO_2}$で低めのPEEP」と「低めのF$_{IO_2}$で高めのPEEP」のどちらが救命率が高いかを検討するRCTを行っている（Assesment of Low Tidal Volume & Elevated End-Expiratory Volume to Obviate Lung Injury：ALVEOLI）[9]。残念ながら，この研究は中間報告で両群間に有意差が生まれず，その後も差が出ないと判断され途中で打ち切られてしまった。しかし，この研究で用いられたPEEPは低く設定された群でも9 cmH$_2$O程度であり，もしかするとこの程度ですでに十分であるといえるのかもしれない。表7に，ARDS Networkが行った低容量換気法の有用性を示した報告のなかにみられるF$_{IO_2}$ごとのPEEPの設定基準を掲げておく。

　日本呼吸療法医学会のARDSに対するClinical Practice Guideline[4]では，PEEPは「初期設定としては5 cmH$_2$Oとし，低酸素血症がみられるものでは3～5 cmH$_2$Oきざみに上げ，循環抑制や頭蓋内圧上昇などが問題とならない症例では上限を20 cmH$_2$Oまでとする」と記載している。一方で，Pa$_{O_2}$＞60 mmHgを保つ限りF$_{IO_2}$はできるだけ60％以下に下げることを推奨しており，PEEPは，表7の設定基準を参考に，循環抑制などの副作用の発生に注意しながらPa$_{O_2}$が保てるように設定していくのが実際的といえる。

表7　ARDS NetworkのF$_{IO_2}$とPEEP（cmH$_2$O）の組み合わせ

F$_{IO_2}$	0.3	0.4	0.5	0.6	0.7	0.8	0.9	1.0
PEEP	5	5～8	8～10	10	10～14	14	14～18	18～24

（The Acute Respiratory Distress Syndrome Network. Ventilation with lower tidal volumes for acute lung injury and the acute respiratory distress syndrome. N Engl J Med 2000；342：1301-8 より引用）

【4│高頻度換気法】

1回換気量を2 ml/kg程度まで下げることのできる高頻度換気法は，究極の低容量換気法である。特に新生児領域で使用されている高頻度振動換気法（high frequency oscillatory ventilation：HFOV）は，ARDS治療にも応用され，有望視されている[7]。

ARDSの動物モデルを用いた実験では，通常の低容量換気法とHFOVを比較すると，HFOVで酸素化など肺機能の改善がみられるほか，肺胞洗浄液中の細胞数やサイトカイン濃度の増加を抑制し，肺保護効果がありそうだという。また，ARDS患者を対象としたRCTの結果（MOAT2）も発表[10]されており，低容量換気法を行った群に比較し，HFOV群で死亡率の低下傾向（$p=0.102$）がみられている。HFOVはopen lung strategyを安全に実施できる換気様式と考えられ今後のさらなる検討に期待がもてる。わが国でも成人用のHFOV人工呼吸器（R-10^{TM}，メトラン社製）が発売されている。

おわりに

肺保護療法について概説した。低容量換気法の有用性が証明されたことは，近年の人工呼吸法を見直す大きなきっかけとなった。PHCについては予後を改善するとするRCTはないが，慢性呼吸不全患者ではPa_{CO_2}が高いまま通常の日常生活を送っていることを考えると，無理にPa_{CO_2}を正常化するような人工呼吸を行う必要などないのはむしろ自明のことのようにも思われる。Open lung strategyについてはその有用性を明確にしたRCTがまだみられないが，HFOVなどの応用なども含めて，今後の研究成果に期待がもてると考える。

〈引用文献〉

1) Amato MBP, et al. Effect of a protective ventilation strategy on mortality in the acute respiratory distress syndrome. N Engle J Med 1998；338：347-54.
2) The Acute Respiratory Distress Syndrome Network. Ventilation with lower tidal volumes for acute lung injury and the acute respiratory distress syndrome. N Engl J Med 2000；342：1301-8.
3) Eichacker PQ, Gerstenberger EP, Banks SM, et al. Meta-analysis of acute lung injury and acute respiratory distress syndrome trials testing low tidal volumes. Am J Respir Crit Care Med 2002；165：1647-53.
4) 日本呼吸療法医学会・多施設共同研究委員会．ARDSに対するClinical Practice Guideline．第2版．人工呼吸 2004；21：44-61.
5) 妙中信之．ALI/ARDS治療の最新の進歩—Permissive hypercapnia．現代医療 2002；34：2068-73.
6) 藤野裕士．肺リクルートメント手技．呼吸器ケア 2005；3：100-2.
7) 長野 修，時岡宏明，氏家良人：ALI/ARDSに対する肺保護戦略．ICUとCCU 2003；27：181-90.
8) Takeuchi M, Goddon S, Dolhnikoff M, et al. Set positive end-expiratory pressure during protective ventilation affects lung injury. Anesthesiology 2002；97：682-92.
9) 橋本 悟．ALI/ARDSの人工呼吸管理．現代医療 2002；34：2032-9.
10) Derdak S, Mehta S, Stewart TE, et al. High frequency oscillatory ventilation for acute respiratory distress syndrome in adults；A randomized, controlled trial. Am J Respir Crit Care Med 2002；166：801-8.

（宝塚市立病院副院長集中治療救急室室長　妙中信之）

4 加湿

I. 呼吸管理におけるトピックス

はじめに

　加湿は人工呼吸管理にはなくてはならないものであるが，人工呼吸器の新しい換気モードや，ハイテクノロジに目を奪われてなおざりにされやすい。不適切な加湿は喀痰の性状を悪化させ，気道粘膜の線毛運動を障害し，極端な場合は気管チューブを閉塞させる。臨床上問題となる不適切な加湿はほとんどが加湿不足であり，過剰加湿が問題になることはまれである。鼻カニューラ，フェイスマスク，ナザールCPAP（continuous positive airway pressure；持続気道陽圧），非侵襲的陽圧換気（noninvasive positive pressure ventilation：NPPV），気管挿管による人工呼吸などでそれぞれ，加湿器や加湿条件が異なる。また日本や東南アジアの気候が多湿環境のため，ふだんの吸気に欧米との違いがあり，西洋人と比べて特に乾燥ガスの吸入に日本人は弱い。熱線入りの加温加湿器は高いレベルの湿度を供給できるが，熱線なし加温加湿器に比べて，温度のサーボコントロールが2カ所になっているために，理論をしっかり理解しておく必要がある。加湿という言葉は誤解を招きやすく，吸気ガスに水分を付与してはいるが，実際は気道から水分を奪っているという認識をもつことが大切である。

【 1 ｜ 湿度の定義 】

　加湿は水を加温することにより水蒸気を発生させる方法や，ジェットネブライザで霧状の水滴を作製する方法，超音波ネブライザでもっと細かいミスト状にする方法がある。ここでは水分子である水蒸気としての湿度について述べる。
　湿度には相対湿度と絶対湿度があり，下記の関係が成り立つ。

$$\text{relative humidity}（\%）=\frac{\text{absolute humidity}（mg/l）}{\text{saturated humidity}（mg/l）}\times 100$$

　　　relative humidity：相対湿度
　　　absolute humidity：絶対湿度
　　　saturated humidity：飽和水蒸気量

　相対湿度は%，絶対湿度はmg/lという単位で表される。絶対湿度は水分含量ともいい1lのガスに含まれる水蒸気量である。相対湿度は天気予報などでおなじみであるが，飽和水蒸気量に対する

水分含量の割合である。同じ％でも温度によって水分含量が異なる。飽和水蒸気量はその温度によって含みうる最大水蒸気量を示す。飽和水蒸気量を超すと液体となり，結露する。飽和水蒸気量は温度によって決まり，高温になると増加し，低温になると減少する。単位は絶対湿度と同じmg/lで表される。すなわち，絶対湿度，相対湿度，温度はどれか2個が決まれば，もう一つの量は計算できる。**図1**中央の35℃相対湿度50％のガスは20 mg/lの絶対湿度をもち，加温により44℃になると相対湿度は30％になるが，絶対湿度は変わらない。一方16℃に冷やされると，飽和水蒸気量が15 mg/lになるので，5 mg/l分だけ，結露して液体になる。相対湿度は100％である。

【 2 ｜ 気道の生理的温湿度分布 】

正常呼吸中の気道における温湿度はいろいろの文献で測定されているが，おおよそ**図2**に示される値である[1]。22℃，50％の外気は約10 mg/lの水分含量をもつ。鼻に入ると暖められ，咽頭では30℃になるとともに粘膜から水分を奪い，95％，水分含量29 mg/lとなる。気管では33℃，100％，36 mg/lとなり気管支の第3分枝ぐらいで37℃，100％，44 mg/lとなる[2]。すなわち，絶対湿度44 mg/l以下の吸気ガスは気道のどこかで必ず水分を奪う。

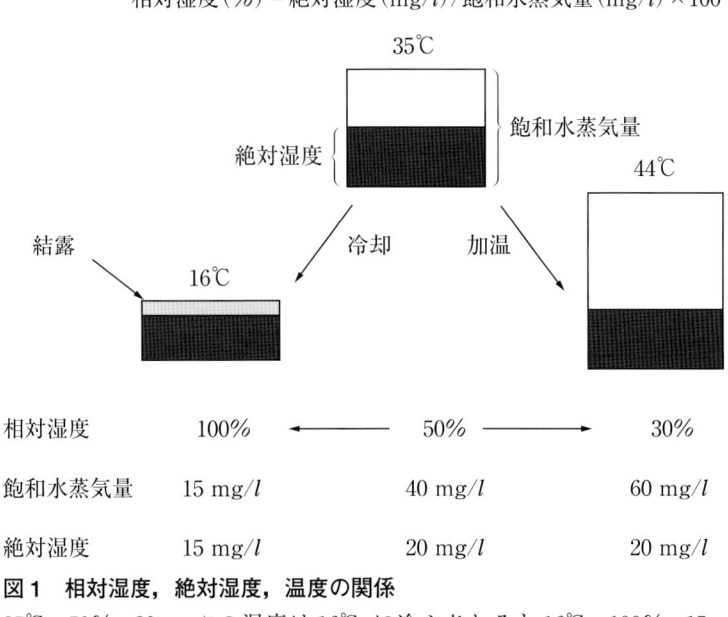

相対湿度(％) = 絶対湿度(mg/l)／飽和水蒸気量(mg/l) × 100

	16℃	35℃	44℃
相対湿度	100％	50％	30％
飽和水蒸気量	15 mg/l	40 mg/l	60 mg/l
絶対湿度	15 mg/l	20 mg/l	20 mg/l

図1 相対湿度，絶対湿度，温度の関係
35℃，50％，20 mg/lの湿度は16℃に冷やされると16℃，100％，15 mg/lになり，5 mg/l分が結露する。44℃に加熱されると44℃，30％，20 mg/lとなる。

吸気の温度湿度　　　　　　　　　　　　呼気の温度湿度

22℃，50%，10 mg/l
30℃，95%，29 mg/l
33℃，100%，36 mg/l
37℃，100%，44 mg/l

34℃，64%，24 mg/l
35℃，95%，38 mg/l
37℃，100%，44 mg/l

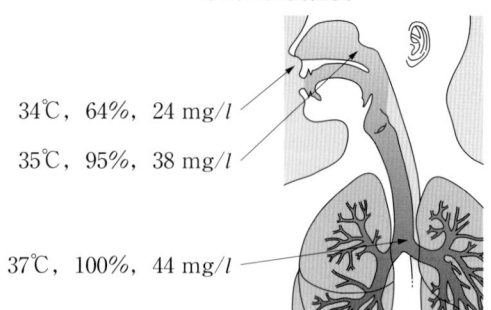

図2　22℃の大気を呼吸している場合の健常者の気道の温湿度分布
(宮尾秀樹, 官川 響, 高田稔和ほか. 人工呼吸中の適切な加温加湿. 人工呼吸 2002；19（1）：3-11 より引用)

【 3 】加湿器の種類

01 加湿瓶

　加湿瓶は常温気泡型，2 l/分前後の低流量であればそれなりの加湿効果はある（図3）[3]。2 l/分で絶対湿度 23.9 mg/l，相対湿度 96.3%である。自然呼吸時の鼻カニューラやフェイスマスクに使用し，人工呼吸管理には使用しない。鼻カニューラ使用時に加湿瓶内の水の汚染のリスクを考慮して乾燥ガスでもよいという議論もあるが，乾燥している米国に比べふだんから湿度の高い空気を呼吸している日本人には鼻の痛みを訴える人が多い。

02 ネブライザ

　ネブライザは超音波やジェットガス流などを利用して水を微粒子の状態にし，ガス流に混ぜて気道を加湿する。その粒子の大きさは1～数十 μm の大きさである。5 μm 以上の大きな粒子は大部分が鼻や気管チューブ内で落下し，1.5～5 μm の粒子が気管支に届く。リザーバーの水はレジオネラ菌やセラチア菌などに汚染されやすいので使用後に十分乾燥させ滅菌に注意する。

1）サイドストリーム型ジェット式ネブライザ

　人工呼吸回路の吸気側に組み込んで，主に薬剤投与（気管支拡張薬，喀痰融解薬）の目的で使用される。粘稠な気管分泌物を軟らかくするための喀痰融解薬の使用は加湿器本体の加湿不足が原因であることが多いので，加湿器本体の加湿条件を上げることをまず考慮する。加湿不足を補充する意味でのネブライザ使用は勧められない。

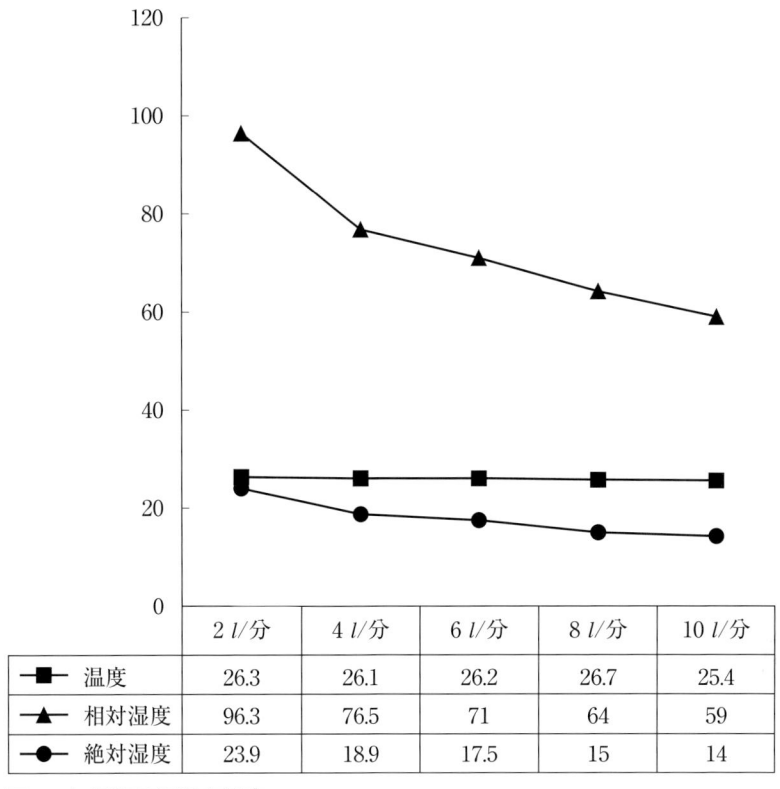

	2 l/分	4 l/分	6 l/分	8 l/分	10 l/分
■ 温度	26.3	26.1	26.2	26.7	25.4
▲ 相対湿度	96.3	76.5	71	64	59
● 絶対湿度	23.9	18.9	17.5	15	14

図3 加湿瓶の温湿度測定

手術室で測定（室温25.5℃，相対湿度38％）。バイサラ社製HMP-133Y™で測定した。
(福山達也，宮尾秀樹．加湿．沼田克雄監，大村昭人，安本和正編．入門呼吸療法．改訂第2版．東京：克誠堂出版；2004. p. 76-85より引用)

2）メインストリーム型ジェットネブライザ（図4）

　フェイスマスクの加湿に使用される。付属のヒーターを同時に使用することによりネブライゼイションと水蒸気によるヒューミディフィケイションの両方が行える。また，空気取り入れ口の調整により酸素濃度の調節も可能である（図5）。希望酸素濃度〔吸入酸素濃度（F_{IO_2}）表示：0.21〜1.0〕と設定酸素流量に対する出口流量の関係式は次式で表される。

　出口流量（l/分）＝0.79×設定酸素流量/（F_{IO_2}－0.21）

　希望酸素濃度を高くすると患者に届く出口流量が下がり，フェイスマスクの穴から空気が混入するので，患者が実際に吸う酸素濃度は低下する。したがって，F_{IO_2}を高く保つためには設定酸素流量を上げなければならない。挿管患者でのネブライザを使用したT-ピースによる「吹き流し」は以下の理由により危険である（図6）。

①PEEPが0になり，肺胞の虚脱が進行する。
②T-ピースの出口がリネンなどにより閉塞気味になったときに図6のように空気取り入れ口から酸素が出ていくために膨大な死腔が発生する可能性があり，再呼吸が多くなる。

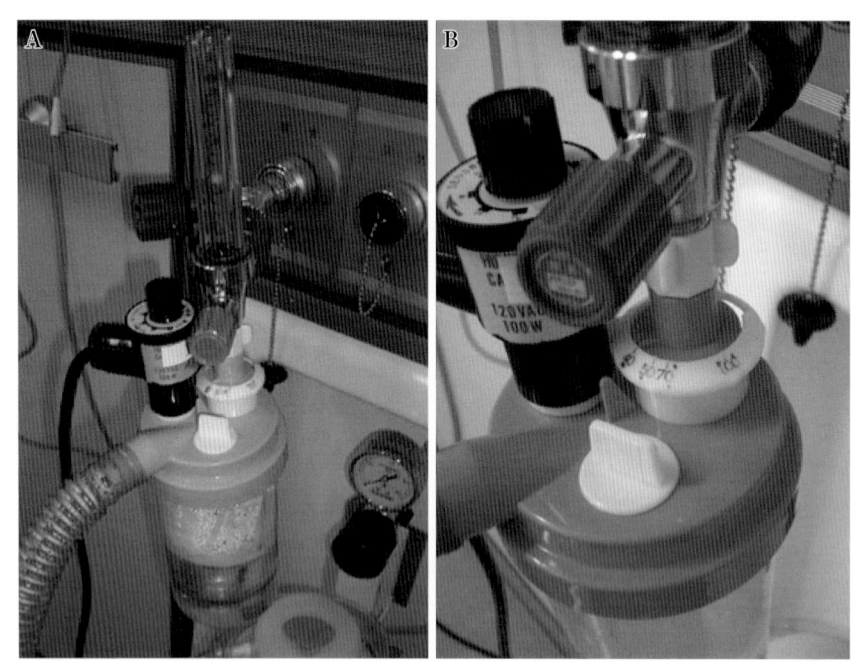

図4　メインストリーム型ジェットネブライザ
A：全体像。加温棒を併用し，ヒューミディファイアとしても使える。B：中央は酸素濃度調節ダイアル。後部に空気取り入れ口があり，空気の取り入れ量を調節し，酸素濃度を決める。蛇管側の抵抗により酸素濃度が一定しない（本文参照）。

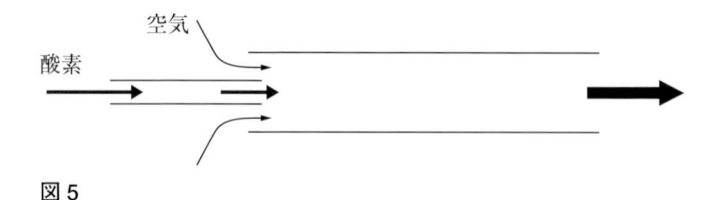

図5
酸素のジェット流が空気を引き込み，吸気総流量が増加している（ベンチュリ効果）。空気取り入れ口の大きさを変えることにより酸素濃度を調節できる。

③吸気ラインに水分が貯留したときに抵抗となり，酸素が空気取り入れ口から出て行き，酸素濃度と患者への送気流量が低下する。

挿管患者のCPAP管理は人工呼吸器のCPAPモードか，CPAP専用装置で管理すべきである。

3）超音波ネブライザ

自然呼吸患者の加湿に用いる。超音波による振動で大量の水の微粒子を発生し，粒子径はジェットネブライザより小さく0.5〜3 μmで水分含量としては100 mg/l以上にも達する。粒子径が小さい分，気道の末梢まで到達しやすい。過剰加湿になりやすいので挿管患者には使用しない。

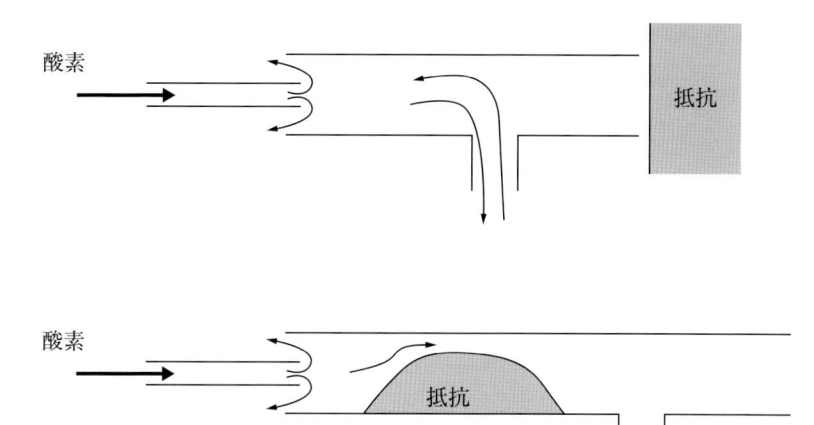

図6 ベンチュリ方式でのジェットネブライザの危険性
上：T-ピースで気管チューブに接続した場合，呼気側の抵抗により死腔が増大し，再呼吸が起こる。下：吸気回路内での抵抗（水分貯留）により流量の低下と酸素濃度の変動が起こる。

03 加温加湿器（図7）

加温加湿器は挿管患者の人工呼吸管理に使用するが，まれに保育器の加湿などにも使う。加温加湿器の構造は人工呼吸器本体と比較すればごく単純な構造であるが，構造をよく理解して使用することが肝要である。水を入れた加温チャンバのみの機種，あるいは吸気回路にガスの冷却を防ぐ目的で熱線を入れ，加湿チャンバ出口と患者口もとにサーボコントロール用の温度計を配置した機種がある。いずれの機種も温度のみを制御の対象にしていて，付属の湿度計はない。

1) 熱線なし加温加湿器

熱線なし加温加湿器は加温用のホットプレートとその上に乗せる加湿チャンバのみの単純な構造である。Fisher & Paykel社のMR410™（図7A）は温度設定ダイアルはなく，ダイアルは1から9までで，温度は患者口もとに温度計を別途用意する必要がある。熱線なし加温加湿器は最大加湿設定で使用する。吸気回路内に結露が多く発生するので，吸気回路の途中に結露水分破棄用のウォータートラップを入れることが肝要である。結露水分の破棄が頻繁となるため看護ケアの手間がかかるが，加湿条件を落とすとチューブ内の狭窄を来したり，分泌物の粘稠化などの重大な合併症の原因となる。

2) 熱線入り加温加湿器（図7B, C）

熱線入り加温加湿器は，吸気回路内の結露を防ぐために熱線を吸気回路内に配置してある。図8にFisher & Paykel社のMR730™（図7B）回路のイラストを示すが，チャンバ温プローブで水槽チャンバ下のホットプレートのオンオフを制御し，口もと温プローブで熱線のオンオフを制御す

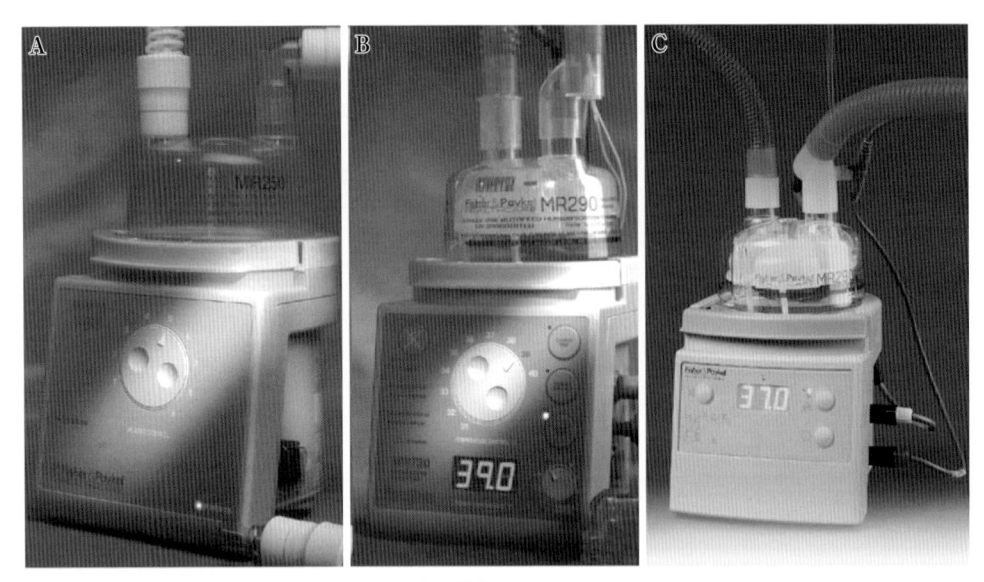

図7 Fisher & Paykel 社の MR シリーズの写真
A：MR410™，B：MR730™，C：MR850™
(宮尾秀樹．人工呼吸器の加温加湿器─意義，構造，使用法，注意点．野口　宏，安本和正編．役に立つ呼吸管理の実際Ⅳ．東京：真興交易医書出版部；2004. p. 69-77 より引用)

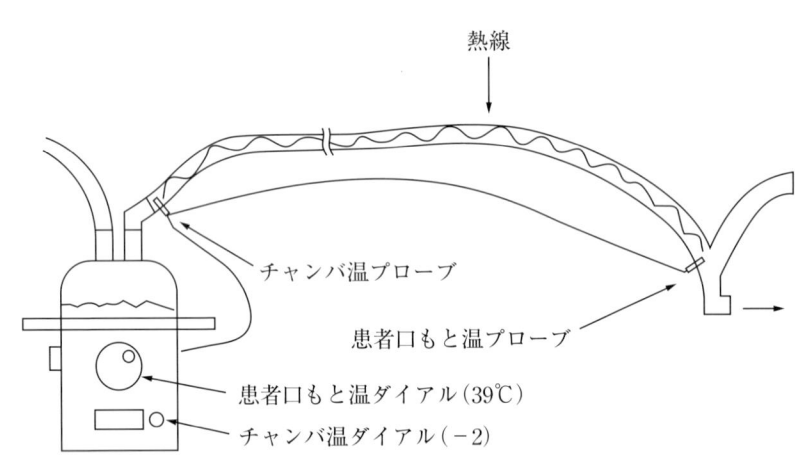

図8　熱線入り加温加湿器 MR730™ の構造
(宮尾秀樹．人工呼吸器の加温加湿器─意義，構造，使用法，注意点．野口　宏，安本和正編．役に立つ呼吸管理の実際Ⅳ．東京：真興交易医書出版部；2004. p. 69-77 より引用)

る。表示している温度は口もと温である。チャンバ温ダイアルでチャンバ温を制御するが，口もと温との相対温度で表す。例えば，39℃，-2の設定では患者口もと温が39℃で，チャンバ温はそれより2℃ 低い37℃ となる。すなわち，チャンバ出口で37℃ になるようにチャンバ下のホットプレートを制御し，患者口もとにくるまでに吸気回路内の熱線で2℃ 暖める。患者口もと温37℃ 以上，加湿チャンバは口もと温以上を推奨する。チャンバ温ダイアルは0以上にする。0以下では相

対湿度が100％にならず，結露が吸気回路につかないために湿度は湿度計で測定しない限り分からない。結露が生じるということは相対湿度が100％の証明であり，温度を測定すれば，絶対湿度は類推可能である。Y-ピース，コネクタを介して気管チューブ内に入った吸気ガスは2〜6℃の温度低下が起こるので，熱による傷害は起こらない。Fisher & Paykel社の上位機種MR850™（図7C）は人工呼吸モードは40℃，−3の設定となっているが，メーカーに依頼すればある程度設定を変えることは可能である。温度表示は口もと温ではなくチャンバ温である。表1に共通の使用基準を示す[4]。特に吸気回路内の結露が重要である。図9に分泌物固形化の写真を示す。このような状況は非常に危険である。チューブ内でこのような固形化が起こっていれば，気道でも同様の状況と類推できる。医原性の合併症を防ぐために加湿条件の大幅なアップが必要である。

注意　給水システムの問題点

熱線なし加温加湿器や熱線入り加温加湿器を使用する場合，加湿チャンバへの給水は看護師の重要な仕事である。しかし，注水口が小さいためにそこから給水すると時間がかかるし，点滴セットで注水し，うっかり目をはなすとチャンバから蒸留水があふれ出ることがある。また，注水口を介さずにガスポートをシャントしてガスポートの入り口から注水すると短時間ですむが，もとに戻すのを忘れた場合，乾燥ガスが患者に送られることになる。また，しばらく放置後にあわててもとに戻すと，熱い水蒸気により気道熱傷を起こす危険性もある。このようなインシデンスや事故を防ぐためにはチャンバ内の水量を一定に保つ自動注水装置を使用することが安全であるし，チャンバ内への細菌汚染も防ぐことができる。

表1　加温加湿器の設定，人工鼻の使用

1. 熱線なし加温加湿器は最大加湿条件で使用する。
2. 熱線入り加温加湿器は患者口もと温を37℃以上，加温チャンバは口もと温以上に設定する。
3. 患者の状態により，喀痰の性状は大きく異なり，毎日の喀痰吸引の性状により条件を変更する必要がある。
4. Y-ピース付近の吸気回路内の結露を湿度のモニタとし，吸気回路内の結露を必須とする。結露は100％相対湿度の証明であり，結露が認められれば分泌物の過度の固形化は防ぐことができる。
5. 抜管した時点で，気管チューブ内部を観察し，分泌物の固形化が認められれば，その加湿器の設定は低すぎる。次回から加湿条件を上げることを日常の業務に取り入れる。
6. 人工鼻は1日以上の人工呼吸管理症例には推奨できない。

（宮尾秀樹．人工呼吸器の加温加湿器—意義，構造，使用法，注意点．野口　宏，安本和正編．役に立つ呼吸管理の実際Ⅳ．東京：真興交易医書出版部；2004. p. 69-77 より引用）

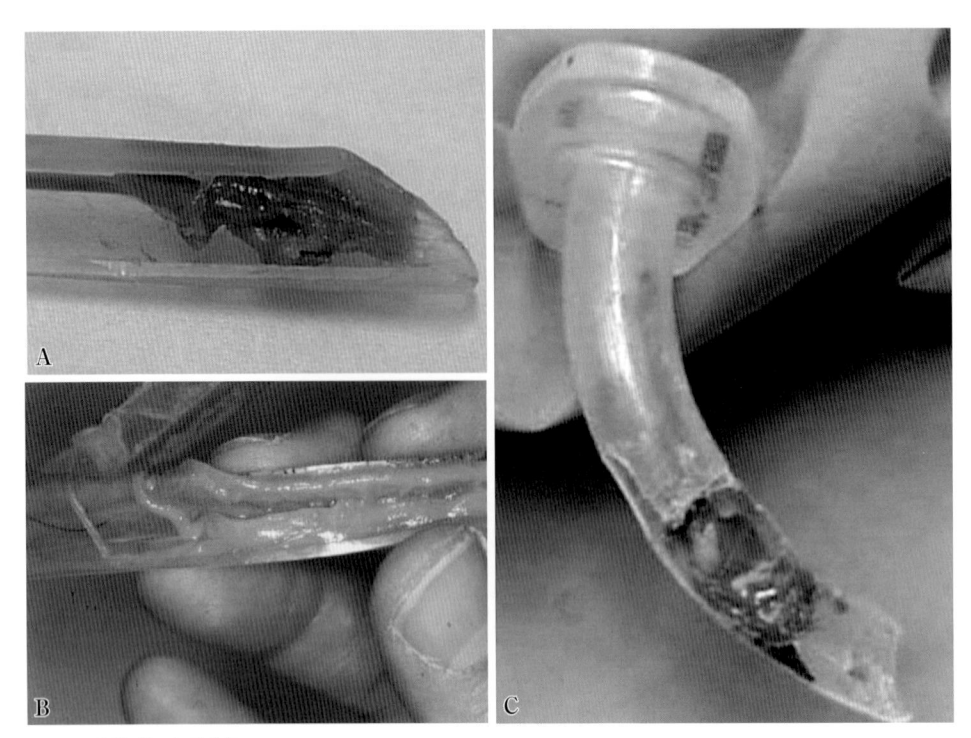

図9 分泌物の固形化
A，B：気管チューブ，C：気管切開チューブ
(宮尾秀樹．人工呼吸器の加温加湿器—意義，構造，使用法，注意点．野口　宏，安本和正編．役に立つ呼吸管理の実際Ⅳ．東京：真興交易医書出版部；2004. p. 69-77 より引用)

【 4 │ 人工鼻】

　人工鼻（heat and moisture exchanger：HME）は，挿管患者や気管切開患者に用いる。患者の呼気の熱喪失を防ぐとともに，保水性の紙に塩を含ませ，水分をトラップして吸気に湿度を与える受動的な加湿装置である。積極的に加温しないために相対湿度は高いが，絶対湿度は高くない。バクテリアルフィルタがついているので，回路から患者，患者から回路への細菌の汚染がない。短期の人工呼吸管理には適しているが，喀痰の多い患者，粘稠な気管内分泌物の患者，換気量の多い患者，気道のリークのある患者（小児を含む）などには勧められない。気管分泌物の粘稠化がみられたら加温加湿器に交換すべきである。**図10**に67歳男性の3日間人工呼吸管理で人工鼻を用いた症例の気管チューブ内の分泌物の写真を示す。粘稠な喀痰が，気管チューブ内壁に固着しているのが分かる。このような状況は肺炎や気道合併症の原因になりやすいと考えられるが，EBMにのっとった証明は困難である。このような状況を回避するためには人工鼻はせいぜいオーバーナイトの人工呼吸管理にのみ使用すべきである。最近人工鼻に加温装置をつけ水分を供給する機種もあり，性能が向上している。

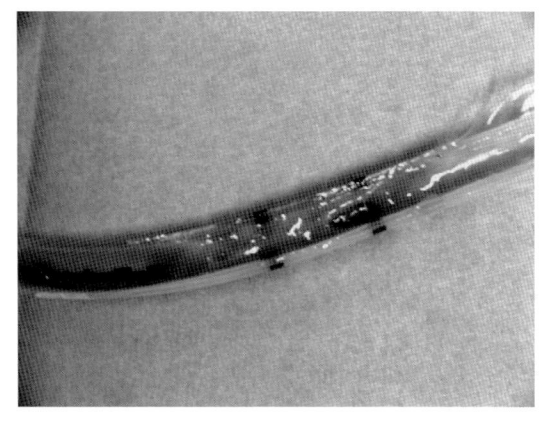

図10　人工鼻3日間使用後の気管チューブ内の分泌物

【 5 | 小児領域での特殊な問題点】

　小児・新生児領域では保育器やラディアントウォーマ使用下での人工呼吸管理が行われるが，環境熱がサーボコントロールに複雑に影響するおそれがあるので，加温加湿器の理屈を正確に理解しておく必要がある。

01　保育器使用による問題点

　保育器の空気吹き出し口の付近は温度調節のために高い温度の空気が出ていることがあり，プローブが近くにあるとより複雑となる。口もと温プローブは保育器の外に設置すべきである。

02　ラディアントウォーマ使用による問題点

　ラディアントウォーマが輻射熱によりチャンバ温プローブや口もと温プローブを熱した場合，加湿器本体のホットプレートや熱線が働かずに，加湿が行われない場合がある。口もと温プローブとチャンバ温プローブをアルミホイルで保護する必要がある。特にチャンバ内の結露や回路内の結露の確認が重要である。

03　人工呼吸器本体の発生する熱や環境温による問題点

　最近ますます複雑になる人工呼吸器は内部にいろいろな電子機器が組み込まれていて，本体の加熱や，環境温による加熱で加温加湿器の上流のガスが加熱されると，チャンバ温プローブが加湿器本体の加熱と誤認して，ホットプレートの制御に影響を与える。上記ラディアントウォーマと同様の問題が発生し，患者に低湿度のガスを供給する可能性がある。

【6│湿度計】

　上述の分泌物の固形化は医原性の合併症であり，管理を徹底すれば防ぐことのできる問題である．ただし，呼吸ガスの管理は温度のみをモニタしているために，湿度がどうなっているかは分からない．ただ，結露がある場合のみ，相対湿度100％が担保でき，温度から絶対湿度も計算可能である．最近，臨床で使える湿度計が市場に出た．簡便な湿度計を使用することにより適切な管理をめざすことが最も必要なことである．

〈引用文献〉
1) 宮尾秀樹，官川　響，高田稔和ほか．人工呼吸中の適切な加温加湿．人工呼吸 2002；19（1）：3-11．
2) 宮尾秀樹．加温加湿器は乾燥器？ LiSA 1995；2（5）：40-5．
3) 福山達也，宮尾秀樹．加湿．沼田克雄監，大村昭人，安本和正編．入門呼吸療法．改訂第2版．東京：克誠堂出版；2004．p.76-85．
4) 宮尾秀樹．人工呼吸器の加温加湿器―意義，構造，使用法，注意点．野口　宏，安本和正編．役に立つ呼吸管理の実際 Ⅳ．東京：真興交易医書出版部；2004．p.69-77．

（埼玉医科大学総合医療センター麻酔科　**宮尾秀樹**）

5 気管内吸引

I. 呼吸管理におけるトピックス

【1│意義，適応】

　気管内吸引は，ICUなどで気道管理をするうえで最も基本的な手技の一つである。健常者において気道のクリアランスは，気道粘膜上皮の線毛運動による分泌物の移動と，咳嗽による分泌物の喀出により行われている。ところが，呼吸不全により気管挿管や気管切開が行われている場合には，気管内に留置された気管チューブなどにより上皮線毛運動が障害される。また，声門が人工気道によりバイパスされて閉じないため肺胞内圧を高めることが難しく，十分な咳嗽流速を作り出すことができない。場合によっては，鎮静薬や筋弛緩薬により咳嗽反射や筋力も抑制あるいは消失している。これらに加えて，肺炎や急性呼吸促迫症候群（acute respiratory distress syndrome：ARDS）などの肺病変が存在する場合には，気道分泌物の量も異常に増加している。気道分泌物を放置すると末梢気道や区域気管支，葉気管支レベルでの閉塞を来し，無気肺形成の原因となり，肺の酸素化能も悪化する。この気管分泌物のクリアランスが気管内吸引の最大の意義である。

　気管内吸引の種類には，①気管挿管せずに行う経鼻非直視下吸引，②気管チューブ，気管切開カニューレ，輪状甲状間膜カテーテルなどの気管内に留置した人工気道を通じての非直視下吸引，③気管支ファイバースコープを用いた鏡視下気管内吸引がある。①は，鼻腔から咽喉頭経由で非直視下に吸引カテーテルを挿入し気管内を吸引する方法であるが，咳嗽反射があれば必ずしも気管に挿入されるとは限らず，また嘔吐反射を誘発してしまう危険性もある。③の気管支ファイバーによる吸引は，分泌物を直視下に気管支レベルで吸引できる確実な吸引法ではあるが，ルーチンで行うことの有用性は認められていない。胸部X線写真で区域・葉気管支レベルでの無気肺が出現した場合には，鏡視下吸引による閉塞気管支の再開通が期待できる。また気管洗浄や細菌培養のための検体採取にも，非直視下に施行するよりは確実である。本項では，最も一般的に行われている②の人工気道留置中の患者の非直視下気管内吸引について述べる。

　気管内吸引の適応であるが，原則的に絶対的禁忌は存在しない。しかし，まったく合併症のない手技とはいえないため（後述），必要以上の頻回の吸引は勧められない。明確な施行頻度に関する基準は示されていないが，ある一定時間ごとに定期的に吸引を行うよりも，表1のような所見を認めたときに適宜行うべきであるという意見が多い。

表1 気管内吸引の適応と考えられる所見

- ラ音の聴取，呼吸音減弱（無気肺）
- 気道内圧上昇，鋸歯状に変動する流量-容量曲線，従圧式換気モードにおける1回（分時）換気量減少
- Sp_{O_2}低下
- Pa_{O_2}低下
- 胸部X線写真の無気肺，浸潤影増悪
- 気管チューブ内に見える喀痰，持続する湿性咳嗽，気管チューブ内に響くゴロゴロ音

表2 気管内吸引に必要な装置・物品

- ベッドサイド吸引装置
    中央配管吸引システムまたは電動式吸引装置
    吸引圧調整減圧弁，吸引ビン
    接続用ホース
- 吸引用カテーテル
- 流量計付き酸素供給装置
- 用手換気装置（Jackson-Rees回路など）
- 使い捨て滅菌手袋
- 滅菌水入りコップ
- 聴診器

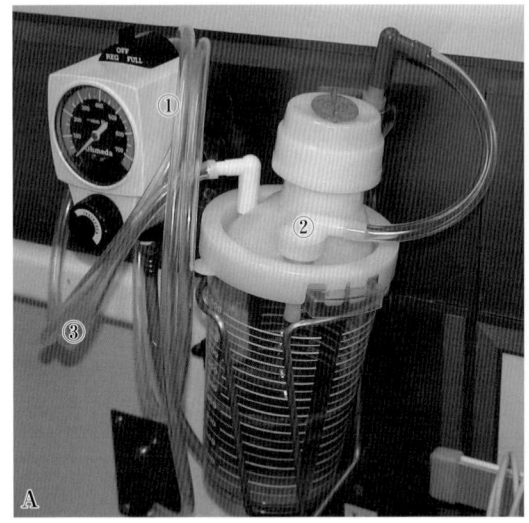

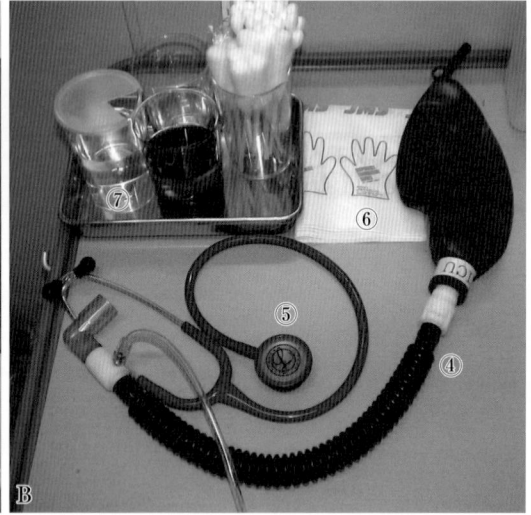

図1 気管内吸引に必要な装置・物品
A：中央配管システムの吸引アウトレットに接続された①吸引圧調整減圧弁と②吸引ビン，③ホースの一式。B：ベッドサイドに常備された④Jackson-Rees回路，⑤聴診器，⑥ディスポーザブル滅菌手袋，⑦滅菌水入りのコップ。

【2｜方法】

01 準備するもの

人工呼吸中の患者のそばには，表2や図1に示す物品や装置が常に準備されている必要がある。吸引カテーテルのサイズ（外径）に関しては，太いほど吸引効果は高いものの陰圧による肺胞虚脱もありうるため，気管チューブ内径の1/2までとされている[1]。例えば気管チューブ内径が8.0 mmの場合，吸引カテーテルの外径は4 mm，すなわち12 Frまでとなる〔Fr＝フレンチサイズは外径

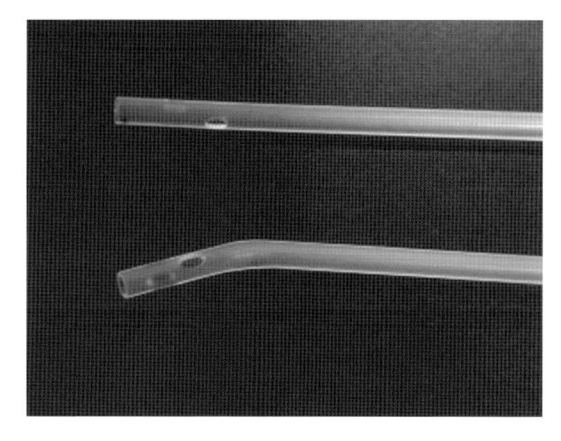

図2　吸引カテーテルの先端
気管内吸引用カテーテルの先端には写真のように側孔がついており，効果的に分泌物を吸引できる。先端の形状は，図上のように直型のものと図下のように曲型のものがある。

を表し，mm（外径）×3である］。吸引カテーテルの長さは，成人では気管挿管の場合は50 cm程度が適切であり，気管切開の場合はより短い方が望ましい。カテーテル先端には側孔がついており，左右の気管支に誘導しやすく先端の曲がったタイプもある（図2）。

02　手順

①基本的には吸引する人と換気を行う人の2名が必要である。まず吸引時の無呼吸に備えて100％酸素を30秒以上投与する。必要があれば（例；脳圧亢進，肺高血圧などで吸引中の高二酸化炭素血症にリスクが伴う場合）あらかじめやや過換気にしておく。Jackson-Rees回路などを用いた用手換気で酸素投与を行うが，高い酸素濃度と高い呼気終末陽圧（positive end-expiratory pressure：PEEP）で人工呼吸が行われている場合には，かえって用手換気は肺胞虚脱を来し，低酸素血症となることがあるので注意する。最近は，時間を決めて100％酸素を投与するスイッチがついている人工呼吸器も多いため，PEEPを維持したまま100％酸素を投与できる。

②ディスポーザブルの吸引カテーテルを取り出して，陰圧をかけた吸引ホースに接続する。滅菌手袋を着用した利き手でカテーテルの清潔な部位を持ち，滑りがよくなるように先端を滅菌水で湿らせておく。明確なエビデンスはないようだが，最大吸引圧は100～150 mmHgが適切とされている。

③人工呼吸器回路あるいはJackson-Rees回路と気管チューブの接続を外し，気管チューブ内にカテーテルを挿入する。このとき，手袋をしていない方（利き手でない方）の手でカテーテルの端を折って，吸引圧がかからないように遮断しておく（図3）。カテーテルを，咳が出るところあるいは抵抗を感じるところまで進める。一般的に吸引カテーテルを進める深さは，気管分岐部までで十分とされている（図4）。成人の場合気管チューブ入り口から40 cm程度，経口挿管でチューブが短く切ってある場合にはより短い距離で到達する。気管切開カニューレの場合には，入り口から15～20 cmで十分である。

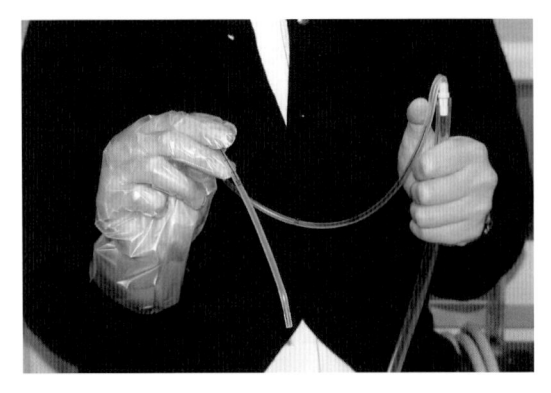

図3 吸引カテーテルの持ち方
気管内吸引時には滅菌手袋をつけた右手（利き手）でカテーテルの清潔な先端側を持ち，左手（非利き手）でカテーテルの根元を折って吸引圧を遮断したまま気管チューブ内に挿入する。咳嗽が出て抵抗のあるところで左手の吸引圧遮断を解除し，カテーテルをつまんでいる右手指でカテーテルを回転させながらゆっくり引き抜いてくる。

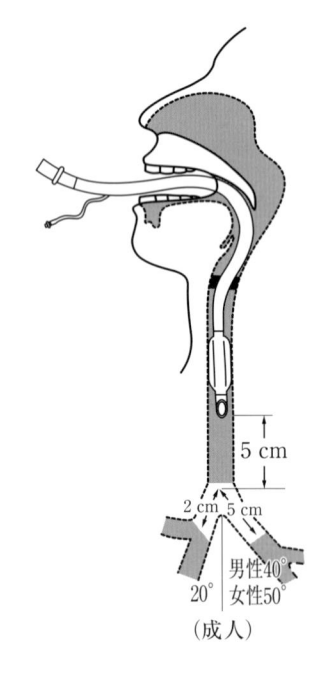

図4 吸引の深さ
一般に吸引カテーテルを進める深さは気管分岐部までで十分とされる。その目安は気管チューブの長さが成人ではおおむね35 cm程度であり，チューブ先端より気管分岐部までが約5 cmであることより，気管チューブ入り口より40 cm程度となる。気管切開カニューレの場合は全長が10 cm程度しかないため，カニューレ入り口から気管分岐部までの深さの目安は15～20 cm程度となる。

④この位置でカテーテルの吸引圧遮断を解除して，気管内を吸引する。カテーテルを回転させて分泌物を吸引しながら引き抜いてくる。この1回の吸引時間は10～15秒にとどめる。原則的には一吸引ごとにカテーテルを交換する。

⑤気管内に陰圧がかかり無気肺が形成される可能性があるため，気管チューブをJackson-Rees回路に接続し，30～60秒間高い圧で用手換気を行い肺胞を拡張させる。分泌物がなくなるまで（通常は2～3回）③，④の過程と用手換気を繰り返す。その後，適宜鼻腔や咽頭内の分泌物も吸引しておく。

⑥人工呼吸器回路を再び接続する。このとき必ず患者の胸郭が正常に動くこと，呼吸器の設定が吸引前と同じであること，回路内圧や換気量モニタが適切であることを確認する。吸引前に持続気道陽圧（continuous positive airway pressure：CPAP）（自発呼吸 + PEEP）やプレッシャーサポート換気（pressure support ventilation：PSV）モードなどの自発呼吸を利用した

表3　気管内吸引時のモニタリング
- 呼吸音
- 喀痰の性状（色，量，粘稠度，におい）
- カテーテルの入り具合（滑りやすさ，気管チューブ内での抵抗）
- Sp_{O_2}
- 呼吸状態（数，パターン，咳嗽）
- 血行動態（血圧，心電図，心拍数）
- 人工呼吸器モニタ（回路内圧，換気量など）
- 動脈血液ガス分析*
- 頭蓋内圧*

*可能である場合のみ施行

表4　気管内吸引の合併症
- 呼吸系
  - 低酸素血症
  - 気管・気管支粘膜損傷
  - 気道出血
  - 無気肺
  - 気管支攣縮
  - 気道感染
- 循環系
  - 心停止
  - 不整脈（頻脈，徐脈）
  - 高血圧
  - 低血圧
  - 肺動脈圧上昇
- その他
  - 頭蓋内圧亢進
  - 嘔吐
  - 著しい体動

換気モードになっていた場合，吸引中に人工呼吸器が無呼吸と判断して強制換気（バックアップ換気）に移行していることがあるため，注意を要する。

【3｜モニタリング，合併症】

吸引前後と吸引中には，表3に挙げた事項に注意を払う。視覚，聴覚，嗅覚など五感を働かせることが大切である。また気管内吸引の合併症として，表4のような合併症が挙げられている。当然のことだが，著しい出血傾向，脳圧亢進，致死性不整脈，吸引時の低血圧などで気管内吸引に伴うリスクがメリットを上回ると判断されれば，むやみに吸引を行わない。

【4｜トピックス】

01　閉鎖式気管内吸引システム

これまで述べてきた従来の吸引法は，人工呼吸器回路の接続を外し気管チューブの入り口を開放して吸引カテーテルを挿入する，「開放式」気管内吸引である。しかしこの方法では，吸引時の低酸素血症や分泌物の飛散による医療従事者を介した院内交差感染などが危惧される。そこで考案されたのが，人工呼吸器使用中の患者において呼吸器回路を外さずに吸引できる，「閉鎖式」気管内吸引システムである（図5）。ビニールで覆われた吸引カテーテルの先端側に，気管チューブ接続部と人工呼吸器回路接続部があり，気管チューブにこの吸引システムを常時装着しておける。吸引

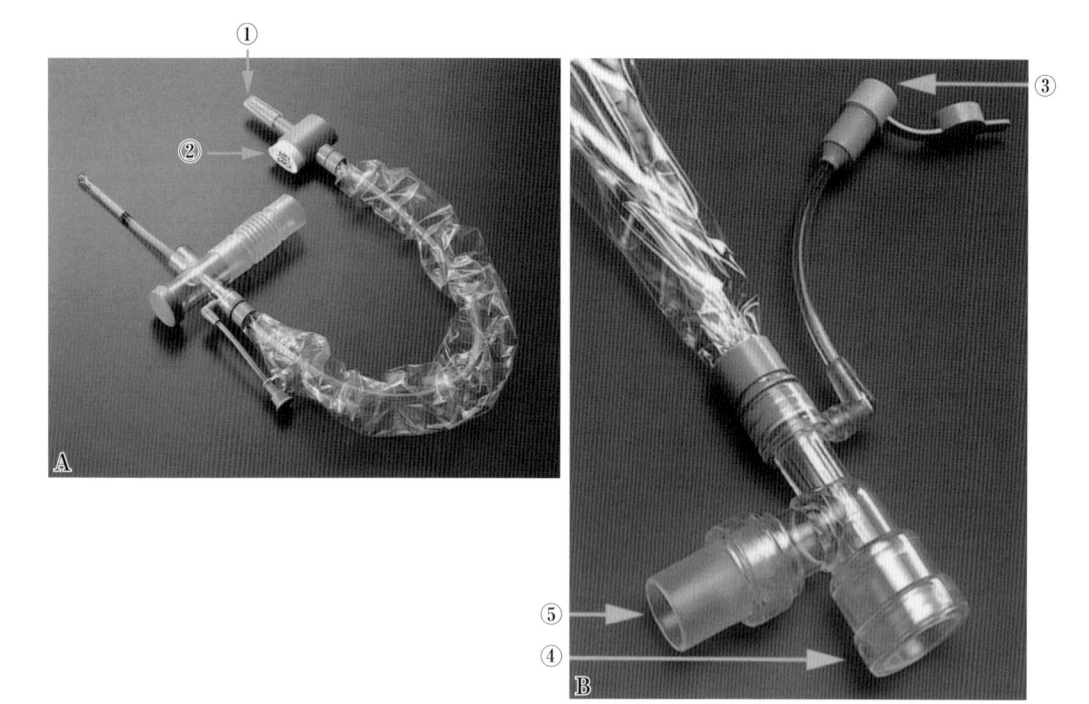

図5 閉鎖式気管内吸引システム
A：T-ピース用の閉鎖式気管内吸引セットであるが，吸引カテーテル全体が透明なビニールで覆われており，後部（①）に吸引用ホースを接続する部位がある．気管チューブにカテーテル先端側を接続したまま吸引カテーテルを気管内に進め，後部の白いボタン（②）を押すと吸引圧がカテーテルにかかる．B：気管チューブ接続側の拡大で，吸引終了後には③の注入ポートより滅菌生理食塩水を注入してカテーテルに吸引させ先端や内腔を洗浄する（④は気管チューブ接続口，⑤は人工呼吸器回路接続口）．
（トラックケアー™パンフレットより引用掲載）

時には，吸引カテーテル後部にある接続口に吸引ホースを接続して吸引圧をかけた状態で，同部位にあるボタンを押したときにのみ気管内吸引されることになる．吸引終了時には，気管チューブ接続口のところにある液体注入用ポートから滅菌生理食塩水を注入すると同時に先述の吸引圧をかけるボタンを押すことで，吸引カテーテル先端や内腔をきれいに洗浄することができる．この閉鎖式吸引システム自体はディスポーザブルであり，定期的に交換することとなっている．

これまでの報告によれば，この閉鎖式吸引システムにより従来の開放式吸引にしばしばみられる吸引時の血圧上昇，不整脈，心拍数増加，動脈血酸素飽和度の低下，混合静脈血酸素飽和度の低下などの有害事象を軽減できる[2)～4)]．肺炎の発生率に関しては，開放式吸引と比較して減少するという報告[4)5)]と変わらないという報告[2)6)～8)]があり，見解は定まっていない．同じ吸引カテーテルを洗浄して何回も使うために細菌の局所定着（colonization）が増加する可能性はあるものの[6)8)9)]，少なくとも人工呼吸器関連肺炎（ventilator-associated pneumonia：VAP）を増加させることはないようである．最近出されたVAP予防のガイドライン[10)]によれば，閉鎖式気管内吸引システムに明らかなVAP予防効果はないとされ，吸引回路は患者ごとに用いて必要時に適宜交換

する（毎日交換する必要はない）ことが推奨されている．コストに関する研究もいくつかあるようだが[2]，閉鎖式吸引回路自体は高価であるものの，滅菌手袋や頻回のカテーテル廃棄を行わなくてよいこと，看護師側の手間をいくつか省けること，合併症発生率の低下によるコスト計算が困難なことなどより，いまだに定まった見解はない．こうしてみると，閉鎖式吸引システムの安全性はまずまず確立されており，循環動態変動や低酸素血症を避けたい重症呼吸不全（特に高いPEEPレベルと吸入気酸素濃度）や脳障害（高い頭蓋内圧）患者がよい適応かもしれない．

02 気管チューブカフ上（声門下）吸引

声門下の気管チューブカフの上部にたまった口腔内や上気道の分泌物（場合によっては逆流した胃液）が，VAPの発生に重要な役割をしていることが知られている[11)12)]．すなわち不適切に低いカフ圧などで，この声門上の分泌物がカフの下部，すなわち下気道に少しずつ侵入して，これが肺炎を起こすという考え方である．現実に人工呼吸管理後，比較的早期に起こる肺炎の起因菌は，このカフ上分泌物から培養される起因菌と一致する[13)14)]．そこで考案されたのが，カフ上を吸引できるようにチューブの背側の声門下カフ上の位置に開口する吸引用ポートをもつ気管チューブである（図6）．

この特殊な気管チューブを用いたカフ上気管内吸引の有用性が，これまでに無作為化対照試験にて検討されてきた．カフ上吸引は，20 mmHg以下の低圧で持続的に吸引する方法と，1時間ごとなどのように間欠的に吸引する方法がある．いずれの方法においても，このカフ上吸引によって肺炎の発生率を減らし，また肺炎発生までの日数も遅くなることが分かっている[13)〜15)]．2004年のVAP予防のガイドライン[10)]でも，声門下カフ上分泌物の吸引は，早期のVAP発生予防に有効であるとしている．

しかしながら低圧で持続的に吸引する方法においては，抜管後に喉頭浮腫を来して再挿管を要し

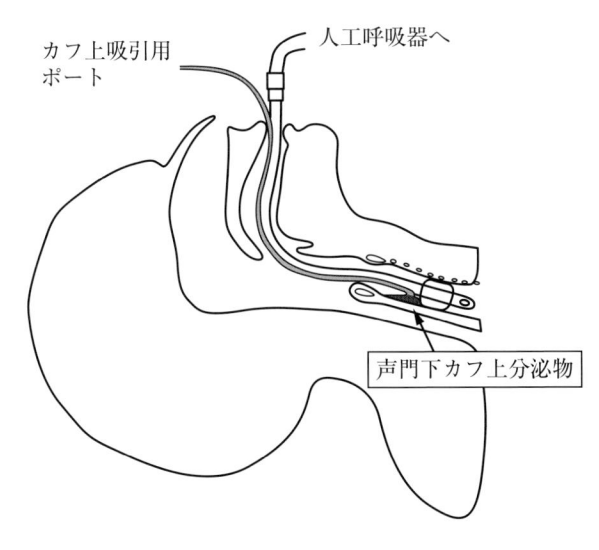

図6 気管チューブカフ上吸引
気管挿管中には，図のように声門下カフ上の部位に口腔内分泌物や逆流した胃内容物が貯留する．これを吸引する目的で，気管チューブの背側（仰臥位ではチューブ背側に貯留するため）に分泌物吸引用のポートをもつ特殊な気管チューブが考案されている．

た症例が報告されており[16]，動物の持続吸引モデルでも声門下の気管粘膜および粘膜下に損傷を形成することが報告されているため[17]，間欠的に吸引する方が安全であろう。

〈引用文献〉

1) AARC Clinical Practice Guideline. Endotracheal suctioning of mechanically ventilated adults and children with artificial airways. American Association for Respiratory Care. Respir Care 1993；38：500-4.
2) Johnson KL, Kearney PA, Johnson SB, et al. Closed versus open endotracheal suctioning；Costs and physiologic consequences. Crit Care Med 1994；22：658-66.
3) Cereda M, Villa F, Colombo E, et al. Effects of periodic lung recruitment maneuvers on gas exchange and respiratory mechanics in mechanically ventilated acute respiratory distress syndrome (ARDS) patients. Intensive Care Med 2000；26：501-7.
4) Rabitsch W, Kostler WJ, Fiebiger W, et al. Closed suctioning system reduces cross-contamination between bronchial system and gastric juices. Anesth Analg 2004；99：886-92.
5) Combes P, Fauvage B and Oleyer C. Nosocomial pneumonia in mechanically ventilated patients, a prospective randomised evaluation of the Stericath closed suctioning system. Intensive Care Med 2000；26：878-82.
6) Deppe SA, Kelly JW, Thoi LL, et al. Incidence of colonization, nosocomial pneumonia, and mortality in critically ill patients using a Trach Care closed-suction system versus an open-suction system；Prospective, randomized study. Crit Care Med 1990；18：1389-93.
7) Zeitoun SS, de Barros AL and Diccini S. A prospective, randomized study of ventilator-associated pneumonia in patients using a closed vs. open suction system. J Clin Nurs 2003；12：484-9.
8) Topeli A, Harmanci A, Cetinkaya Y, et al. Comparison of the effect of closed versus open endotracheal suction systems on the development of ventilator-associated pneumonia. J Hosp Infect 2004；58：14-9.
9) Freytag CC, Thies FL, Konig W, et al. Prolonged application of closed in-line suction catheters increases microbial colonization of the lower respiratory tract and bacterial growth on catheter surface. Infection 2003；31：31-7.
10) Canadian Critical Care Trials Group；Canadian Critical Care Society. Evidence-based clinical practice guideline for the prevention of ventilator-associated pneumonia. Ann Intern Med 2004；17：141：305-13.
11) Rello J, Sonora R, Jubert P, et al. Pneumonia in intubated patients；Role of respiratory airway care. Am J Respir Crit Care Med 1996；154：111-5.
12) Parker CM, Heyland DK. Aspiration and the risk of ventilator-associated pneumonia. Nutr Clin Pract 2004；19：597-609.
13) Valles J, Artigas A, Rello J, et al. Continuous aspiration of subglottic secretions in preventing ventilator-associated pneumonia. Ann Intern Med 1995；122：179-86.
14) Smulders K, van der Hoeven H, Weers-Pothoff I, et al. A randomized clinical trial of intermittent subglottic secretion drainage in patients receiving mechanical ventilation. Chest 2002；121：858-62.
15) Mahul P, Auboyer C, Jospe R, et al. Prevention of nosocomial pneumonia in intubated patients：respective role of mechanical subglottic secretions drainage and stress ulcer prophylaxis. Intensive Care Med 1992；18：20-5.
16) Girou E, Buu-Hoi A, Stephan F, et al. Airway colonisation in long-term mechanically ventilated patients. Effect of semi-recumbent position and continuous subglottic suctioning. Intensive Care Med 2004；30：225-33.
17) Berra L, De Marchi L, Panigada M, et al. Evaluation of continuous aspiration of subglottic secretion in an in vivo study. Crit Care Med 2004；32：2071-8.

（東京医科歯科大学医学部附属病院集中治療部　**武居哲洋**，
東京医科歯科大学大学院医歯学総合研究科心肺統御麻酔学分野　**中沢弘一**）

6 新しいウィーニング法

I. 呼吸管理におけるトピックス

はじめに

ウィーニング（人工呼吸からの離脱）とは，人工呼吸および気管挿管から開放されるまでの過程のことである．気管挿管下（侵襲的）および非気管挿管下（非侵襲的）にかかわらず人工呼吸は種々の合併症を起こす．患者はできるだけ早く，人工呼吸および気管チューブから解放されるべきである．一方，早すぎるウィーニングは患者の呼吸・循環動態を再び悪化させる．遅すぎるウィーニングは気道感染の危険性を増し，ICU滞在日数と入院期間を延ばす．ウィーニングに際しては，適切なタイミングと適切なウィーニング法の選択が重要である．

【1】 ウィーニング開始前の全身状態の評価[1]（表1）

01 呼吸不全の原因が除去されていること，または改善していること

ウィーニングに際しては，呼吸不全の原因が除去または改善されているべきである．気道感染，多量の喀痰，胸部X線写真で人工呼吸開始時と同じような異常影がある患者はその改善を待った方がよい．強い気管支狭窄音や呼気延長，胸部X線写真で肺野の過膨張や横隔膜の平底化がある閉塞

表1 ウィーニング開始前に必要な全身状態の基本条件

1. 呼吸不全の原因が除去されているまたは改善していること
2. 酸素化能が改善していること
   - $PEEP \leq 5\ cmH_2O$ で $Pa_{O_2}/F_{I_{O_2}} > 200$
   - $F_{I_{O_2}}\ 0.4$ と $PEEP \leq 5\ cmH_2O$ で $Pa_{O_2} \geq 60\ mmHg$
3. 中枢神経系の機能が改善していること
   - 脳浮腫，頭蓋内圧上昇がない，意識障害の悪化がない
4. 循環動態が安定していること
   - 左心不全，重症不整脈がない（ドパミン$< 5\ \mu g/kg/$分）
   - 貧血がない（ヘモグロビン$> 8\ g/dl$）
5. 感染が制御されていること
   - 体温$< 38℃$
6. 経静脈的な鎮静薬投与を必要としないこと

性肺障害の患者では，これらの所見が最も改善した時点を待つべきである。呼吸不全の原因が除去されていない状況下でのウィーニングは，呼吸筋疲労を招きウィーニングに失敗する。

02 中枢神経機能が改善していること

呼吸中枢は脳幹部にある。脳血管障害などで中枢性無呼吸がある患者では，呼吸リズムの回復を待ってウィーニングを開始する。脳浮腫のある患者では，自発呼吸があるからという理由で安易にウィーニングを試みるべきでない。ウィーニングにより動脈血二酸化炭素分圧（Pa_{CO_2}）が上昇すると脳圧上昇，脳幹ヘルニアを招く。脳浮腫の改善を待ちウィーニングを行う。手術時の麻酔薬や鎮痛・鎮静薬の影響が残っている患者では，薬による呼吸抑制がなくなる時点までウィーニングを待つべきである。気管チューブの抜管に際しては抜管後の舌根沈下に注意を要する。

03 循環動態が安定していること

ウィーニングに伴い呼吸筋の仕事量は増加する。自発呼吸に伴う横隔膜の収縮で胸腔内の陰圧は増加し，静脈還流と左室後負荷は増す。循環動態が不安定な患者では，静脈還流量の増加と左室後負荷の増加で肺動脈楔入圧は上昇し，肺うっ血からウィーニングを失敗する。したがって，心筋虚血が進行中，重症不整脈の持続，低心拍出量状態，高度の貧血，血中乳酸値の増加，代謝性アシドーシスがある患者ではこれらの所見が改善するのを待ってウィーニングを行うべきである。ドパミンまたはドブタミン使用中の患者では，投与量が5 µg/ml/kg未満になり循環動態が安定するのを待ってウィーニングを開始するべきである。大動脈内バルーンパンピング（intraaortic baloon pumping：IABP）施行下の患者では，原則としてIABPの離脱を待ってウィーニングを開始する。

04 感染が制御されていること

敗血症などの重症感染がないことも重要である。発熱は酸素消費量と二酸化炭素産生量の増加を招きウィーニングを失敗する。体温が38℃以下になってからウィーニングを開始する。

05 電解質異常や代謝機能が改善していること

低リン血症は，気道感染，アルコール依存症，敗血症や長期ステロイド投与下で起こりやすい。低リン血症は呼吸筋力の低下を招き，ウィーニングを困難にする。低マグネシウム血症，低カルシウム血症や低カリウム血症も横隔膜の収縮障害を招くので注意を要する。甲状腺機能低下症は，呼吸筋力を低下させるだけでなく，呼吸中枢の低酸素性換気応答や高二酸化炭素性換気応答を障害する。筋弛緩薬，アミノ配糖体，ステロイドなども呼吸筋障害を招きウィーニングを困難にすることがある。

06 手術後や外傷後の創痛がコントロールされていること

　胸部や上腹部手術後・外傷後の創痛はウィーニングを困難にするだけでなく，深呼吸や咳の抑制によりウィーニングの失敗を招きやすい。ウィーニング前に硬膜外麻酔や鎮痛薬を用いて創痛をコントロールするべきである。

07 栄養状態が改善していること

　長期人工呼吸は呼吸筋の廃用性萎縮と障害を招く。また，低栄養下では蛋白異化による呼吸筋力の低下と吸気筋のグリコーゲン蓄積の減少により，吸気筋力や肺活量の減少が生じる。さらに，低栄養下では呼吸中枢の低酸素性換気応答や高二酸化炭素性換気応答も障害される。一方，過剰栄養は二酸化炭素排泄量を増しウィーニングを困難にする。前もって栄養状態を適正化すると円滑なウィーニングを行いやすい。なお，呼吸筋疲労，特に横隔膜疲労がウィーニング困難に関与していることも示唆されている。

08 精神症状が安定していること

　長期間人工呼吸を受けた患者では，生命維持装置が取り外されるという恐怖などから精神的要因でウィーニングが困難になることがある。このような状況を人工呼吸器依存症という。患者家族や精神科医の協力，ポータブル人工呼吸器下での外界環境との接触，必要なら抗うつ薬の使用などを検討する。

【2｜ウィーニングの成否を予測するための指標】

　ウィーニングを円滑に行うには最適なタイミングを選ぶべきである。最適なタイミングを決定するためにはウィーニングの成否を予測する指標があるとよい。ウィーニングの成否を予測するために，人工呼吸下または人工呼吸中断後2〜3分以内の自然呼吸下に酸素化能や換気力学的な検査を行い，ウィーニングの成否を正確に予測しようとする試みが続けられてきた。しかし，残念ながらウィーニングの成否を正確に予測できる指標は現在ない[2)3)]。多くの指標は，true positive（指標を満たし予測どおり成功すること）の確率は高くなく，true negative（指標を満たさず予測どおり失敗すること）の確率も低い。臨床的に信頼度が高いと考えられている呼吸数（respiratory rate：f），1回換気量（tidal volume：V_T），RSBI〔rapid shallow breathing index；呼吸数/1回換気量（l）〕，分時換気量（minute ventilation：MV），最大吸気圧（maximal inspiratory pressure：MIP），$P_{0.1}$（airway occlusion pressure）においてさえもウィーニングの成否を予測する能力は低い（表2）[1)]。これらの指標を完全に満たすまで人工呼吸を継続すると，患者は不必要に長い期間，人工呼吸を施行されることになる。

表2 各種の指標がウィーニング成否を予測する能力

指標	値	true positive	true negative
VC	> 11 ml/kg	43%	64%
V_T	> 5 ml/kg	54%	57%
RSBI	≤ 100 回/分/l	81%	14%
$P_{0.1}$	≤ 4 cmH$_2$O	94%	7%
$P_{0.1}$/MIP	≤ 0.15	92%	14%
MV	≤ 12 l/分	86%	14%
f	≤ 35 回/分	94%	7%
MIP	< -16 cmH$_2$O	92%	7%
$P_{0.1} \times$ RSBI	≤ 300 cmH$_2$O/回/分/l	89%	7%

VC：肺活量

(MacIntyre NR, Cook DJ, Ely EW Jr, et al. Evidence-based guidelines for weaning and discontinuing ventilatory support : A collective task force facilitated by the American College of Chest Physicians ; the American Association for Respiratory Care ; and the American College of Critical Care Medicine. Chest 2001 ; 120（Suppl）: 375S-95S より引用)

したがって，ウィーニングの指標を用いる場合には，個々の指標には限界があること知り利用するべきである．例えば，急性呼吸不全で，全身状態からウィーニングが可能と判断された患者において，人工呼吸中断後2〜3分で呼吸数≦25回/分，分時換気量≦10 l/分，努力肺活量≧12 ml/kgのどれか1つを満たした場合は約50％の確率で[2]，2つを満たした場合は約60％の確率で，さらに3つを満たした場合にはほぼ100％の確率で人工呼吸から自然呼吸への移行（気管チューブ抜管は除く）に成功する可能性がある[2]．

よって，人工呼吸から自然呼吸への移行に際して心肺機能が安定しておりウィーニングに伴う心肺負荷には耐えられると判断される患者では，以下の自然呼吸トライアル（spontaneous breathing trial：SBT）によるスクリーニングを早めに行うべきである．一方，ウィーニング失敗が重大な結果を招くおそれがありウィーニング失敗を極力避けたい患者，例えば，脳神経や循環系の障害を伴う患者などでは，多くの指標を完全に満足するまでSBTスクリーニングは待つべきである．

【3】SBTスクリーニング

SBTスクリーニング[1)4)5)]とは，全身状態からウィーニング可能と判断された患者に対して，患者を突然T-ピース下におき，自然呼吸に耐えられるか否かによってウィーニングを進めるべきか否かを決める方法である．SBTスクリーニング中，患者の全身状態を継続的に観察してSBTを継続するか中止するかを判断し（表3），ウィーニングの可否を決定する．

T-ピースの代わりにデマンドバルブ方式による5 cmH$_2$O以下の持続気道陽圧（continuous positive airway pressure：CPAP）を用いてもよい[1]．ただし，人工呼吸器によっては，吸気バルブの開閉感度が悪く，応答時間が長いデマンドバルブを搭載したものがある．感度の悪いデマンドバルブによるCPAP下では，正常な人でも"長いストローで息を吸う"ような吸気努力を要する．こ

表3 SBTスクリーニング中止の基準

1. 脳神経系の異常
   - 意識障害の出現（不穏，不安，傾眠，昏睡）
2. 呼吸系モニタの異常
   - 呼吸困難，努力呼吸，奇異呼吸
   - 呼吸数が35回/分以上またはウィーニング前より50%以上増加したとき
   - アシドーシス（pH 7.3以下）の出現
     Pa_{CO_2}がウィーニング前より10 mmHg以上の増加
   - Sp_{O_2} 90%未満またはPa_{O_2} 60 mmHg未満となるとき
3. 循環系モニタの異常
   - 高血圧（180〜200 mmHg以上）または低血圧（90 mmHg以下）の出現
   - 血圧がウィーニング前より20%以上変化するとき
   - 頻脈（120/分以上）または20%以上の心拍数の増加または減少
   - 発汗の増加

のようなCPAP下でのSBTスクリーニングはfalse negative（指標を満たさなかったが予測に反して成功）の確率を高める可能性がある。逆に，内因性PEEP（auto-positive end-expiratory pressure：auto-PEEP）をもつ閉塞性肺疾患では，呼気終末平圧（zero end-expiratory pressure：ZEEP）下よりもCPAP下の方が吸気努力は小さい。false positive（指標を満たしたが予測に反して失敗）の確率を高める可能性がある。

SBTスクリーニングには，通常，120分の観察を行うことが多い。しかし，120分のSBTスクリーニングはスタッフの負担が大きい。そこで，欧州グループ[4]は，SBT 30分と120分でスクリーニング結果に差があるか否かを明らかにするために全身状態からウィーニング可能と判断された526名を対象に多施設無作為比較試験を行った。30分および120分のSBTスクリーニングで，それぞれ，270名中237名（88%）と256名中216名（85%）がSBTに耐え気管チューブを抜管した。これらのうち，48時間以内に再挿管を要したのは，それぞれ32名（14%）と29名（13%）であった。48時間以上にわたり再挿管を行わなかった頻度は両群で差を認めなかった（76%対73%，p = 0.43）。両群のICU内および院内死亡率も差を認めなかった（13%対9%，19%対18%）。これらの結果は，SBTスクリーニングには30分の経過観察で十分であることを示唆する。

【4│ウィーニングの方法としてのSBT】

ウィーニングを円滑に進めるためには，呼吸筋を疲労させることなく，精神的な不安感を与えず，徐々に自発呼吸に移行できる換気モードが好ましいと考えられた。したがって，間欠的強制換気（intermittent mandatory ventilation：IMV）やプレッシャーサポート換気（pressure support ventilation：PSV）を用い機械的人工呼吸数やサポート圧を徐々に減らす方法がウィーニングの主な手段として経験的に利用されてきた。しかし，どのウィーニング法が安全で最も人工呼吸期間を減少できるのかは明らかでない。

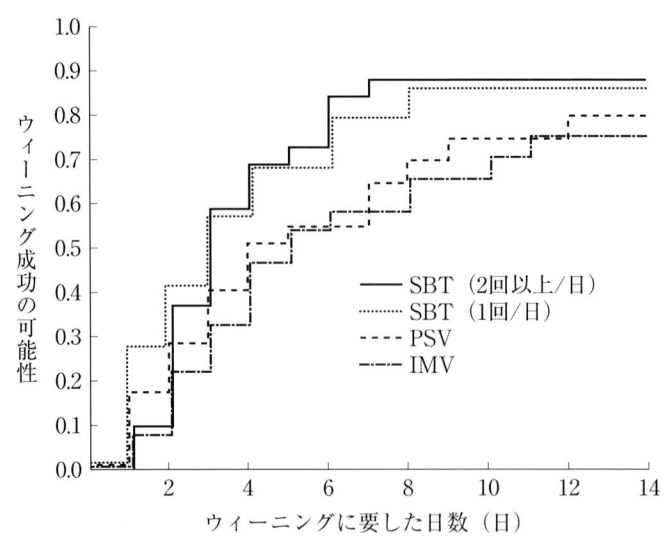

図1 Kaplan-Meier曲線からみた4つのウィーニング法がウィーニング成功率に及ぼす影響

SBT（1回/日）とSBT（2回以上/日）は，PSVやIMVに比べ短い日数でウィーニングに成功する可能性が高い。
(Esteban A, Frutos F, Tobin MJ, et al. A comparison of four methods of weaning patients from mechanical ventilation. N Engl J Med 1995 ; 332 : 345-50 より引用)

　そこで，全身状態からウィーニングが可能と判断された546名（平均人工呼吸時間7.5±6.1日）のなかで2時間のSBTスクリーニングでウィーニングが不可と判断された130名を対象に，以下の4つのウィーニング法を比較検討した報告がある[5]。それらは①SBTを1日1回試みる方法，②SBTを1日2回以上試みる方法，③IMV法；IMV（平均約10回/分）で人工呼吸中の患者を1日少なくとも2回IMVの回数を2〜4回/分減らす試みを行う方法，④PSV法；PSV（平均サポート圧約18 cmH$_2$O）で人工呼吸中の患者を1日少なくとも2回サポート圧を2〜4 cmH$_2$O減らす試みを行う方法などである。結果は，①SBT 1回/日と②SBT 2回以上/日はウィーニング期間に差を認めなかった。しかし，SBT施行群は，④PSVに比べ約2倍，③IMVに比べ約3倍早くウィーニングできた（図1）。14日後もウィーニングができなかった症例は，①SBT 1回/日で3%，②SBT 2回以上/日で3%，③IMVで17%，④PSVで11%であった。①SBT 1回/日に比べIMVで有意にウィーニング不可例が多かった（p=0.07）。再挿管率は，①SBT 1回/日で23%，②SBT 2回以上/日で15%，③IMVで14%，④PSVで19%で4群間に差を認めなった。以上の結果は，従来，私たちが利用してきたPSVやIMVよりもSBTの方がウィーニングの手段として優れていることを示している。

　現在，国際的に最良のウィーニング手段としてSBT 1回/日が試みられているのはこの研究による。

【5｜プロトコルに基づくウィーニング法】

　プロトコルに基づくウィーニング法（protocol-based weaning：PBW）[6)7)]とは，ウィーニングをプロトコル（ある定められた規約）に基づき行う方法である。ウィーニングを個々の医師の個人的な判断に任せるのでなく，標準化し，ウィーニング可否の判断を行うことで，ウィーニングの手順をスタッフが共有し，安全にかつ人工呼吸期間をできるだけ短縮しようとする試みである。PBWを用いれば，呼吸療法士や看護師がプロトコルに基づき人工呼吸のウィーニング可否の検査を行うことができる。実際，300名の人工呼吸下の患者を対象としたPBWの研究では，プロトコルがないウィーニングに比べ，ウィーニング期間を短縮し（平均1日対3日，$p<0.001$），ICU費用が少なく，合併症も少ない（20％対41％，$p=0.001$）ことが報告されている。図2に手順の一例を示す。

【6｜ウィーニングのための気管切開】

　気管切開は，気管挿管に比べ，患者の苦痛が少なく，喀痰吸引が容易で，気道確保が確実である利点をもつ。長期人工呼吸下では，患者のQOL（quality of life）を改善し，会話や経口摂取を可能にする。気管切開は人工呼吸器関連肺炎（ventilator-associated pneumonia：VAP）の頻度を減らし，気道抵抗や死腔も少なくなることから，ウィーニングを早め，ICUから一般病棟への患者移送も早めることが期待される。しかし，気管切開と気管挿管の優劣を比較した大規模研究はない。そこで，経験的に表4の利点が期待される場合は，早めに気管切開を考慮することが勧められる[8)]。

【7｜気管チューブ抜管の問題】

　SBTは，ウィーニング（人工呼吸から気管チューブ抜管まで）の可否判断として現在最も利用されている方法である。しかし，SBTは気管チューブ抜管の完璧なスクリーニング法ではない。気管チューブの再挿管率が十数％に及ぶ[9)]。

　気管チューブ抜管から72時間以内に再挿管を要した74名（64±2歳）のデータでは，肺炎（18％），不整脈（4％），無気肺（4％），心筋梗塞（3％），脳血管障害（3％）などが再挿管に関連して発生し，再挿管患者の28％に合併症が発生していた[9)]。このため，再挿管患者では死亡率が極めて高く，約30〜40％の患者が死亡している。以上のように，SBTは気管チューブ抜管の成否を予測する方法としては決して満足できる方法ではないことを留意するべきである。

　前記の74名の再挿管に至った原因は，呼吸不全（28％），うっ血性心不全（23％），誤嚥または気道分泌物過多（16％），上気道閉塞（15％），中枢神経障害（9％），その他（8％）であった[9)]。注目するべきことは，気道トラブルによる再挿管よりも非気道系のトラブルによる再挿管が多いこ

早朝にすべての人工呼吸中の患者をチェック

①頭蓋内圧亢進がない
②$Pa_{O_2}/F_{I_{O_2}}>200$ または $F_{I_{O_2}}\leq0.4$
③PEEP≦5 cmH$_2$O
④RSBI＜100 回/分/l
　(CPAP下で人工呼吸器により呼吸数と1回換気量を測定)
⑤循環動態が不安定でない
　(心拍数≦120 回/分でドパミン＜5 μg/kg/分)
⑥筋弛緩薬や持続的な鎮静薬投与がない
　(鎮静薬の間欠投与は許容する)
⑦担当医がSBTスクリーニングを承諾している

上記のすべてを満足

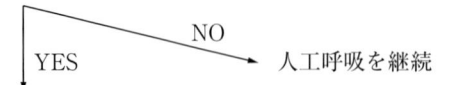

YES ↓　NO → 人工呼吸を継続

30分のSBTスクリーニング（T-ピースまたはCPAP 5 cmH$_2$O）

①呼吸数＞35 回/分(5分以上)
②Sp_{O_2}＜90％(5分以上)
③心拍数＞120 回/分または20 回/分以上の変化(5分以上)
④血圧＜90 mmHgまたは30 mmHg以上の上昇(5分以上)
⑤胸痛または心電図異常(虚血または不整脈の出現)
⑥明らかな呼吸困難，不穏，発汗

上記のすべてがない

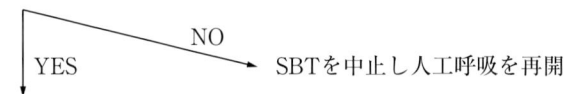

YES ↓　NO → SBTを中止し人工呼吸を再開

気管チューブ抜管前のスクリーニング

①抜管にて上気道閉塞のおそれがない(意識レベルのチェック)
②呼吸・循環動態は安定している
③咳反射と嚥下反射がある
④気管チューブカフの空気を抜き，加圧で空気漏れがある

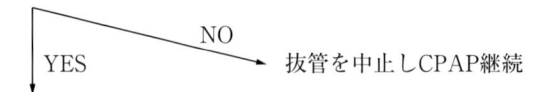

上記のすべてを満足

YES ↓　NO → 抜管を中止しCPAP継続

気管チューブ抜管

図2　プロトコルに基づくウィーニング法の一例
すべての人工呼吸中の患者を，毎日，このプロトコルでチェックする。

とである（13％対53％，$p<0.01$）。

　したがって，SBTでウィーニング可能と判断されても，上気道閉塞のおそれがある患者，気道分泌が多い患者はもちろんであるが，脳神経や呼吸・循環系の問題がある患者ではさらに十分な時間をかけて気管チューブの抜管を考慮するべきである。または，気管切開も早めに考えるべきである。

表4　早めの気管切開が推奨される患者

1. 長期の人工呼吸が予測される患者
   ・経口摂取や会話の促進などでQOLの改善
   ・人工呼吸下での運動療法の促進
2. 気管チューブ維持のために大量の鎮痛・鎮静薬を要する患者
   ・気管チューブによる患者の苦痛を軽減する
   ・鎮静薬投与下でもウィーニングを進められる
3. 呼吸数が多く換気力学的な予備力が小さい患者
   ・気道抵抗と死腔を軽減できる

表5　再気管挿管までの時間と死亡率（74名のデータ）

再挿管までの時間	患者数	死亡数
0～12時間	25名（33%）	6名（24%）
13～24時間	18名（25%）	7名（39%）
25～48時間	18名（25%）	9名（50%）
49～72時間	13名（17%）	9名（69%）

(Epstein SK, Ciubotaru RL. Independent effects of etiology of failure and time to reintubation on outcome for patients failing extubation. Am J Respir Crit Care Med 1998；158：489-93より引用)

　また，気管チューブを抜管した場合には，抜管から再挿管までの時間が長い患者ほど死亡率が高いことにも留意するべきである（表5）[9]。気管チューブ抜管後に呼吸・循環系などの異常所見が観察されたならば，早めに再挿管を考慮するべきである。

【8　抜管後呼吸不全に対する非侵襲的陽圧換気】

　非侵襲的陽圧換気（noninvasive positive pressure ventilation：NPPV）は，慢性閉塞性肺疾患（chronic obstructive pulmonary disease：COPD）だけでなく，心原性肺水腫，肺浸潤影がある免疫不全，肺切除後などの急性呼吸不全にもよく用いられるようになっている。抜管後呼吸不全にも効果があることが期待される。

　そこで，気管チューブ抜管後48時間以内に呼吸不全に陥った221名の患者を対象に，NPPVとフェイスマスクまたは内科的治療との多施設無作為比較試験を行った研究によると，両群間で再挿管率は48%と差を認めなかった[10]。NPPV群で再挿管までの時間は長く（12時間対3時間，p＝0.02），ICU内死亡率も高かった（25%対14%，p＝0.048）[10]。結果は，NPPVは，気管チューブ抜管後の呼吸不全に対してフェイスマスクまたは内科的治療に比べて，再挿管率を減少させないだけでなく，再挿管のタイミングを遅らせ死亡率も増すことを示唆する。

　呼吸不全患者にNPPVを用いる場合，NPPVに固執しすぎることは危険であることを警鐘する。NPPV開始後の2時間以内でpH，Pa_{CO_2}，呼吸数が改善しない症例では早めに気管挿管による人工呼吸を考慮するべきである（図3）。

```
                    ┌─────────────────────┐
                    │ 抜管後呼吸不全のサイン │
                    └─────────────────────┘
                              │ YES
                              ▼
              NPPV適応のチェック
        ┌──────────────────────────────────┐
        │ ①緊急気管挿管の必要性はない         │
        │   (上気道の異常)                  │
        │ ②フェイスマスクが利用できる        │
        │   (頭部・顔面の外傷や異常)        │
        │ ③患者の協力が得られる             │
        │   (グラスゴー・コーマ・スケール 12以上)│
        │ ④循環動態が安定している           │
        │   (心拍数＜140 回/分でドパミン＜5μg/kg/分)│
        │   (重症不整脈や心筋虚血がない)    │
        │ ⑤喀痰を喀出できる                 │
        └──────────────────────────────────┘
```

上記のすべてを満足

　　　　　　　NO
　YES ─────────→ 気管挿管下での人工呼吸

NPPV開始

┌──┐
│ NPPV開始2時間以内にpH, Pa_{O_2}, 呼吸数は改善したか？ │
└──┘

　　　　　　　NO
　YES ─────────→ 気管挿管下での人工呼吸

NPPV継続

┌──┐
│ NPPVでpH, Pa_{O_2}, 呼吸数はさらに改善傾向にあるか？ │
└──┘

　　　　　　　NO
　YES ─────────→ NPPVの継続または気管挿管下人工呼吸

NPPV離脱を考慮

図3　抜管後呼吸不全患者に対するNPPVの用い方

〈引用文献〉

1) MacIntyre NR, Cook DJ, Ely EW Jr, et al. Evidence-based guidelines for weaning and discontinuing ventilatory support : A collective task force facilitated by the American College of Chest Physicians ; the American Association for Respiratory Care ; and the American College of Critical Care Medicine. Chest 2001 ; 120 (Suppl) : 375S-95S.
2) Conti G, Montini L, Pennisi MA, et al. A prospective, blinded evaluation of indexes proposed to predict weaning from mechanical ventilation. Intensive Care Med 2004 ; 30 : 830-6.
3) Okamoto K, Iwamasa H, Dogomori H, et al. Evaluation of conventional weaning criteria in patients with acute respiraoty failure. J Anesth 1990 ; 4 : 213-8.
4) Esteban A, Alia I, Tobin MJ, et al. Effect of spontaneous breathing trial duration on outcome of attempts to discontinue mechanical ventilation. Am J Respir Crit Care Med 1999 ; 159 : 512-8.

5) Esteban A, Frutos F, Tobin MJ, et al. A comparison of four methods of weaning patients from mechanical ventilation. N Engl J Med 1995;332:345-50.
6) Ely EW, Baker AM, Dunagan DP, et al. Effect on the duration of mechanical ventilation of identifying patients capable of breathing spontaneously. N Engl J Med 1996;335:1864-9.
7) Krishnan JA, Moore D, Robeson C, et al. A prospective, controlled trial of a protocol-based strategy to discontinue mechanical ventilation. Am J Respir Crit Care Med 2004;169:673-8.
8) Heffner JE. The role of tracheotomy in weaning. Chest 2001;120(Suppl):477S-81S.
9) Epstein SK, Ciubotaru RL. Independent effects of etiology of failure and time to reintubation on outcome for patients failing extubation. Am J Respir Crit Care Med 1998;158:489-93.
10) Esteban A, Frutos-Vivar F, Ferguson ND, et al. Noninvasive positive-pressure ventilation for respiratory failure after extubation. N Engl J Med 2004;350:2452-60.

(信州大学医学部救急集中治療医学講座　岡元和文，関口幸男)

呼吸管理の最新戦略

II

症例による
呼吸管理のポイント

II. 症例による呼吸管理のポイント

1 ARDS

SYLLABUS

【病態の特徴】
- ARDSでは肺の毛細血管内膜の透過性が亢進し,血漿が間質や肺胞腔に漏出する。
- その結果,機能的残気量やガス交換能が低下し,サーファクタント活性の低下が生じる。
- 人工呼吸による肺傷害がARDSの病態を修飾する。

【呼吸管理上の問題点】
- 酸素化能やガス交換を正常レベルに維持し,呼吸仕事量を代償するような人工呼吸は,時に肺胞の過膨張を起こし,肺傷害を増悪する。
- 高濃度酸素を使用することにより,無気肺が生じやすくなる。
- 必要以下に設定されたPEEPにより,肺胞・末梢気道の虚脱・再開放が繰り返され,肺傷害が増悪する。

【問題点への対応策】
- 1回換気量を6〜8 ml/kg理想体重に制限し,プラトー圧を30 cmH$_2$O以下にとどめる。
- F_{IO_2}は60％以下に保つ。
- PEEPはARDS Networkのプロトコルに従うか,10 cmH$_2$O以上に設定する。

急性呼吸促迫症候群（acute respiratory distress syndrome：ARDS）は,低酸素血症と肺コンプライアンスの低下を主症状とする,死亡率がいまだに30％を超える重篤な病態である[1]。適切に管理しなければさらに死亡率は上昇する。管理方針の第1は,原疾患の治療である。感染症の根治なくして敗血症に伴うARDSの治療は成功しない。第2は,人工呼吸により生命を維持し,人工呼吸に伴う肺傷害が起こることを防ぎながら,ARDSという「嵐」が過ぎ去るのを待つことである。本項では,特にこの「嵐」が過ぎ去るのを待つ呼吸管理方法について,われわれが経験した症例に即して述べていく。

01 症例[2]（図1）

　73歳，女性。身長150 cm，体重50 kg（理想体重47 kg）。頭痛のため近医を受診し腰椎穿刺にて血性髄液が認められたため，くも膜下出血を疑われ，脳血管外科病棟に搬送入院された。脳血管撮影にて右前大脳動脈瘤を認めたため，全身麻酔下に動脈瘤クリッピング術を施行した。手術当日に抜管し術後経過は良好であったが，入院10日目より肺炎の合併（CRP 23 mg/dl）とともに血液ガスが徐々に悪化していった。胸部X線写真は両側肺水腫像を呈し（図2A），低酸素血症が悪化したため，16日目に挿管し，筋弛緩薬使用下に調節換気〔量規定換気（volume control ventilation：VCV），吸入酸素濃度（F_{IO_2}）0.65，1回換気量500 ml，呼気終末陽圧（positive end-expiratory pressure：PEEP）6 cmH$_2$O，換気回数10回/分，最高気道内圧36 cmH$_2$O〕を開始した。挿管後も酸素化能は改善せず，19日目には動脈血酸素分圧（Pa_{O_2}）/F_{IO_2}比が144 mmHgとなり胸部CTで肺炎，気胸と広範な背側無気肺を認めた（図2B）。20日目にICUスタッフがコンサルトを受け，ARDSと診断した。

　ただちにリクルートメント手技を行い，筋弛緩薬を使用しつつ人工呼吸器の設定を圧規定換気（pressure control ventilation：PCV），プレッシャーコントロールの設定圧20 cmH$_2$O，PEEP 10 cmH$_2$O，換気回数20回/分に変更した。この設定で，1回換気量は270～310 ml，Pa_{CO_2}は60～70 mmHgで推移した。背側無気肺を改善するために腹臥位管理を1日2～4時間1週間施行した。喀痰培養の結果から*Pseudomonas maltophilia*による肺炎がARDSの原因と判断し，感受性のあるアミカシンを投与した。CRPの低下（1.6 mg/dl）とともに25日目ごろより酸素化能の改善と胸部X線写真の改善と動脈血二酸化炭素分圧（Pa_{CO_2}）の低下が認められた。31日目に筋弛緩薬投与を終了

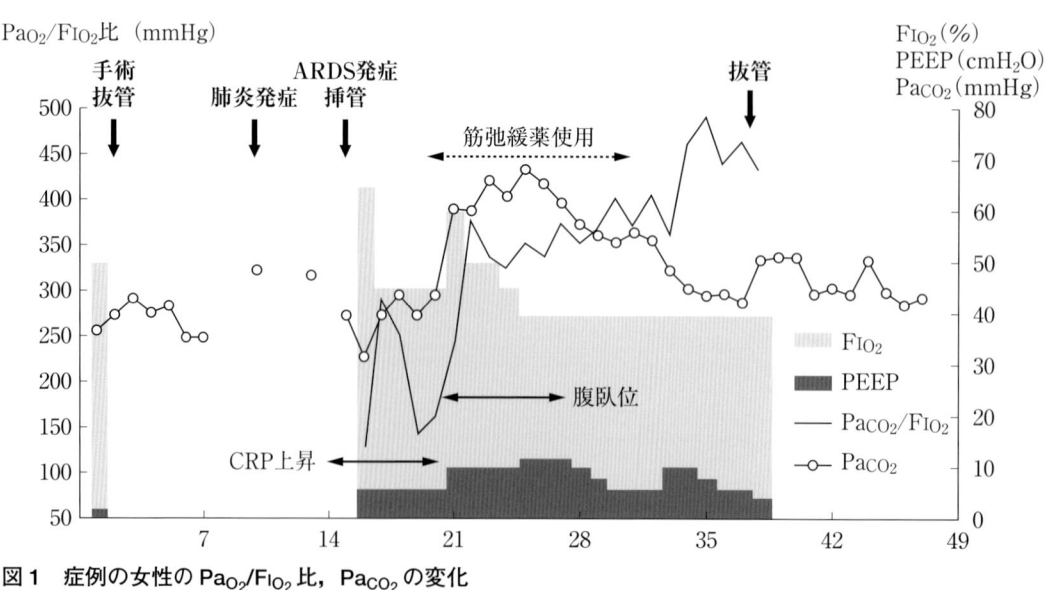

図1　症例の女性のPa_{O_2}/F_{IO_2}比，Pa_{CO_2}の変化
1回換気量を制限している間は，筋弛緩薬を使用した。その間のPa_{CO_2}は60 mmHg前後で推移した。

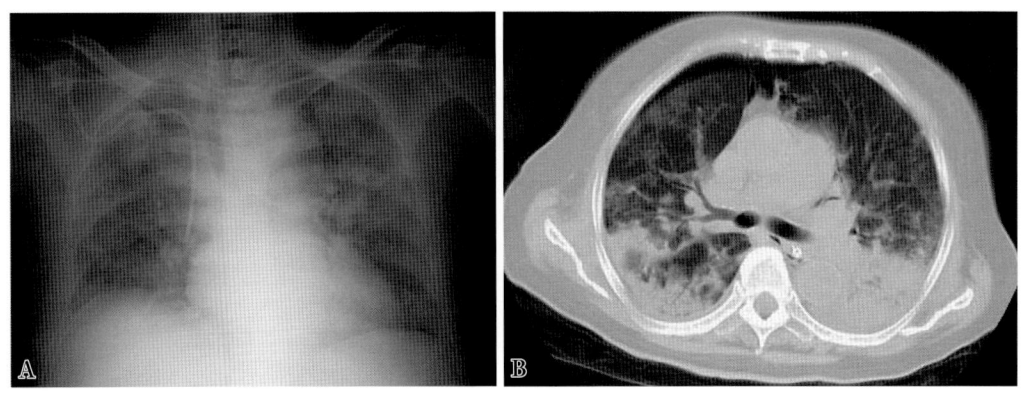

図2　症例の入院15日目の胸部X線写真と入院19日目のCT像
A：両肺にびまん性の浸潤影を認める。B：CTでは両肺に斑状影，浸潤影を認める。背側部に病変は強く，左肺では無気肺になっている。右気胸と縦隔気腫を伴っている。

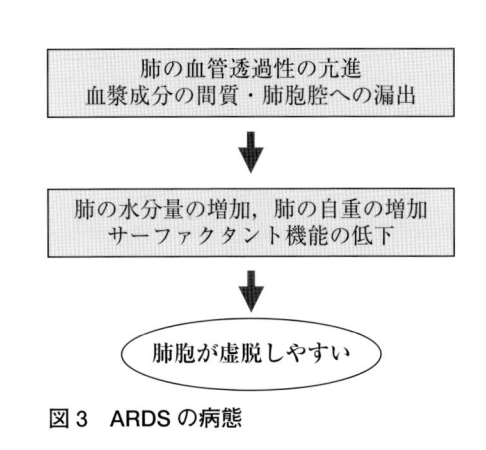

```
┌─────────────────────────┐
│   肺の血管透過性の亢進    │
│ 血漿成分の間質・肺胞腔への漏出 │
└─────────────────────────┘
             ↓
┌─────────────────────────┐
│ 肺の水分量の増加，肺の自重の増加 │
│   サーファクタント機能の低下   │
└─────────────────────────┘
             ↓
      （肺胞が虚脱しやすい）
```

図3　ARDSの病態

し，プレッシャーサポート換気（pressure support ventilation：PSV）に変更した。38日目に抜管し，56日目に酸素吸入を終了，81日目に退院した。

02　病態の特徴

　敗血症や肺炎，誤嚥，外傷，人工心肺の使用，組織虚血再灌流などがARDSの原因になる[1]。これらがきっかけになり，全身の炎症が惹起され，好中球が肺の毛細血管内膜を傷害し，膜の透過性が亢進し，血漿成分が間質や肺胞腔に漏出する（図3）。肺胞が物理的に液体により満たされることにより，換気可能な肺胞数が減少する。また，間質浮腫のために肺の重量が増加し，荷重域（仰臥位であれば背側）や下葉（腹圧の影響を受ける）の肺胞が虚脱しやすくなる（図4A，B）。血漿はサーファクタントの抑制物質であり，サーファクタント活性の低下が起こる。これらにより，機能的残気量の減少，ガス交換能の低下，換気血流バランスの悪化，肺コンプライアンスの低下が起

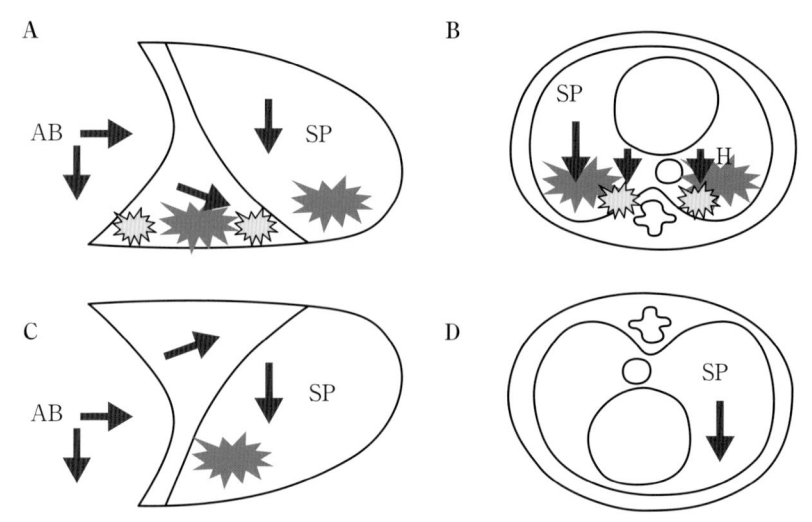

図4 仰臥位と腹臥位の相違
A：仰臥位の縦断像。ARDS では，肺の重量が増加しているため（superimposed pressure）背側に無気肺ができやすい。また，腹圧が上昇している場合も多く，下葉が上葉の下にもぐりこむという解剖学的特徴により，下葉や背側の肺が虚脱しやすい。B：仰臥位の横断像。Superimposed pressure による影響に加え，心臓の重量を受けるので背側の肺胞は虚脱しやすい。C：腹臥位の縦断像。腹臥位にすると，荷重域の肺にかかる腹圧は分散されやすくなる。D：腹臥位の横断像。腹臥位にすると，心臓が下方に位置するので，肺は心臓の重量の影響を受けにくくなる。
SP：superimposed pressure，AB：腹圧，H：心臓の重量による圧迫

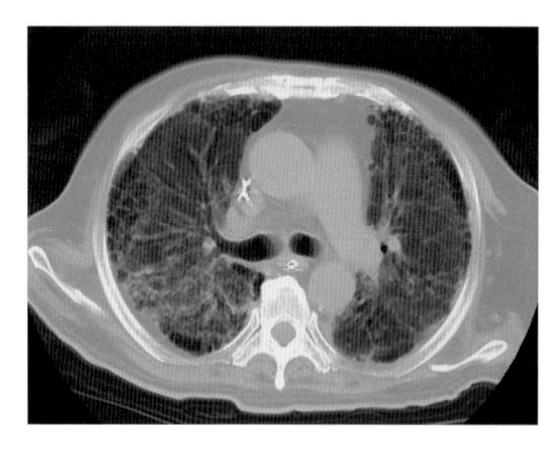

図5 肺炎を契機に ARDS を発症した 63 歳男性の胸部 CT 像
ARDS 発症初期に1回換気量を制限できず，人工呼吸管理が長期化した。発症85日目のCTである。広範な線維化が認められる。Pa_{O_2}/F_{IO_2} 比は PEEP 12 cmH$_2$O 下で 240 mmHg であった。
〔竹内宗之,多喜純也,林 克彦ほか.異なった時期に肺保護戦略を開始した ARDS の2症例（早期肺保護戦略の重要性）.麻酔 2004；53：514-21 より引用〕

こる。この状態が長期化すると肺の線維化が進行し，さらに肺機能が低下する（図5）。また，不適切な人工呼吸は肺傷害を発症・増悪させる。呼吸管理のよしあしが ARDS の予後を左右するという事実が知られる以前では，ARDS の進行に人工呼吸肺傷害が大きく関与していたかもしれない。

03　1回換気量とプラトー圧の設定

　ARDS患者では人工呼吸は必要不可欠である。必要最低限な酸素化（$Pa_{O_2}>55\,mmHg$）・ガス交換（pH＞7.2）を行う必要がある。しかし，健常者において正常と考えられるレベルの酸素化・ガス交換を維持し，呼吸仕事量を代償するような人工呼吸は，時に肺胞の過膨張を起こし，肺傷害を増悪する。ARDSでは換気に関与している肺胞数が減少している（baby lung concept[3]）からである。そのため1回換気量を6〜8 ml/kg理想体重に，プラトー圧を30 cmH₂O以下に制限することが推奨されている[4]。この症例でも低1回換気量による人工呼吸を行った（5.7〜6.6 ml/kg）。また，呼吸努力が非常に大きかったので，鎮静薬（ペントバルビタール1〜2 mg/kg/時，プロポフォール1〜3 mg/kg/時など）と筋弛緩薬（ベクロニウム1〜4 mg/kg/時など）を用いた。われわれは，努力呼吸が強いために1回換気量が大きくなってしまう症例では鎮静薬や筋弛緩薬を用いて換気ドライブを抑制しているが，これに関しては一定のコンセンサスは得られていない。低1回換気量を維持したために生じる二酸化炭素の貯留はpHが7.2以上である限り許容できる。

04　酸素濃度の設定

　高濃度酸素投与は，理論的にはフリーラジカルの供給源になるため肺傷害を増悪し，吸収性無気肺と気管支粘膜の炎症を引き起こす。そのため，F_{IO_2}はできる限り60％以下に保つことが推奨されている[5]。

05　PEEPの設定

　ARDSの虚脱しやすい肺胞を開放してガス交換に参加させるためには，PEEPの付加は必須である。しかし，それ以上に重要なことは，適切なPEEPは肺傷害を抑制する，ということである[6]。最高気道内圧を抑制する，循環動態を維持する，などのさまざまな理由でPEEPを必要以下に設定すると，肺胞や末梢気道の虚脱・再開放が繰り返され，肺傷害が増悪する。動物実験において，不適切なPEEPの設定により特に背側に炎症が強く生じる[7]。1回換気量を制限した人工呼吸中には肺胞は虚脱しやすいので「適切なPEEP」の設定がよりいっそう重要である。

　では，「適切なPEEP」をどうやって決めるのだろうか。残念ながら今のところ予後を改善すると証明されたPEEP設定方法は存在しない[8]。一時期もてはやされた肺の圧容量曲線は，PEEPの設定には有用ではないことが判明した[9]。ARDS Networkで十分に低い死亡率が得られていることから，研究中に用いられたPa_{O_2}/F_{IO_2}比と設定PEEPのプロトコルに従ってPEEPを設定することが妥当であると考えられる[4,10]（図6）。より高いPEEPを用いた研究では，死亡率は改善しなかったものの悪化もしなかった[11]。高いPEEPは害をもたらさないと証明した，ともいえるかもしれない。われわれはARDS患者の胸部X線写真が改善するまで，PEEPを10 cmH₂O以上に保つように管理している。

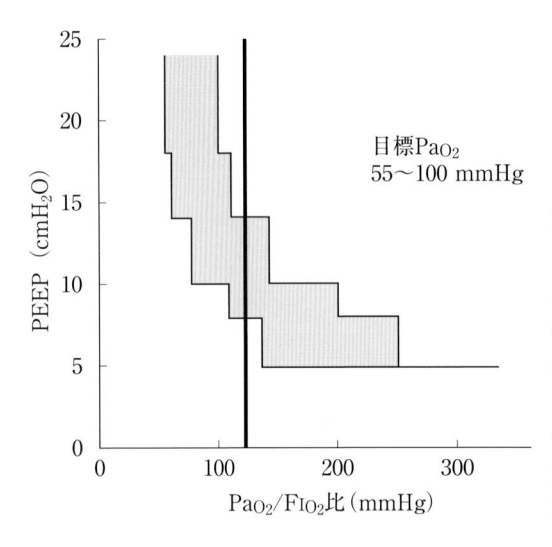

図6　ARDS Network のプロトコルに基づく $Pa_{O_2}/F_{I_{O_2}}$ 比と設定 PEEP の関係

ARDS Network のプロトコルでは目標 Pa_{O_2} を 55〜80 mmHg に設定しているが，実際には 55〜100 mmHg で管理されていた。Pa_{O_2} が 55〜100 mmHg になるように設定するときの $Pa_{O_2}/F_{I_{O_2}}$ 比と PEEP の関係をプロトコルから計算して求めた。例えば，$Pa_{O_2}/F_{I_{O_2}}$ 比が 120 mmHg の患者では，PEEP を 8〜14 cmH_2O に設定する。

　PEEP を漸増して最善のコンプライアンスや酸素化能が得られる PEEP を推奨する説がある一方で，Hickling の報告のように，リクルートメント手技（後述）を施行後，PEEP を漸減していき，最善のコンプライアンスが得られる圧を最適な PEEP として推奨する説もある[12]。われわれは後者を採用している。

　人工呼吸器回路の不必要な開放を避けることは，適切な PEEP と同様に，肺胞虚脱を防止するのに重要かもしれない。ただし，これにより予後が改善するという根拠はない。

06　リクルートメント手技は必要か

　リクルートメント手技とは，高い気道内圧を一時的に用いることで可能な限りの虚脱肺胞を開放し，その後の呼吸状態の改善により肺傷害を抑制しようという方法である[13]。症例によっては，劇的に酸素化が改善する（図7）。リクルートメント手技により一度開放された肺胞はより低い圧でも開放状態を維持できること，虚脱肺胞と開存肺胞が隣り合わせている場所に生じる「ずれ」の力を少なくできることがリクルートメント手技を行う根拠である。われわれは，PCV で最高気道内圧を 40〜50 cmH_2O になるように，PEEP を1分間上昇させる方法を用いている。リクルートメント手技自体の予後に及ぼす影響は不明であり，ルーチンに行うことは推奨されていないが[10]，ARDS 発症または診断直後に少なくとも一度は行う価値があると考えている。

07　腹臥位管理は必要か

　腹臥位は酸素化能を改善するために ARDS 患者でよく用いられる[14]。発症初期において，仰臥位における背側の虚脱した肺胞を開放し，人工呼吸による肺傷害を最小限にすることが期待される。酸素化能が改善する理由は，心臓や腹部臓器による肺の圧迫が減り，換気分布や換気血流バラ

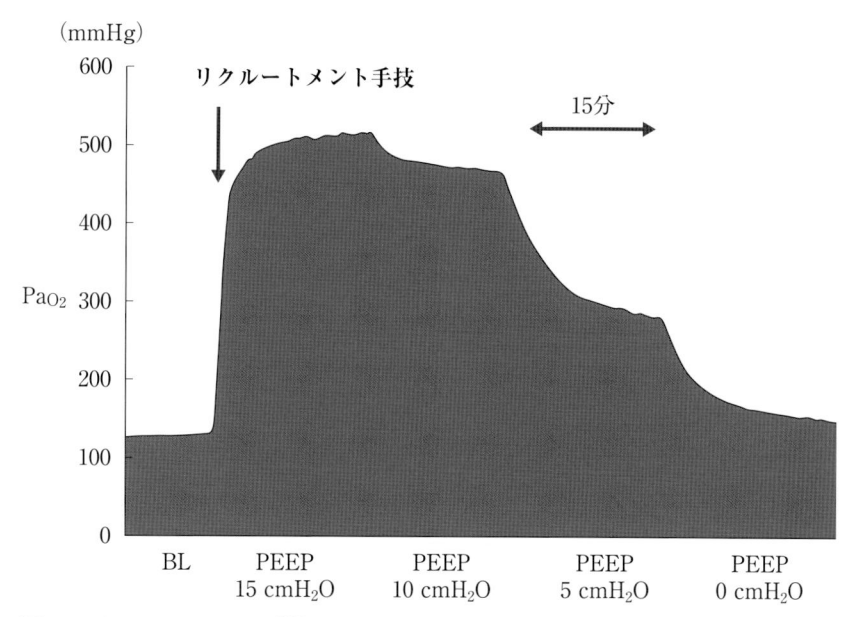

図7 リクルートメント手技によるPa$_{O_2}$の改善と，不十分なPEEPによるPa$_{O_2}$の低下

慢性肺血栓塞栓症に対し肺血栓内膜摘除術を施行した後ARDSを発症した63歳の男性。リクルートメント手技施行前は，F$_{IO_2}$ 1.0のもとPEEP 4 cmH$_2$OにてPa$_{O_2}$は120 mmHg前後であった。PEEP 30 cmH$_2$O，プレッシャーコントロール圧20 cmH$_2$Oにて1分間リクルートメント手技を施行すると，Pa$_{O_2}$は500 mmHg以上に改善した。その後適切なPEEPを見つけるためにPEEPを低下させていくと，Pa$_{O_2}$は急激に低下していった。Pa$_{O_2}$は血管内持続血液ガスセンサーで測定した。

ンスが改善するためと考えられている（**図4**）。また，仰臥位では背側に無気肺が生じやすいが，この部分の圧迫を解放し，排痰をうながす呼吸理学療法的な意味合いもあると考えられる。しかし，腹臥位管理がARDSの予後を改善するという根拠はない[10]。われわれは，背側の無気肺が顕著なARDSに対してのみ腹臥位管理を行っている。また，腹臥位管理は長時間の方が有効という意見もあるが，医師・看護師の人数の確保できる時間帯に限って行えばよい。脊椎損傷，不安定な循環動態，重症の不整脈などがある患者では禁忌となる。体位変換時のルート・チューブ類の抜去・圧迫や，体位による神経圧迫に注意することはもちろん，十分な鎮静レベルであることを確認し，誤嚥予防のためにベッドの頭側を挙上し，経管栄養の注入速度を落としたり，痰による気管チューブの閉塞を予防するために吸引回数を増やしたりするなどの工夫も必要である。

08 VCVかPCVか

ARDS患者に対し，PCVを用いるべきか，VCVを用いるべきか，という議論がある[8]。PCVの利点は，気道内圧を制御できること，患者の自発呼吸に合わせやすいこと，である。VCVの利点は，1回換気量を設定できること，患者の呼吸メカニクスを把握しやすいこと，吸気流量を制限で

きること（動物実験で吸気流量が大きいと肺傷害が増悪する），である．しかし，特定の換気モードがARDSに対し有用であるという根拠はない[10]．重要なことは，どちらの換気モードにせよ適切な設定をすること，である．われわれは，調節換気から自発呼吸への移行が容易である点を重視して，ARDS患者に対してはPCVを用いている．

09 まとめ

現在までにARDSの予後を改善すると証明されている呼吸管理方法は，1回換気量を制限することだけである．しかし，そのARDS Networkの研究では1回換気量の制限のみならずPEEPも厳密に設定し，プラトー圧も制限している[4]．むしろ，12 ml/kgの1回換気量で換気してはいけないということを証明しただけなのかもしれない．人工呼吸は害をもたらしうることを肝に銘じ，できる限り悪いことをしないように，ARDSの「嵐」が過ぎ去るのをじっと待つのがよいと考えられる．

〈引用文献〉

1) Ware LB, Matthay MA. The acute respiratory distress syndrome. N Engl J Med 2000；342：1334-49.
2) 竹内宗之，多喜純也，林　克彦ほか．異なった時期に肺保護戦略を開始したARDSの2症例（早期肺保護戦略の重要性）．麻酔 2004；53：514-21.
3) Gattinoni L, Pesenti A, Avalli L, et al. Pressure-volume curve of total respiratory system in acute respiratory failure；Computed tomographic scan study. Am Rev Respir Dis 1987；136：730-6.
4) The ARDS Network. Ventilation with lower tidal volumes as compared with traditional tidal volumes for acute lung injury and the acute respiratory distress syndrome. N Engl J Med 2000；342：1301-8.
5) Lodato RF. Oxygen toxicity. In：Tobin MJ, editor. In Principles and practice of mechanical ventilation. New York：McGraw-Hill；1994. p. 837-55.
6) Dreyfuss D, Soler P, Saumon G. Mechanical ventilation-induced pulmonary edema；Interaction with previous lung alterations. Am J Respir Crit Care Med 1998；151：1568-75.
7) Takeuchi M, Goddon S, Dolhnikoff M, et al. Set positive end-expiratory pressure during protective ventilation affects lung injury. Anesthesiology 2002；97：682-92.
8) Siegel MD, Hyzy RC. Mechanical ventilation in acute respiratory distress syndrome-I. In：Rose BD, editor. In UpToDate 12.3. Wellesley：UpToDate；2004.
9) Hickling KG. Reinterpreting the pressure-volume curve in patients with acute respiratory distress syndrome. Curr Opin Crit Care 2002；8：32-8.
10) Kallet RH. Evidence-based management of acute lung injury and acute respiratory distress syndrome. Respir Care 2004；49：793-809.
11) The ARDS Network. Higher versus lower positive end-expiratory pressures in patients with the acute respiratory distress syndrome. N Engl J Med 2004；351：327-36.
12) Hickling KG. Best compliance during a decremental, but not incremental, positive end-expiratory pressure trial is related to open-lung positive end-expiratory pressure（A mathematical model of acute respiratory distress syndrome lungs）. Am J Respir Crit Care Med 2001；163：69-78.
13) Kacmarek RM, Schwartz DR. Lung recruitment. Respir Care Clin North Am 2000；6：597-623.
14) Schwartz DR, Malhotra A, Kacmarek RM. Prone ventilation. In：Rose BD, editor. In UpToDate 12.3. Wellesley：UpToDate；2004.

（国立循環器病センター外科系集中治療科　**竹内宗之，今中秀光**）

2 気管支喘息の重積発作

Ⅱ. 症例による呼吸管理のポイント

SYLLABUS

【病態の特徴】
- 気管支喘息は気道の慢性炎症性疾患である。
- 気道炎症の結果，気道収縮，気道過敏，あるいは気道の浮腫・粘液の過分泌と貯留，さらに気道リモデリングなどにより気道の狭搾を来し，呼吸困難，喘鳴，咳の喘息症状などが起きる。

【呼吸管理上の問題点】
- 気管支喘息の高度あるいは重篤発作時は，気道狭窄により気道抵抗が急速に著しく増大する。
- その結果，呼吸仕事量が増加して胸腔内圧の上昇をもたらし，残気量の増加が起きる。それに伴い呼気終末の肺胞内圧は陽圧となる。
- したがって，吸気時には，この auto-PEEP と気道抵抗に対する強い吸気努力が必要となる。
- 一方，呼気時には気道が閉塞するため，病態はますます悪化する。

【問題点への対応】
- 呼吸管理上のポイントは，気道抵抗の軽減を目標とする薬物療法と同時に，患者が必要とする至適な吸気圧および呼気圧を努力呼吸に同期して補助することにより，過膨張を防止し，気管支の閉塞を解除することである（図1）。

　近年，気管支喘息は，病態的には気道の慢性炎症，気道狭窄，気道過敏性であり，臨床的には繰り返し起こる咳，喘鳴，呼吸困難により特徴づけられている。気道狭窄は，自然に，あるいは治療により可逆性を示す。気道の炎症には，好酸球，T細胞，肥満細胞，気道上皮細胞を始めとする多くの細胞と種々の液性因子が関与する。繰り返す気道炎症は，しばしば気道構造の変化（リモデリング）を惹起し，気道狭窄の可逆性の低下を伴う。また，気道炎症と気道リモデリングは気道過敏性の亢進をもたらす[1]，と定義されている。

　気管支喘息重積発作は，一般的には通常の喘息治療に抵抗性の重症の喘息発作が続く重篤状態，

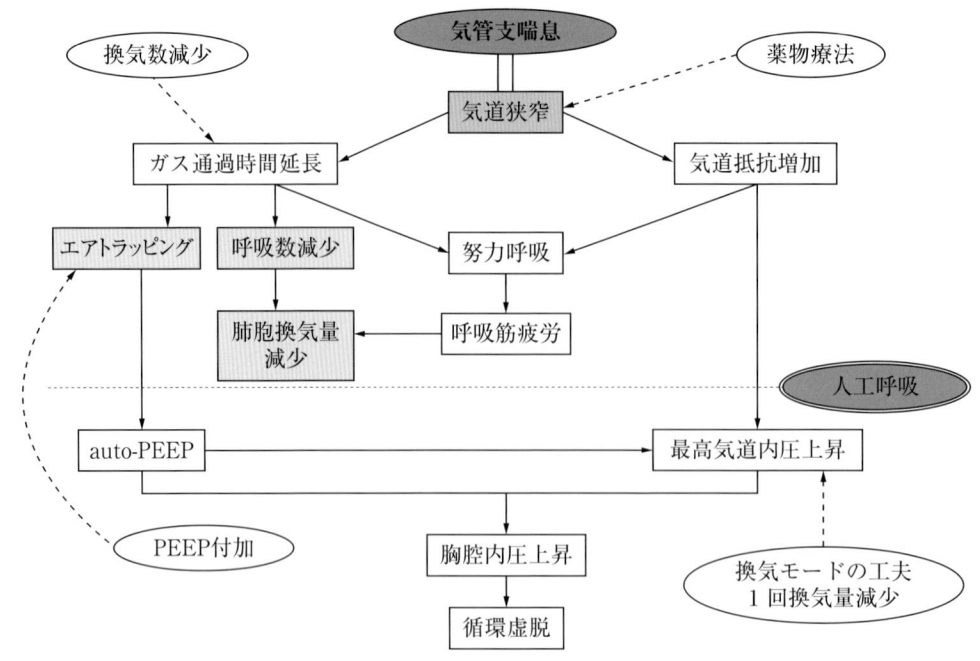

図1 喘息患者の呼吸管理のポイント

または喘息発作が長時間（24時間以上）持続し呼吸困難感が高度で各種薬物療法に反応しない重篤な状態とされているが，明確な記載や規準は見出しえない．したがって，ここでは『喘息予防・管理ガイドライン2003』に準拠して急性増悪（発作）の高度（大発作）症状の持続，重篤喘息症状・エマージェンシー（重篤発作）の状態における対応について呼吸管理，気管支拡張作用をもつ揮発性吸入麻酔薬を用いた全身麻酔を含めて概説する．

01 症例

　56歳，女性．身長150 cm，体重58 kg．気管支喘息重積発作のため当院ICUへ緊急入院となった．アミノフィリン，ステロイド，エピネフリンなどの薬物治療を施行するが発作は改善せず，ただちに気管挿管し，人工呼吸器を装着したが，自発呼吸モードでは努力呼吸が改善しなかった．鎮静薬と筋弛緩薬投与下に量規定型の調節換気（volume control ventilation：VCV）（1回換気量＝350 ml，呼吸数＝15回/分）を開始したが，吸入酸素濃度（F_{IO_2}）0.7で動脈血酸素分圧（Pa_{O_2}）114.1 mmHg，動脈血二酸化炭素分圧（Pa_{CO_2}）64.6 mmHgであり，血液ガスの改善は認められず，しかも1回換気量を350 mlと少なく規定したにもかかわらず気道内圧は45 cmH$_2$Oと高値であった．そのため，設定圧40 cmH$_2$Oの圧規定換気（pressure control ventilation：PCV）に換気様式を変更したところ，同一F_{IO_2}下においてPa_{O_2}は226.6 mmHgへと上昇したが，Pa_{CO_2}は62.3 mmHgと依然と高値を呈した．しかし，PCV開始後2時間には1回換気量は倍増し，F_{IO_2} 0.6においてPa_{O_2} 170 mmHg，Pa_{CO_2} 55 mmHgに改善した（図2）．その後，病態はよりいっそう改善し，1回換

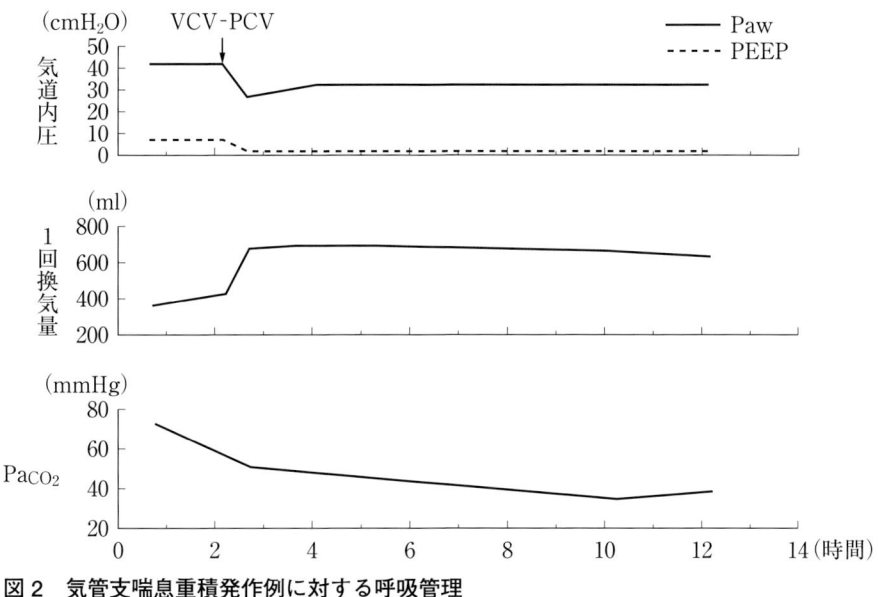

図2 気管支喘息重積発作例に対する呼吸管理

気量が増加したためPCVの設定圧を低下させ，入室3日目にはプレッシャーサポート換気（pressure support ventilation：PSV）へと換気様式を変更し，5日目には抜管することができた。当初の人工呼吸器の初期設定は，1回換気量の減少と呼気時間の延長を目的として，1回換気量5〜8 ml/kg，吸気相：呼気相（I：E）を1：3以上として呼気時間を長めにし，両相における換気量をできるだけ一致させるように設定した。しかし，それでも気道内圧は高値であり，高二酸化炭素血症は改善しないため，1回換気量は6 ml/kgぐらいを目安にし，気道内圧は最大でも40 cmH₂O以下，I：Eを約1：3にしてPCVで管理した。VCVよりもPCVの方が同じ1回換気量を得るための最高気道内圧が低いからである[2]。さらに呼気終末陽圧（positive end-expiratory pressure：PEEP）も併用している。これは，auto-PEEP（内因性PEEP）に対するカウンターPEEPにより，呼気時の気道閉塞を防止することができるためである。

02 胸部X線写真

喘息発作時の胸部X線写真では，過膨張所見が認められるのみである（図3）。

喘息患者の評価，治療において胸部X線写真の意味は，気胸などの呼吸器系合併症の確認以外さしたる情報を得ないといわれている。一方，気管支喘息において圧外傷の合併は極めて重要であり，気胸，皮下気腫や縦隔気腫などを合併したことに気づかずに治療を続けると病態を悪化させ，緊張性気胸へと進展することもあり，胸郭の動きや頸部の診察と胸部X線撮影の経過観察には注意が必要である。

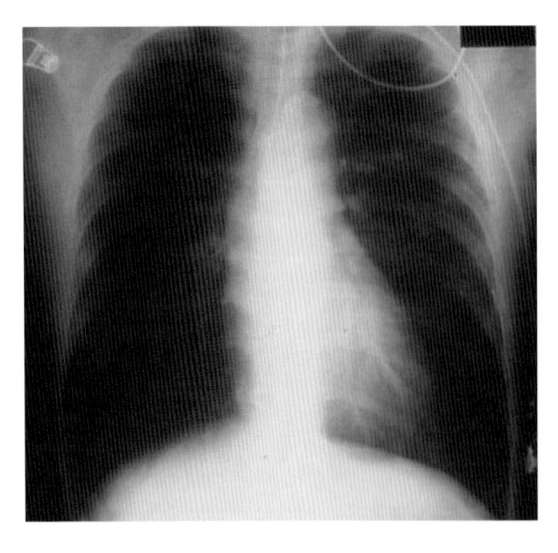

図3 重積発作時の胸部X線写真
含気量の増大による横隔膜の平定化と透過性が亢進している。

03 重症度の判定

　気管支喘息の重症度は，喘息症状の強度（発作強度）（**表1**），頻度，および日常のピークフロー値あるいは1秒量とその日内変動，喘息症状をコントロールするのに要した薬剤の種類と量により軽症，中等症，重症の3段階に分けられる。喘息治療のガイドランにおける長期管理では，重症度に対応した段階的薬物療法に従い，軽症間欠型，軽症持続型，中等症持続型，重症持続型の4段階（ステップ）に分類して治療レベルを決める（**表2**）。喘息症状（発作）強度の分類と長期管理における喘息重症度の分類を煩雑にしやすいので注意を要する。

　急性増悪（発作）時に適切な治療を行うためには喘息症状（急性増悪）の程度を的確に把握する必要がある（**表3**）。自覚症状や理学所見は実際の気道狭窄の程度を必ずしも反映しない。気道狭窄が進行すると肺は過膨張となり，呼吸音は減弱して喘鳴も弱くなるため喘鳴の強さだけで発作の程度を判定するのは危険である。したがって，ピークフローや酸素飽和度・動脈血ガス分析値などを用いた客観的な評価が必要となる[3]。

04 治療・管理

　長期薬物療法には，重症度に応じての吸入ステロイド薬，徐放性テオフィリン，ロイコトリエン拮抗薬などの抗炎症性作用のある薬剤を中心に，長時間作用β_2刺激薬と徐放性テオフィリンなどの気管支拡張薬の併用がある。

　緊急を要する喘息症状の患者が来院したら，まず初めに簡単な理学所見を聴取し，重症度を判定するとともに，呼吸困難を起こす他疾患と鑑別する。特に，アスピリン喘息，高齢者の右心不全や左心不全（心臓喘息）に伴う喘鳴，慢性閉塞性肺疾患（chronic obstructive pulmonary disease：COPD）の増悪，あるいは肺血栓塞栓症などと鑑別する必要がある。

表1 気管支喘息の重症度と喘息症状の強度（発作強度）
喘息重症度の分類（成人）

重症度	ステップ1 [*1*2] 軽症間欠型	ステップ2 [*1*2] 軽症持続型	ステップ3 [*1*2] 中等症持続型	ステップ4 [*1*2] 重症持続型
症状の特徴	●症状が週1回未満 ●症状は軽度で短い ●夜間症状は月に1～2回	●症状は週1回以上，しかし毎日ではない ●日常生活や睡眠が妨げられることがある：月1回以上 ●夜間症状が月2回以上	●症状が毎日ある ●短時間作用性吸入β2刺激薬頓用がほとんど毎日必要 ●日常生活や睡眠が妨げられる：週1回以上 ●夜間症状が週1回以上	●治療下でもしばしば増悪 ●症状が毎日 ●日常生活に制限 ●しばしば夜間症状
PEF 1秒量[*3]	予測値の80％以上 変動20％未満，あるいはPEF自己最良値の80％以上	予測値の80％以上 変動20～30％，あるいはPEF自己最良値の80％以上	予測値の60～80％ 変動30％以上，あるいはPEF自己最良値の60～80％	予測値の60％未満 変動30％以上，あるいはPEF自己最良値の60％未満

[*1]：治療前の臨床所見による重症度。すでに治療を受けている場合は症状をほぼコントロールするのに（ステップ1程度）要する治療ステップでその重症度とする。症状がある場合はより高い重症度を考える。
[*2]：いずれか1つが認められればそのステップを考慮する。これらの症状，肺機能は各ステップの概要を示したもので各ステップ間のオーバーラップがありうる。重症度は肺機能，症状，現在の治療レベルから総合的に判定する。
[*3]：症状からの判断は重症例や長期罹患例で重症度を過小評価する場合がある。肺機能は気道閉塞の程度を客観的に示し，その変動性は気道過敏性と関連する。

喘息症状（発作）強度の分類―喘息症状の程度（成人）

発作強度	呼吸困難	会話	動作	チアノーゼ	意識状態	PEF，1秒量（参考）
喘鳴／胸苦しい	急ぐと苦しい／動くと苦しい	普通	ほぼ普通	なし	正常	80％以上
軽度（小発作）	苦しいが横になれる	ほぼ普通	やや困難	なし	正常	70～80％
中等度（中発作）	苦しくて横になれない	やや困難	かなり困難（トイレ，洗面所にかろうじて行ける）	なし	正常	50～70％
高度（大発作）	苦しくて動けない	困難	歩行不能	なし～あり	正常	50％以下
重篤[*1]	呼吸減弱 呼吸停止	不能	体動不能	あり	錯乱 意識障害 失禁	測定不能

[*1]：高度よりさらに症状が強いもの，すなわち，呼吸の減弱あるいは停止，会話不能，意識障害，失禁などを伴うものは重篤と位置づけられ，緊急対処を要する。
注）1．発作強度は主に呼吸困難の程度で判定し，他の項目は参考事項とする。
　　2．異なった発作強度の症状が混在するときは発作強度の重い方をとる。
（厚生省免疫・アレルギー研究班．喘息予防・管理ガイドライン2003．牧野荘平，古庄巻史，宮本昭正ほか監．東京：協和企画；2003．p.8より引用）

　急性増悪には短時間作用性吸入β2刺激薬の吸入反復，エピネフリン皮下注，アミノフィリン持続点滴，酸素投与，ステロイド薬の全身的反復投与が用いられる。これらの治療に反応がなく重症呼吸不全を呈する場合，気管挿管・人工呼吸管理の実施を考慮する。

表 2　喘息の長期管理における喘息重症度対応段階的薬物療法の分類

重症度		ステップ 1 軽症間欠型	ステップ 2 軽症持続型	ステップ 3 中等症持続型	ステップ 4 重症持続型
長期管理薬 ●：連用 ○：考慮		○喘息症状がやや多いとき（例えば1月に1～2回），血中・喀痰中に好酸球増加のあるときは下記のいずれか1つの投与を考慮 ・吸入ステロイド薬（最低用量） ・テオフィリン徐放製剤 ・ロイコトリエン拮抗薬 ・抗アレルギー薬*4*5	●吸入ステロイド薬（低用量）連用 ●あるいは下記のいずれか連用，もしくは併用する ・テオフィリン徐放製剤*2 ・ロイコトリエン拮抗薬*2 ・DSCG *2 ●夜間症状，持続する気道閉塞に吸入ステロイド薬と併用して ・長期間作用性β2刺激薬（吸入/貼付/経口）*3 ●アトピー型喘息を主な対象として上記薬剤のいずれかと併用して ・抗アレルギー薬*4*5	●吸入ステロイド薬（中用量）連用 下記のいずれか，あるいは複数を吸入ステロイド薬と併用する ・テオフィリン徐放製剤 ・長時間作用性β2刺激薬（吸入/貼付/経口）*3 ・ロイコトリエン拮抗薬 ○Th2サイトカイン阻害薬併用考慮*4	●吸入ステロイド薬（高用量）連用 下記の複数を吸入ステロイド薬と併用する ・テオフィリン徐放製剤*6 ・長時間作用性β2刺激薬（吸入/貼付/経口）*3*6 ・ロイコトリエン拮抗薬 ○Th2サイトカイン阻害薬併用考慮*4 ●上記でコントロール不良の場合 ・経口ステロイド薬を追加
発作時		短時間作用性吸入β2刺激薬または短時間作用性経口β2刺激薬，短時間作用性テオフィリン薬*1	短時間作用性吸入β2刺激薬，その他*1	短時間作用性吸入β2刺激薬，その他*1	短時間作用性吸入β2刺激薬，その他*1

*1：発作時に短時間作用性吸入β2刺激薬または短時間作用性経口β2刺激薬，短時間作用性テオフィリン薬を頓用する．1時間を目安に症状が改善しない場合，中発作以上では救急外来を受診する．短時間作用性吸入β2刺激薬の追加頓用が1日3～4回以上であればステップアップする．
*2：単独でも低用量吸入ステロイド薬のオプションとなりうる．
*3：長期使用には必ず抗炎症薬（吸入ステロイド薬など）を併用する．
*4：アトピー型喘息が適応とされる．効果を認めた場合に連用する．
*5：抗アレルギー薬：本表では，メディエータ遊離抑制薬，ヒスタミンH_1拮抗薬，トロンボキサン阻害薬，Th2サイトカイン阻害薬をさす．
*6：長時間作用性β2刺激薬または/およびテオフィリン徐放製剤を高用量吸入ステロイド薬に併用する．

> ステップアップ：現行の治療でコントロールできないときは次のステップに進む（1秒量/PEF　予測値60％＞では経口ステロイド薬の中・大量短期間投与後に行う）．
> ステップダウン：治療の目標が達成されたら，少なくとも3カ月以上の安定を確認してから治療内容を減らしてもよい．以後もコントロール維持に必要な治療は続ける．

(厚生省免疫・アレルギー研究班．喘息予防・管理ガイドライン2003．牧野荘平，古庄巻史，宮本昭正ほか監．東京：協和企画；2003. p.82 より引用)

表3 急性増悪（発作）時の管理
喘息症状（急性増悪）の管理（治療）

治療目標：呼吸困難の消失，体動，睡眠正常，日常生活正常
ピークフロー（PEF）の正常値（予測値できれば自己最良値70%以上），酸素飽和度＞90%*1
平常服薬，吸入で喘息症状の悪化なし

喘息症状の程度	呼吸困難	動作	治療	自宅治療可，救急外来入院，ICU*2	検査値*1
1. 軽度	苦しいが横になれる	やや困難	β_2刺激薬吸入，頓用*3 テオフィリン薬頓用	自宅治療可	PEF 70〜80%
2. 中等度	苦しくて横になれない	かなり困難 かろうじて歩ける	β_2刺激薬ネブライザ吸入反復*4 β_2刺激薬皮下注（ボスミン®）*5 アミノフィリン点滴*6 ステロイド薬静注*7 酸素*8 抗コリン薬吸入考慮	救急外来 1時間で症状が改善すれば；帰宅 4時間で反応不十分 2時間で反応なし 〕入院治療 高度喘息症状の治療へ	PEF 50〜70% Pa_{O_2} 60 mmHg 以上 Pa_{CO_2} 45 mmHg 以下 Sp_{O_2} 90% 以上
3. 高度	苦しくて動けない	歩行不能 会話困難	β_2刺激薬皮下注（ボスミン®）*5 アミノフィリン持続点滴*9 ステロイド薬静注反復*7 酸素*10 β_2刺激薬ネブライザ吸入反復*4	救急外来 1時間以内に反応なければ入院治療 悪化すれば重篤症状の治療へ	PEF50%以下 Pa_{O_2} 60 mmHg 以下 Pa_{CO_2} 45 mmHg 以上 Sp_{O_2} 90%以下
4. 重篤症状（大発作の治療に反応しない発作・上記治療でも悪化）エマージェンシー重篤発作	（状態） チアノーゼ 錯乱 意識障害 失禁 呼吸停止	会話不能 体動不能	上記治療継続 症状，呼吸機能悪化で挿管*4 酸素吸入にもかかわらずPa_{O_2} 50 mmHg 以下および／または意識障害を伴う急激なPa_{CO_2}の上昇 人工呼吸*11 気管支洗浄 全身麻酔(イソフルラン・セボフルラン・エンフルランなどによる)を考慮	ただちに入院，ICU*2	PEF 測定不能 Pa_{O_2} 60 mmHg 以下 Pa_{CO_2} 45 mmHg 以上 Sp_{O_2} 90%以下

*1：気管支拡張薬投与後の測定値を参考とする。
*2：ICU または，気管挿管，補助呼吸，気管支洗浄など処置ができ，血圧，心電図，オキシメータによる継続的モニタが可能な病室。
*3：β_2刺激薬 MDI 1〜2パフ，20分おき2回反復可。無効あるいは増悪傾向時β_2刺激薬1錠，コリンテオフィリンまたはアミノフィリン 200 mg 頓用。
*4：β_2刺激薬ネブライザ吸入：20〜30分おきに反復する。脈拍を130/分以下に保つようにモニタする。
*5：ボスミン®（0.1%エピネフリン）：0.1〜0.3 ml皮下注射20〜30分間隔で反復可。脈拍は130/分以下にとどめる。虚血性心疾患，緑内障〔開放隅角（単性）緑内障は可〕，甲状腺機能亢進症では禁忌，高血圧の存在下では血圧，心電図モニタが必要。
*6：アミノフィリン 6 mg/kgと等張補液薬 200〜250 mlを点滴静注，1/2量を15分程度，残量を45分間程度で投与し，中毒症状（頭痛，吐き気，動悸，期外収縮など）の出現で中止。通常テオフィリン服用患者では可能な限り血中濃度を測定。
*7：ステロイド薬静注：ヒドロコルチゾン 200〜500 mg またはメチルプレドニゾロン 40〜125 mg 静注し，以後ヒドロコルチゾン 100〜200 mg またはメチルプロドニゾロン 40〜80 mg を必要に応じて 4〜6時間ごとに静注。
*8：酸素吸入：鼻カニューレなどで 1〜2 l/分。
*9：アミノフィリン持続点滴：第1回の点滴（項目*6）に続く持続点滴はアミノフィリン 250 mg（1筒）を 5〜7時間で（およそ 0.6〜0.8 mg/kg/時）で点滴し，血中テオフィリン濃度が 10〜20μg/ml（ただし最大限の薬効を得るには 15〜20μg/ml）になるよう血協濃度をモニタし中毒症状の出現で中止。
*10：酸素吸入：Pa_{O_2} 80 mmHg 前後を目標とする。
*11：気管挿管，人工呼吸：重篤呼吸不全時の挿管，人工呼吸装置の装着は，時に危険なので，緊急処置としてやむをえない場合以外は複数の経験ある専門医により行われることが望ましい。

（厚生省免疫・アレルギー研究班．喘息予防・管理ガイドライン 2003．牧野荘平，古庄巻史，宮本昭正ほか監．東京：協和企画；2003. p. 96 より引用）

05　呼吸管理のポイント

　気管支喘息の高度あるいは重篤発作時は，アレルギー性炎症を基礎に気管支粘膜の浮腫，気管支平滑筋の攣縮，気道粘液の過分泌，気腫性狭窄などが急速に進行し，気道抵抗が著しく増大する。その結果，呼吸仕事量が増加して胸腔内圧の上昇をもたらし，残気量の増加により過膨張となる。また，エアトラッピングが増大すると呼気終末の肺胞内圧は陽圧となり，吸気時には，この auto-PEEP と気道抵抗に対する強い吸気努力が必要となり，呼気時には気道が閉塞するため，呼吸の悪循環により高度の閉塞性障害を呈する。

　喘息患者の動脈血ガスは，発作の進行とともに Pa_{O_2} は低下していく。Pa_{CO_2} は発作の初期には過換気状態のため低下し呼吸性アルカローシスを呈するが，発作が重症化すると閉塞性障害が増悪して肺胞低換気となり呼吸性アシドーシスを呈する。

　したがって，呼吸管理上のポイントは，気道抵抗の軽減を目標とする薬物療法と同時に，患者が必要とする至適な吸気圧および呼気圧を努力呼吸に同期して補助することにより，過膨張を防止し，気管支の閉塞を解除することである（図1）。

1）酸素吸入

　呼吸困難が強い場合や，Pa_{O_2} が 60 mmHg 以下（動脈血酸素飽和度 Sp_{O_2} が 90％以下）のときには，酸素投与を開始する。Pa_{O_2} は 80 mmHg 前後，Sp_{O_2} は 95％前後を目標とし，それ以上の高値は必要としない。低酸素血症は気道平滑筋収縮の増悪因子ともなる。

　Pa_{CO_2} が 45 mmHg を超え始めたら，いつでも気管挿管による人工呼吸管理ができるよう準備する。

2）人工呼吸管理

　人工呼吸管理の適応として不応性の低酸素血症（治療にもかかわらず Pa_{O_2} が 50 mmHg 未満の場合），Pa_{CO_2} が 1 時間 5 mmHg 以上上昇する場合，急性の Pa_{CO_2} の上昇を伴う意識障害，呼吸数異常，アシドーシス，明らかな呼吸筋力疲労，高度な換気障害あるいは心肺停止などが挙げられるが，重症発作の場合は迅速な判断が必要である。特に臨床症状として意識障害と弱い喘鳴は危険な徴候であり，人工呼吸管理を考慮する必要がある。

　a）非侵襲的陽圧換気

　最近では非侵襲的陽圧換気（noninvasive positive pressure ventilation：NPPV）の適応は拡大しつつあり，気管挿管に先立っての使用も推奨されている。NPPV は循環動態の安定した，高二酸化炭素血症を伴う急性呼吸不全に対してガス交換障害の是正に効果が高いと報告されている[4〜7]。呼気時の気道閉塞防止だけでなく，吸気時にも auto-PEEP 程度のカウンター PEEP をかけることにより吸気域値が増大した努力呼吸を補助できる。しかし，急激なチアノーゼの進行，錯乱あるいは意識障害，失禁，呼吸停止などに陥った場合は迅速に気管挿管を実施しなければならない。

b）気管挿管

気管挿管に際しては理想的には意識下挿管が望ましいが，発作時の気管挿管は非常に危険であり難しい。したがって，複数の経験ある専門医により実施される方が望ましい。ミダゾラム，プロポフォールなどで鎮静し，必要によりスキサメトニウムなどの筋弛緩薬を用いて気管挿管を実施してもよいが，自発呼吸が消失すると換気が困難になることがあるためさらに注意が必要である。リドカインなどの表面麻酔を十分に行い，自発呼吸温存意識下に挿管を行う方が安全であることが多い。リドカインの気管内投与は末梢気道抵抗を上昇させるので行わない方がよい。

理学療法では胸郭外胸部圧迫法（external chest compression：ECC）が有用である[8]。

人工呼吸器の一般的な初期設定[1]は，1回換気量の減少と呼気時間の延長を目的として，F_{IO_2} 1.0，1回換気量5〜8 ml/kg，吸気相：呼気相（I：E）を1：3以上として呼気時間を長めにし，両相における換気量をできるだけ一致させるように設定し，吸気流速70〜100 l/分とする。気道内圧は最大50 cmH$_2$O未満で平均値20〜30 cmH$_2$O未満に設定する。この際の人工呼吸下で重要な注意点として，PEEPあるいは持続気道陽圧（continuous positive airway pressure：CPAP）などの気道内圧を上昇させる呼吸パターンを絶対にとらないことであると，『喘息予防・管理ガイドライン2003』に記載されている。一方，著者らは，1回換気量は6 ml/kgぐらいを目安にし，気道内圧は最大でも40 cmH$_2$O以下で，I：Eを約1：3にしてPCVで管理している。さらにPEEPも併用している。できるならば，auto-PEEPレベルを測定し，その値とほとんど同じPEEP値を付加するか，あるいはPEEPを徐々に増加させ，最高気道内圧が低下する値を至適なPEEPとしている。VCVよりもPCVの方が同じ1回換気量を得るための最高気道内圧が低いからである。また，auto-PEEP程度のカウンターPEEPをかけることにより呼気時の気道閉塞を防止することができる。その後，Pa_{O_2} 80 mmHg前後を目標にF_{IO_2}を設定するが，発作が改善するまでのPa_{CO_2}の高値（Pa_{CO_2} 50〜80 mmHg）と呼吸性アシドーシス（pH＞7.20）は容認し（高二酸化炭素許容人工換気 permissive hypercapnia：PHC），Pa_{O_2}の維持と圧外傷の防止を重視する。挿管した状態を漫然と続けるのではなく，意識が正常化して，喘鳴が消失し，補助呼吸なしの自発呼吸で最大気道内圧20 cmH$_2$O以下，F_{IO_2}が最大でも0.5以下，Pa_{CO_2}が45 mmHg以下となれば，可及的速やかに抜管する。

c）全身麻酔薬による治療法

薬物療法や人工呼吸管理に抵抗性の病態に対して気管支拡張作用のある揮発性吸入麻酔薬（イソフルラン，セボフルランなど）を用いた全身麻酔の実施も気道の弛緩に有効であり，その使用を考慮する。全身麻酔の適応として，① F_{IO_2}は0.6以上，1回換気量は10〜12 ml/kgにて，Pa_{CO_2}＞50 mmHgおよび/またはPa_{O_2}＜60 mmHg，②気道内圧が50 cmH$_2$O以上，③低血圧，乏尿，頻脈，徐脈などの循環系の不安定の存在，これらが4〜6時間持続する場合とする報告もある[9]。一般的にイソフルランとセボフルランの気管支拡張作用は同等であると報告されているが，気道への刺激性に関してはイソフルランの方が不利であり，体内代謝率や代謝物が生体に及ぼす影響に関してはセボフルランの方が不利である[10,11]。全身麻酔管理は長期化することが多いため，生体内代謝が少なく，長期間使用しても副作用の少ないイソフルランが優先的に使用されることが多い[12]。全身麻酔管理中は心循環系の抑制，肝臓や腎臓の臓器障害，骨髄抑制などにも留意する必要があ

る。このような場合の人工呼吸管理は麻酔科医の指導のもと実施するのが望ましいと思われる。揮発性吸入麻酔薬は0.5～2 MAC（minimum alveolar concentration）で管理していることが多い[11]～[14]。全身麻酔管理は気管支の炎症反応が原因である喘息の根本的な治療法ではないので、ステロイド全身反復投与などの薬物療法が非常に重要であることを忘れてはならない。

全身麻酔管理の中止の基準として、①循環動態の安定化と動脈血ガス分析所見の正常化、②喀痰の吸引が可能となった後に喀痰量の減少傾向、③喘鳴あるいは気管支狭窄音の消失、④気管内吸引などの気道刺激時の気道内圧上昇の1～2分以内の回復、および⑤最大気道内圧の35 cmH$_2$O以下への低下、の5項目のうち3項目以上が認められたときに離脱可能としている報告もある[15]。

d）気管支洗浄

広範で粘稠な気道分泌物により無気肺などを生じる場合には、気管支ファイバースコープ下に生理食塩水約20 mlを区域単位で注入、吸引を繰り返し気道内吸引洗浄を行うと粘液栓が回収され、気道内圧の低下、低酸素血症の改善が得られ有効な場合がある[16][17]。

e）その他

高齢者では喘息治療に加え、他の合併疾患の治療も重要である。揮発性吸入麻酔薬を用いた全身麻酔療法でも有効でない場合には模型人工肺による肺機能補助（extracorporeal membrane oxygenation：ECMO）の使用も考慮すべきである。

06 喘息死

わが国の成人喘息死は発作開始後1時間以内の急死が19%で、3時間以内の急死と合わせると合計33%であり、急死が多い。さらに不安定な発作が持続した後、急死する不安定急変型や不連続急変型も約20%あり臨床的には急死の頻度が高い。これに対して重積発作型における死亡率は20%前後である[1]。したがって、重症ばかりでなく、軽～中等症の喘息でも突然大発作を起こして死亡する可能性も大きいことが明らかであり、注意を要する。また、自宅や搬送中の死亡あるいは救急室への到着時死亡（cardiopulmonary arrest on arrival：CPAOA）や入院直後の死亡も多い。

07 まとめ

重篤発作時の喘息治療・管理において、国際的ガイドライン[18]にはないが日本のガイドライン[1]には気管支洗浄と全身麻酔を治療法に加えている。致死的な気管支喘息の重積発作に対してNPPVの使用を含めた人工呼吸管理や揮発性吸入麻酔ガスを用いた全身麻酔管理は非常に重要であるが、開始基準は現在まだ統一されていない。今後、喘息治療専門医と人工呼吸と全身麻酔に精通した麻酔科医との連携体制の確立が必要であると思われる。

〈引用文献〉

1) 厚生省免疫・アレルギー研究班．喘息予防・管理ガイドライン 2003．牧野荘平，古庄巻史，宮本昭正ほか監．東京：協和企画；2003.
2) 沼田克雄監修，渡辺　敏，安本和正編．人工呼吸療法．改訂第3版．東京：秀潤社；2001.
3) Kikuchi Y, Okabe S, Tamura G, et al. Chemosensitivity and perception of dyspnea in patients with a history of near-fatal asthma. N Engl J Med 1994；330：1329-34.
4) Thys F, Roeseler J, Delaere S, et al. Two-level non-invasive positive pressure ventilation in the initial treatment of acute respiratory failure in an emergency department. Eur J Emerg Med 1999；6（3）：207-14.
5) 大槻　学．気管支喘息重症発作の人工呼吸療法．ICU と CCU 1998；22（2）：107-13.
6) 徳永　豊．特集非侵襲的陽圧換気法（NPPV）の汎用性をめぐって—気管支喘息．呼吸と循環 2000；48（1）：41-7.
7) Gianfranco U, Meduri, MD, Timothy R, et al. Noninvasive positive pressure ventilation in status asthmaticus. Cheast 1996；110：767-74.
8) 宮川哲夫．呼吸管理における呼吸理学療法の意義．救急医学 2002；26；1577-83.
9) Rosseel P, Lauwers F, Baute L. Halothane treatment in life-threatening asthma. Intensive Care Med 1985；11（5）：241-6.
10) 大山晃弘，荒井賢一，伊佐之孝ほか．気管支喘息重積患者における各種吸入麻酔薬の作用を比較した1症例．麻酔 1996；45（3）：362-6.
11) Shiraishi Y, Ikeda K. Uptake and biotransformation of sevoflurane in humans；A comparative study of sevoflurane with halothane, enflurane and isoflurane. J Clin Anesth 1990；2：381-6.
12) 長田直人，鬼塚　信，義川剛太郎ほか．重症発作時の吸入麻酔法．ICU と CCU 1996；20（4）：289-95.
13) 井澤雅子，岸田　勝，小石　恵ほか．気管支喘息重積発作中に気胸を併発したためイソフルラン吸入麻酔療法を施行した一例．アレルギー・免疫 1998；6（1）：161-5.
14) 大山晃弘，国元文生，今　紀子ほか．喘息重積発作に際して気道抵抗測定によりハロセン，イソフルレン，セボフルレンの気管支拡張作用を比較した喘息重積発作の2症例．小児科臨床 1997；50：1113-8.
15) 後藤幸生．重症喘息に対する吸入麻酔療法．呼吸 1996；15：299-305.
16) 木内英則，永田　真，保谷　功ほか．気管支喘息発作重積状態における気管支洗浄法の有用性の検討．日胸疾会誌 1991；29（7）：808-13.
17) 久田剛志，角田　毅，三輪好宏ほか．気管支洗浄により救命し得た気管支喘息発作重積状態の症例．アレルギーの臨床 1994；14（1）：51-3.
18) 牧野荘平，太田　健．GINA2002日本語版．東京：協和企画；2003.

（昭和大学医学部麻酔科学講座　**遠井健司，安本和正**）

II. 症例による呼吸管理のポイント

3 肺炎

シラバス

【病態の特徴】
- 高齢者では，さまざまな要因により口腔内に嫌気性菌，腸内細菌や緑膿菌などのグラム陰性菌，各種の薬剤耐性菌などが生息しやすくなる。
- 糖尿病・膠原病・腎不全・末期癌患者などは免疫機能が低下しているために，重症肺炎になりやすい。
- 気管挿管して人工呼吸を施行していると，口腔内分泌物がカフと気管との隙間やカフの皺を沿って流れ込む。それに加えて免疫機能の低下，長期人工呼吸管理，抗菌薬の予防的投与などの存在によりVAP発症のリスクが高くなる。

【呼吸管理上の問題点】
- 全身状態や基礎疾患などを把握し，栄養管理，薬物療法，呼吸理学療法，酸素療法，人工呼吸療法などによる呼吸管理が必要である。
- 人工呼吸療法はできるだけ自発呼吸を温存し，PSV，SIMV，CPAPなどの部分的補助換気を用いる。

【問題点への対応策】
- 弱毒菌ならびに薬剤耐性菌による肺炎は難治性であるので，発症の予防が重要である。
- 十分な栄養管理を行い免疫機能の低下を防ぐとともに，耐性菌を出現させる抗菌薬の投与法を避ける。

01 症例

1) 症例1―高齢者肺炎（市中肺炎）

76歳，女性。身長153 cm，体重56.9 kg。軽度の発熱，咳，呼吸困難感などのために緊急入院した。入院時所見は，体温39.5℃，脈拍数95回/分整，呼吸数30回/分，白血球数5,900/mm³，CRP 17.1 mg/dl，空気呼吸下でpH 7.484，動脈血二酸化炭素分圧（Pa_{CO_2}）19.4 mmHg，動脈血酸素分圧（Pa_{O_2}）45 mmHg，塩基過剰（BE）−16.4であった。肝硬変，膵炎，胃潰瘍の既往がある。今

回，誤嚥の既往はない。

2）症例 2—易感染性肺炎（院内肺炎）

64歳，男性。身長163.5 cm，体重92 kg。血尿，膀胱タンポナーデにて入院し，3日間ピペラシリン（PIPC）とレボフロキサシン（LVFX）を継続投与していた。入院後4日目より呼吸困難感が出現し，体温37.4℃，脈拍数75回／分整，呼吸数20回／分，白血球数29,300/mm³，CRP 36.2 mg/dl，Pa_{CO_2} 37.7 mmHg，Pa_{O_2} 55.7 mmHg（鼻カヌラにて酸素3 l／分）であった。既往歴として前立腺肥大症，小児喘息，慢性閉塞性肺疾患（chronic obstructive pulmonary disease：COPD）を有していた。また，糖尿病にてレギュラーインスリンを48単位／日投与していた。

3）症例 3—人工呼吸器関連肺炎（院内肺炎）

79歳，男性。身長161 cm，体重49 kg。下肢閉塞性動脈硬化症により両下肢に約30 cm径の皮膚壊死，第4～5趾にチアノーゼが認められた。5年前にF-Fバイパス術を施行したが，今回の血管造影にて右総腸骨動脈に強度の狭窄が存在した。そのために，Yグラフト置換術を行い，以後20日間に計6回の再手術を施行した。6回目の術後には気管挿管したままICUへ入室した。プレッシャーサポート換気（pressure support ventilation：PSV）に呼気終末陽圧（positive end-expiratory pressure：PEEP）を付加した人工呼吸の施行により酸素化能は徐々に改善し，人工呼吸開始6日後にはPa_{O_2}／吸入酸素濃度（F_{IO_2}）が300にまで上昇した。しかし，人工呼吸開始7日目にPa_{O_2}/F_{IO_2}が200に低下した（図1）。

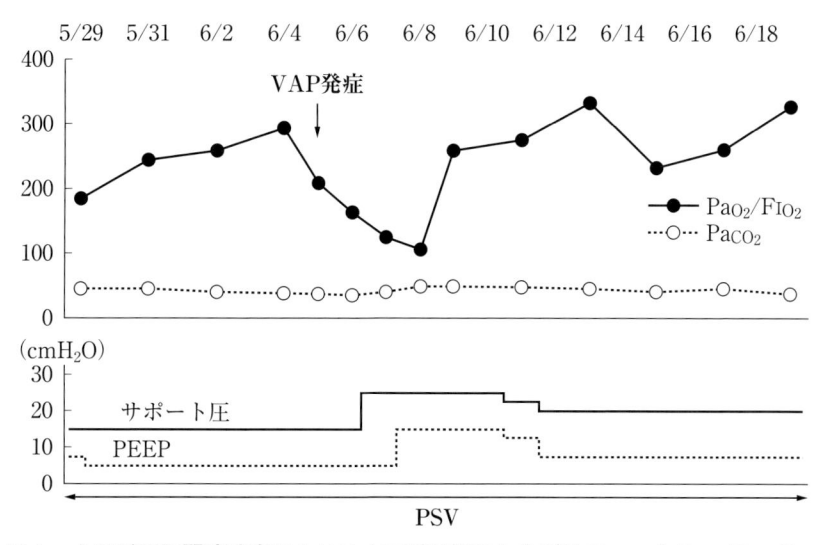

図1 人工呼吸器関連肺炎における人工呼吸管理ならびにPa_{CO_2}とPa_{O_2}/F_{IO_2}の推移

4）症例 4―誤嚥性肺炎（院内肺炎）

69歳，男性。身長170 cm，体重63 kg。肝硬変・肝癌に対する肝動脈塞栓術施行時に，嘔吐・誤嚥し肺炎を発症した。喀痰培養検査にてグラム陰性桿菌，メチシリン耐性黄色ブドウ球菌（MRSA）が検出された。既往歴として，腎不全のために人工透析を行っている。

02 胸部X線写真・胸部CT

1）症例 1

入院時の胸部X線写真では，右下肺野に透過性が低下した領域，左下肺野に網状陰影が認められる（図2A）。また，胸部CTでは右下肺背側に広範なエアーブロンコグラムを伴う硬化像が，左下肺野に網状陰影が存在している（図2B）。

2）症例 2

入院時の胸部X線写真ではさしたる異常陰影は認められず，胸部CTにおいても右下肺野に若干の空洞化による硬化像が存在する程度である（図3A，B）。しかし，入院5日後の胸部X線写真では，右下肺野に透過性が低下した領域，胸部CTにて右中下肺野に空洞を伴う広範囲な硬化像が認められる（図4A，B）。

3）症例 3

人工呼吸開始6日目の胸部X線写真では，さしたる異常陰影は認められない（図5A）。しかし，

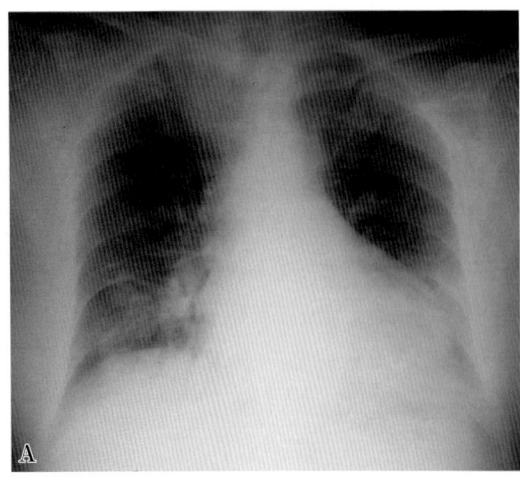

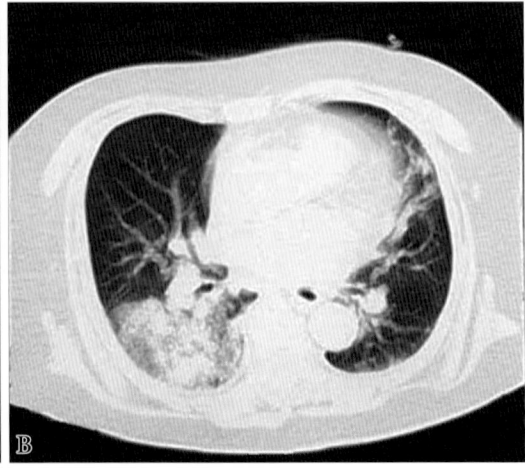

図2 症例1 高齢者肺炎
A：入院時の胸部X線写真。右下肺野に透過性低下領域，左下肺野に網状陰影が認められる。B：入院時の胸部CT。右下肺背側を中心に広範なエアーブロンコグラムを伴う硬化像が，左下肺野・舌区に網状陰影が存在する。

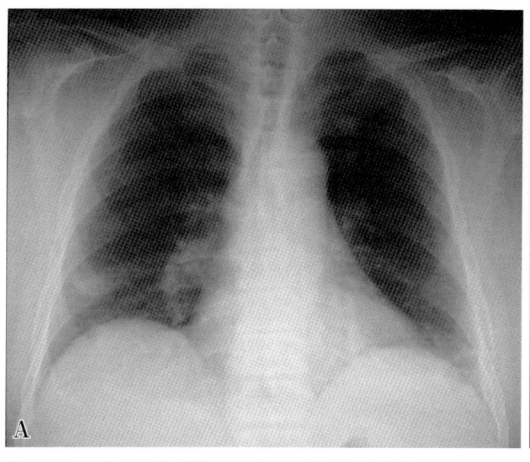

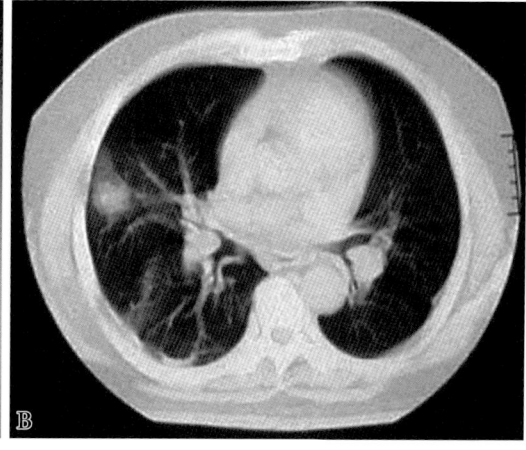

図3 症例2 易感染性院内肺炎の発症前
A：入院時の胸部X線写真。両肺野にさしたる異常陰影は認められない。B：入院時の胸部CT。右下肺野に若干の硬化像が認められる。

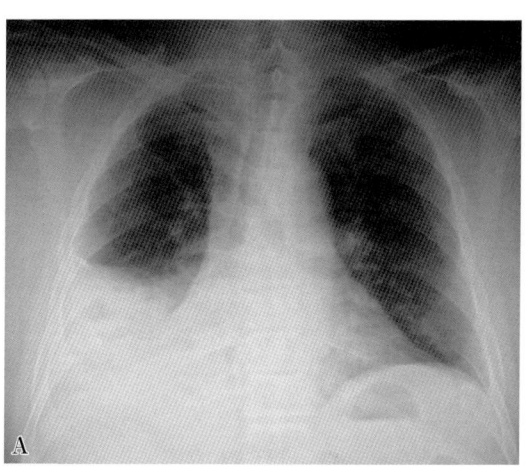

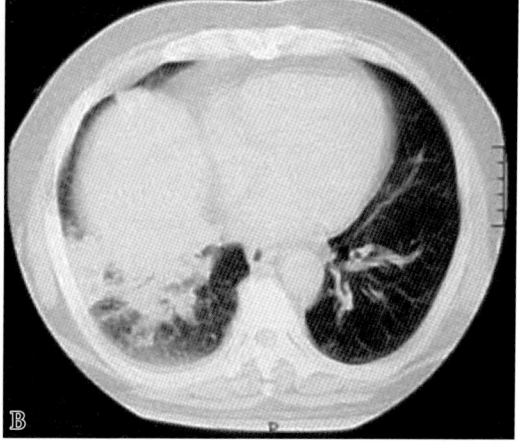

図4 症例2 易感染性院内肺炎の発症後
A：入院5日後の胸部X線写真。右下肺野に透過性低下領域が存在する。B：入院5日後の胸部CT。右中下肺野に空洞を伴う硬化像が認められる。

人工呼吸開始7日目の胸部X線写真では両肺野全体に網状陰影が認められる（図5B）。

4）症例4

誤嚥後の胸部X線写真で両肺野に網状陰影が認められる（図6）。

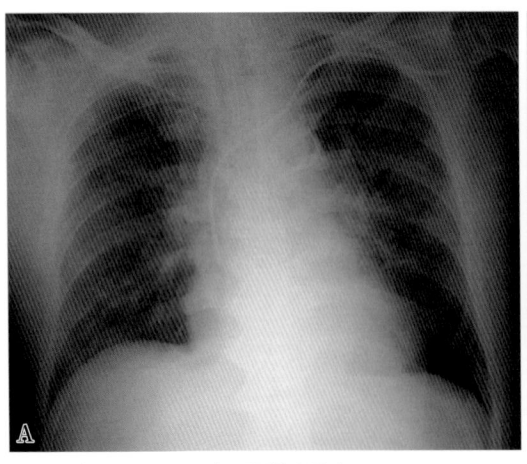

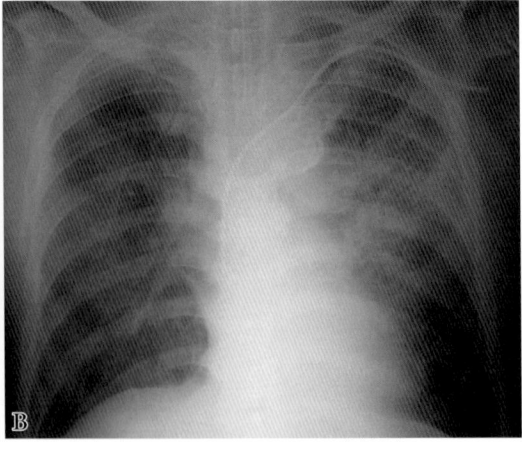

図5　症例3　人工呼吸器関連肺炎
A：人工呼吸開始6日目の胸部X線写真。両肺野に異常陰影は認められない。B：人工呼吸開始7日目の胸部X線写真。両肺野に網状陰影が認められる。

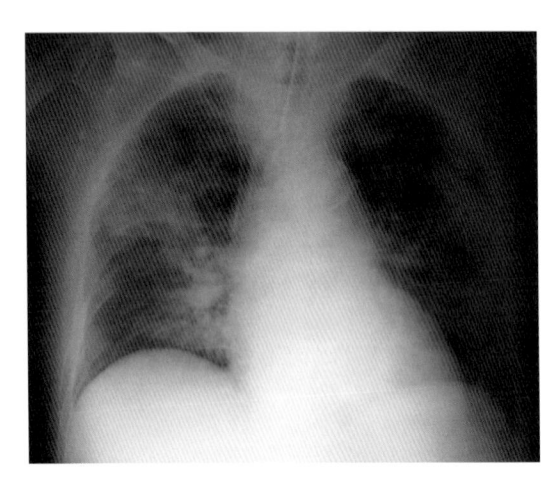

図6　症例4　誤嚥性肺炎
誤嚥後の胸部X線写真。両肺野に網状陰影が認められる。

03　呼吸管理

1）各症例における実際の呼吸管理

a）症例1
入院時の喀痰培養検査において緑膿菌が検出された。抗菌薬はメロペネム三水和物（MEPM）を継続投与し，酸素療法（鼻カヌラ3l/分）を12日間施行後に軽快した。

b）症例2
喀痰培養検査においてペニシリン耐性肺炎球菌（PRSP）が検出された。抗菌薬はセフピロム（CPR）とクリンダマイシン（CLDM）を併用し，さらにγグロブリンを持続投与した。酸素吸入とジェットネブライザによる硫酸サルブタモールの吸入療法を施行し，14日後に軽快した。

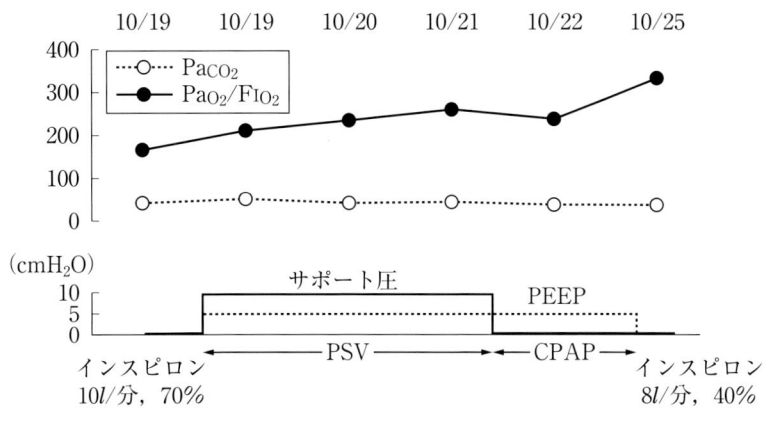

図7 誤嚥性肺炎におけるPa_{CO_2}とPa_{O_2}/F_{IO_2}の推移ならびに人工呼吸療法

c）症例3

人工呼吸器関連肺炎（ventilator-associated pneumonia：VAP）発症後には，PSVのサポート圧を15から25 cmH₂Oに，一方PEEPは5から15 cmH₂Oに上昇させた．さらに，喀痰培養検査においてMRSAならびに緑膿菌が検出されたため，パニペネム・ベタミプロン（PRPM/BP）を投与した．その結果，Pa_{O_2}/F_{IO_2}が300以上にまで改善した（図1）。

d）症例4

抗菌薬としてアンピシリン（ABPC）とセファゾリン（CEZ）を投与した．インスピロン10 l/分，70％にて酸素吸入を行ってもPa_{CO_2} 39.8 mmHg，Pa_{O_2} 46.9 mmHgと酸素化能が改善しないため，気管挿管しPSVにPEEPを併用した人工呼吸を施行した．Pa_{O_2}/F_{IO_2}の改善に伴い持続気道陽圧（continuous positive airway pressure：CPAP）へ移行し，人工呼吸開始7日後に抜管した（図7）。

04 肺炎の管理のポイント

いずれの肺炎においても軽症ならば抗菌薬の投与で軽快する．しかし，ガス交換能が障害されている重症例では，重症度判定を適切に行い，全身状態や基礎疾患などを把握し，栄養管理，薬物療法，呼吸理学療法，酸素療法，人工呼吸療法などによる呼吸管理が必要である．

1）薬物療法

a）抗菌薬

市中ならびに院内肺炎における主な起炎菌は異なっている．すなわち，市中肺炎の起炎菌は強毒菌であるが，抗菌薬に感受性が高く反応性は良好である．一方，高齢者の市中肺炎や院内肺炎における起炎菌は弱毒菌であり抗菌薬感受性が低い．いずれの肺炎においても，速やかに起炎菌を同定して適切な抗菌薬を投与する．

抗菌薬を予防的に全身あるいは局所投与すると，耐性菌が出現する可能性がある．特に，VAPは耐性緑膿菌，MRSAの下気道への定着が発症要因とされており，人工呼吸管理中の抗菌薬の予防的投与は推奨されていない[1]．

b）抗酸薬・H_2受容体拮抗薬

人工呼吸管理時のストレス潰瘍の予防としては，両薬剤の投与は推奨されているものの[2]，胃内容物のpH低下に伴うVAP発症予防に関しては明確にされていない．

2) 呼吸理学療法

a）通常の体位変換

体位変換は左右側臥位を1～2時間ごとに繰り返す．また，人工呼吸中はなるべく半坐位を保つ．

b）排痰手技を併用した体位ドレナージ

気道内分泌物が多い場合には，分泌物が貯留している肺区域が上方となるような体位を20～30分間保持する．また，患者の呼気に合わせて分泌物が貯留している肺区域の胸郭を，胸郭運動を妨げないように圧迫し，呼気とともに分泌物を押し出す排痰手技，すなわち，スクィージング（squeezing）が有効とされている．なお，急性呼吸不全における体位ドレナージは，低酸素血症の増悪，心負荷の増大，酸素消費量の増加などの有害性が指摘されいるので，頭低位などの極端な体位は行わない[3,4]．

3) 酸素療法

Pa_{CO_2}の上昇がなくPa_{O_2}が低下している症例では，まず酸素吸入を開始する．

4) 人工呼吸療法

酸素吸入してもPa_{O_2}が上昇しなければ，末梢気道ならびに肺胞の虚脱による肺内シャントの増大が考えられるので，人工呼吸の適応となる．

他の呼吸器疾患がなく肺炎によってガス交換能が低下した症例，すなわち急性呼吸不全例では**表1**に示す適応基準に従って人工呼吸を開始する．特に，高齢者における急性呼吸不全例では呼吸不全に対する代償機転が十分ではないので，比較的早期から人工呼吸を開始する．一方，COPDなどの慢性呼吸不全における肺炎例では，もともとの換気予備力が乏しいために重篤な呼吸不全に陥りやすい．慢性呼吸不全の急性増悪例における人工呼吸の開始基準は，高二酸化炭素血症に加えて意識障害，呼吸数の異常（>40回/分または<6回/分），pH<7.20, Pa_{O_2}<45 mmHg, 呼吸筋疲労を示唆するシーソー様呼吸，喀痰排出不能などとされている．慢性呼吸不全例では人工呼吸器に依存しやすく呼吸器装着期間が長引きやすい．その結果，ウィーニングが困難になったり，肺の圧損傷などの合併症を発生しやすくなる[5]．

換気様式は，急性あるいは慢性呼吸不全にかかわらずなるべく自発呼吸を温存し，PSV, 同期式間欠的強制換気（synchronized intermittent mandatory ventilation：SIMV），CPAPなどの部分的補助換気を用いるのがよい．

表1 人工呼吸の適応

パラメータ	適応	正常範囲
換気力		
呼吸数（回/分）	<5 または >25	$10\sim20$
1回換気量（ml/kg）	<3	$8\sim12$
肺活量（ml/kg）	<10	$65\sim75$
最大吸気圧（mmH$_2$O）	>-20	$-75\sim-100$
酸素化能		
Pa$_{O_2}$（mmHg）	<60（F$_{I_{O_2}}=0.6$）	$75\sim100$（F$_{I_{O_2}}=0.21$）
A-aD$_{O_2}$（mmHg）	>350（F$_{I_{O_2}}=1.0$）	$25\sim65$（F$_{I_{O_2}}=1.0$）
換気効率		
Pa$_{CO_2}$（mmHg）	>60	$35\sim45$
V$_D$/V$_T$	>0.6	0.3

(Fink JB, Krause SA, Barrett L. Extending ventilator circuit change interval beyond 2 days reduces the likelihood of ventilator-associated pneumonia. Chest 1998；113：405-11 より引用)

5）気道管理

a）気管内吸引

気管内吸引は，吸引操作による低酸素血症を防止するため，気管内吸引を行う前に酸素濃度を高めてPa$_{O_2}$が上昇した後に施行する．また，吸引後には十分な換気量で陽圧換気を施行し肺胞を再開通させる．気管支ファイバスコープを用いた気管内吸引は，喀痰が存在する部位を選択的に吸引できるので，より効果的である．

b）トイレッティング

気管洗浄は喀痰が粘稠な場合には効果的である．しかし，洗浄液が肺の広範囲に拡散するために，一時的に低酸素血症に陥る危険性がある[2]．

05　留意点

1）高齢者肺炎

高齢者は加齢による唾液分泌量の減少，日常生活動作の低下，さまざまな基礎疾患，抗菌薬投与などにより口腔内細菌叢が変化する．その結果，嫌気性菌，腸内細菌や緑膿菌などのグラム陰性菌，各種の薬剤耐性菌などが生息しやすくなる．

2）易感染性肺炎

糖尿病・膠原病・腎不全・末期癌・AIDSなどの疾患や抗癌薬・ステロイド薬・免疫抑制薬などの投与時では，免疫機能が低下しているために易感染状態にある．易感染性の肺炎では肺炎球菌に加えて肺炎桿菌などのグラム陰性桿菌が起炎菌となりやすい．さらに，AIDSではニューモシスチスや真菌などの頻度が高くなる．

3） VAP

　気管挿管して人工呼吸を施行している場合には，気管チューブのカフを十分にふくらませても，口腔内分泌物がカフと気管との隙間やカフの皺を沿って流れ込むために，細菌の侵入を完全に防止することはできない。また，患者の免疫機能の低下，誤嚥しやすい体位，筋弛緩薬，長期人工呼吸管理，再挿管，発症前の抗菌薬投与などでは，VAP発症のリスクが高くなる。

4） 誤嚥性肺炎

　誤嚥性肺炎は嚥下機能が障害されている術後患者，意識レベルが低下している患者，高齢者などにおいて発症しやすい。また，胃内容物の酸性度が高いほど肺組織に対する障害が強い。

5） 院内肺炎の予防

　院内肺炎は難治性であるので，できるだけ発症を予防することが重要である。したがって，十分な栄養管理を行い免疫機能の低下を防ぐとともに，耐性菌を出現させる抗菌薬の投与法は避けなければならない。また，最近問題視されているVAP発症の防止対策として，下記の方法が有用とされている[6]。

　①空腸内経管栄養
　②手洗いの施行，滅菌手袋・ガウンの着用
　③口腔内清拭（30倍希釈のポビドンヨード液を使用する）
　④閉鎖式気管吸引カテーテルキットの使用（24時間で交換する）
　⑤持続的声門下部吸引

〈引用文献〉

1) Dodek P, Keenan S, Cook D, et al. Evidence-based clinical practice guideline for the prevention of ventilator-associated pneumonia. Ann Intern Med 2004；17；141（4）：305-13.
2) 日本呼吸療法医学会・急性呼吸不全実態調査委員会．ARDSに対するClinical Practice Guideline. 人工呼吸 1999；16(2)：95-115.
3) Kollef MH. The prevention of ventilator associated pneumonia. N Engl J Med 1999；340：627-34.
4) Fink JB, Krause SA, Barrett L. Extending ventilator circuit change interval beyond 2 days reduces the likelihood of ventilator-associated pneumonia. Chest 1998；113：405-11.
5) Stamm AM. Ventilator associated pneumonia and frequency of circuit changes. Am J Infect Control 1998；26：71-3.
6) 相馬一亥．人工呼吸中の感染対策―役に立つ呼吸管理の実際．第1版．野口　宏，安本和正編．東京：真興交易医書出版部；2004. p. 163-70.

（昭和大学医学部麻酔科学講座　**桑迫勇登，松村堅二**）

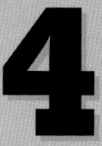

Ⅱ. 症例による呼吸管理のポイント

4 COPDの急性増悪

SYLLABUS

【病態の特徴】
- 気道や肺の感染などを契機として呼吸仕事量増大や呼吸筋疲弊から急激に悪化する慢性肺疾患である。
- 著明な低酸素血症と呼吸性アシドーシスを呈する。

【呼吸管理】
- 薬物療法や酸素療法で反応性に乏しいときは人工呼吸を実施する。
- 人工呼吸にはマスクを介して行うNPPVと気管挿管下のIPPVがあるが，NPPVを第1選択とすることが多くなった。
- NPPVは従来の治療法に比して気管挿管の必要性を減らし，IPPVよりも人工呼吸日数や入院日数を短縮させ，生存率が高くなることが実証された。

【留意点】
- NPPVの適応外や不成功の症例では気管挿管下にIPPVを導入する。
- 自覚症状や臨床所見などが改善したら可及的速やかに人工呼吸からの離脱を開始する。
- 長期間のIPPVや重篤な合併症を有するときは死亡率が高くなる。

01 症例

71歳，男性。初夏に呼吸困難が出現し，救急車で来院した。56歳のときに肺気腫と診断され，これまでに6回の入院歴がある。既往歴としては肺結核（22歳）や拡張型心筋症（60歳）などがある。喫煙歴は52歳までの20年間に100本/日であった。初診時に起坐呼吸や横隔膜の奇異性運動，チアノーゼを認めたが，意識は清明であった。酸素吸入（経鼻カテーテル，3 l/分）にて動脈血二酸化炭素分圧（Pa_{CO_2}）54 mmHg，動脈血酸素分圧（Pa_{O_2}）70 mmHgであった。その後，意識は混濁し，Pa_{CO_2} 106 mmHgとなった。肺炎を契機に慢性閉塞性肺疾患（chronic obstructive pulmonary disease：COPD）の急性増悪を来し，高濃度酸素吸入によって二酸化炭素ナルコーシスに陥ったものと判定した。

ICUに収容して抗菌薬やアミノフィリン，ステロイド薬を投与するとともに気管挿管下に人工呼吸を実施した．プレッシャーサポート換気（pressure support ventilation：PSV）で吸気圧10 cmH₂O，吸入酸素濃度（F_{IO_2}）0.4で開始したところ，Pa_{CO_2} 49 mmHg，Pa_{O_2} 110 mmHgと改善し，15時間後には人工呼吸からの離脱に成功した．ベンチュリマスクF_{IO_2} 0.31でPa_{CO_2} 43 mmHg，Pa_{O_2} 81 mmHgとなり，34時間後に一般病棟に帰室した．しかし，食事摂取時に低酸素血症が生じ，病棟で気管挿管下にPSVが再開された．その後も軽快・悪化を繰り返し，次第に喀痰排出能は低下したため，気管切開下にPSVが継続されたが，3カ月後に死亡した．

02 胸部X線写真

上記症例で10年前のCOPD慢性安定期に立位撮影した胸部X線写真（**図1**）では，陳旧性肺結核によると考えられる左側肺門部挙上と両側胸膜の肥厚・癒着を認める．中下肺野領域の過膨張と肺末梢血管陰影の乏少化は肺気腫を強く示唆する．同時期の胸部CT（**図2**）では両側肺に多数の囊胞状の気腔病変を認め，特に左側で肺実質の消失が顕著である．10年後に急性増悪して緊急入院したときの仰臥位撮影の胸部X線写真（**図3**）では，右側中下肺野領域に肺炎を疑わせる浸潤影を認める．心陰影拡大は撮影体位による差異はあるが，拡張型心筋症による影響も否定できない．

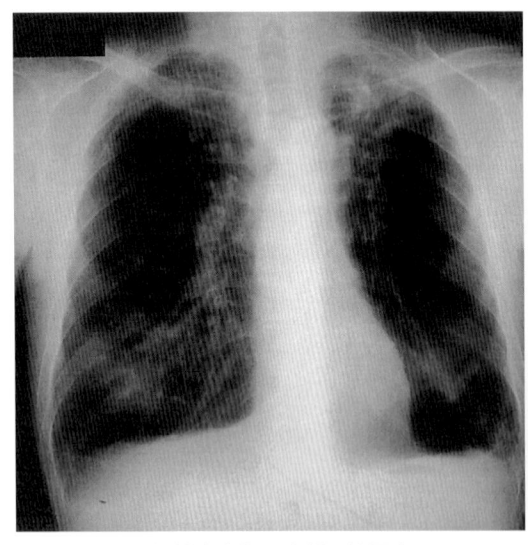

図1 COPD慢性安定期の胸部X線写真（立位撮影）
陳旧性肺結核によると考えられる肺野と胸膜の異常陰影とともに中下肺野領域には過膨張と肺血管陰影の乏少化を認める．

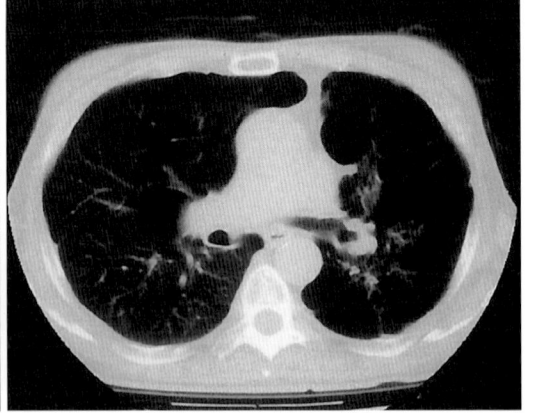

図2 COPD慢性安定期の胸部CT
両側肺に多数の気腫性陰影を認め，特に左肺で顕著である．

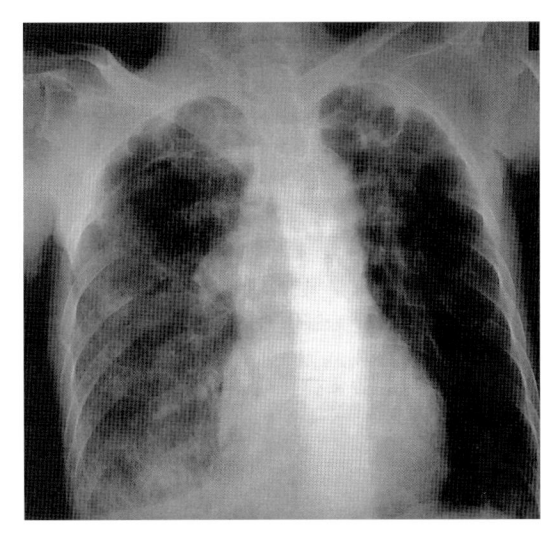

図3 呼吸困難時の胸部X線写真（仰臥位撮影）
右中下肺野に肺炎を疑わせる浸潤影を認め，心陰影の拡大は拡張型心筋症からの心不全も否定できない。

03 呼吸管理法

　COPDは末梢気道病変と肺実質の破壊性病変を併せもつ，進行性の慢性肺疾患である。提示した症例のように長期喫煙はリスクファクタとなる。図4に示すように気道・肺の感染や心不全を契機に急激に悪化する。低酸素血症は顕著となり，ガス交換能も障害されて呼吸性アシドーシスを呈する。Auto-(内因性) PEEP (positive end-expiratory pressure) の上昇に打ち勝つ吸気努力のため，胸鎖乳突筋などの呼吸補助筋が動員され，呼吸仕事量は増大する[1]。

　感染に対する抗菌薬投与とともに，気管支拡張薬であるβ_2刺激薬や抗コリン薬の吸入療法を行う。アミノフィリンやステロイド薬の全身投与も行われる。呼吸促進薬（ドキサプラム）は一時的な効果しかない[1]。酸素吸入も必須であり，動脈血酸素飽和度（Sp_{O_2}）>90%（Pa_{O_2}>60 mmHg）を目標に低濃度から徐々に酸素濃度を上げる。

　薬物治療が奏効しないとき，錯乱・傾眠状態，呼吸筋疲弊，横隔膜の奇異性運動，低酸素血症や呼吸性アシドーシスの遷延・悪化，あるいは換気補助の必要性があると判断したときはICUに収容して人工呼吸を開始する。人工呼吸の目的は，①呼吸困難感などの自覚症状の改善，②低酸素血症および呼吸性アシドーシスの是正，および③呼吸仕事量の軽減（呼吸筋休息）である。

1) NPPV

　人工呼吸で有益性が実証されたのが非侵襲的陽圧換気（noninvasive positive pressure ventilation：NPPV）である[2)〜4)]。薬物療法単独に比して気管挿管の必要性や死亡率を減少させる[2]。気管挿管下の侵襲的陽圧換気（invasive positive pressure ventilation：IPPV）よりも人工呼吸日数や入院・長期死亡率を低下させる[3]。人工呼吸器関連肺炎（ventilator-associated pneumonia：VAP）や院内感染の頻度も減じ，費用対効果の面でも有益性がある[3]。しかし，これらは重症例だけであり，軽度悪化症例には認められない[3)4)]。

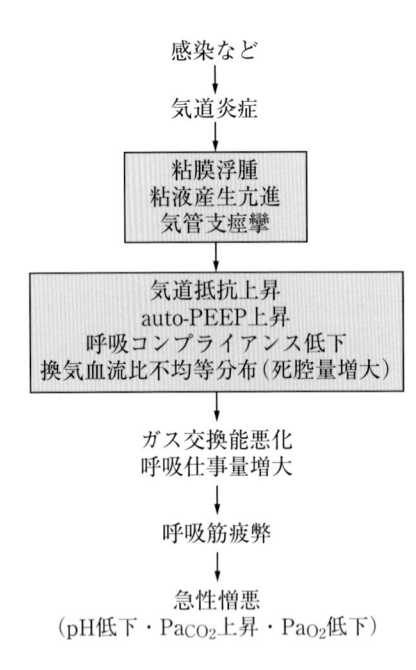

```
        感染など
          ↓
        気道炎症
          ↓
    ┌──────────┐
    │ 粘膜浮腫   │
    │ 粘液産生亢進 │
    │ 気管支痙攣  │
    └──────────┘
          ↓
　┌────────────────┐
　│ 気道抵抗上昇         │
　│ auto-PEEP上昇       │
　│ 呼吸コンプライアンス低下 │
　│ 換気血流比不均等分布（死腔量増大） │
　└────────────────┘
          ↓
      ガス交換能悪化
      呼吸仕事量増大
          ↓
       呼吸筋疲弊
          ↓
        急性憎悪
  (pH低下・$Pa_{CO_2}$上昇・$Pa_{O_2}$低下)
```

図4　COPD急性増悪の病態生理
多くは気道・肺感染から急性増悪するが，心不全などを認めることもある。人工呼吸管理が長期化すると，人工呼吸器関連肺炎を併発しやすく，病態はさらに悪化する。
(Johnson MK, Stevenson RD. Management of an acute exacerbation of COPD；Are we ignoring the evidence? Thorax 2002；57（Suppl Ⅱ）：ii15－ii23 より改変引用)

円滑な導入には医療スタッフの習熟度のみならず，患者の協力や適応症例の選出，適切なマスクの使用が重要である。気道分泌物が少なく，マスク周囲からの空気漏れも少なく，高二酸化炭素血症による意識障害が軽度であると，円滑に実施しやすい[3]。

適応基準および除外基準は図5に示した[3]。意識レベルは重要な因子であるが，提示した症例のように明らかに高二酸化炭素血症による意識障害では短時間のうちに意識回復が望めるため，適応基準に含めてよい。

NPPV成否の鍵を握るのが，適切なマスクの選択である。鼻マスクは最も受け入れられやすいが，口からの空気漏れが大きいときは，顔（full-face）マスクを使用すべきである。最近ではtotal-faceマスクが眼や鼻梁への刺激が少なく，好まれている。

PSVを行うが，NPPV専用機種（bilevel positive airway pressure：BiPAP）は従来の人工呼吸器よりも患者と人工呼吸器の同調性に優れている。BiPAP装置には3種類の換気モードがあり，無呼吸時にも作動可能なS/T（spontaneous/timed）モードで行うのがよい。吸気気道陽圧（inspiratory positive airway pressure：IPAP）は8〜10 cmH$_2$Oと，患者の不安感を緩和させるために低圧から開始する。患者の受容性や臨床所見の改善度などを参考にしながら徐々に至適レベルに変更する。

自発呼吸感知（トリガー）に影響するauto-PEEP対策も重要である。Auto-PEEPに拮抗させるために呼気気道陽圧（expiratory positive airway pressure：EPAP）を3〜5 cmH$_2$Oに設定する。IPAPとEPAPの圧較差が吸気圧となる。

最初の24時間は食事摂取や理学療法を行うとき以外はNPPVを継続すべきである。導入2〜4時間後には自覚症状や臨床所見，動脈血ガス分析から継続すべきか，IPPVに変更すべきか検討する。改善したら3〜4日間でNPPVから離脱させる[3]。離脱にはIPAPを徐々に下げる方法と，NPPV

表1　人工呼吸からの離脱困難の判定基準

下記のいずれかを認めるとき
① 発汗・不穏
② 傾眠傾向
③ 呼吸数＞35回/分あるいは50％以上の増加
④ 心拍数あるいは収縮期血圧の20％以上の増加
⑤ Sp_{O_2}＜90％あるいは5％以上の低下
⑥ pH＜7.35

離脱困難と判定したら，速やかに人工呼吸を再開する．自覚症状の消失や呼吸・循環動態の安定化，動脈血ガス分析所見の回復を図った後に再度，離脱を試みる．

と自発呼吸を交互に繰り返して徐々に自発呼吸に移行させる方法があるが，後者が一般的である[3]．**表1**に示すような所見を認めるときは離脱困難と判定して，NPPVを継続しなければならない．

2）IPPV

図5に示すようにNPPV除外基準の症例やNPPV不成功症例ではIPPVを行う．目的はNPPV同様に呼吸仕事量の軽減やガス交換能の改善を図ることである．換気様式としてはPSVが多いが，同期式間欠的強制換気（synchronized intermittent mandatory ventilation：SIMV）も用いられる．PEEP 3〜5 cmH₂Oは自発呼吸感知が容易になる．臨床所見などが改善し，可能ならIPPV開始48時間後にはT-ピース法に切り替えて2時間程度維持し，1回換気量＞5 ml/kg，呼吸数＜35回/分，Sp_{O_2}＞90％（$F_{I_{O_2}}$ 0.4）などの所見を満たすなら，24時間以内に気管チューブを抜管する．これらの基準を満たさなくても気管チューブを早期に抜管し，NPPVで維持してから離脱する方法の有用性が指摘されている[3]．

04　留意点

提示した症例でも当院に7回目の入院であり，繰り返し入院することが多いが，患者のQOL維持に努めなければならない．患者・家族にCOPDの病態や人工呼吸管理について十分に説明して協力を得ることも大切である．

アミノフィリンの有効治療域は狭く，血中濃度を測定して副作用出現に注意する．また，チトクロームP450で代謝されるため，H₂受容体拮抗薬（シメチジン），抗血小板薬（チクロピジン），ベンゾジアゼピン系薬，マクロライド系やニューキノロン系抗菌薬などの投与は血中濃度が上昇しやすい．欧米では本薬物の効果が疑問視されている[1]．

提示した症例では高濃度酸素吸入による二酸化炭素ナルコーシスが発症した．COPDでは二酸化炭素に対する呼吸中枢反応は鈍化し，低酸素による頸動脈体や大動脈体の末梢性化学受容器からの

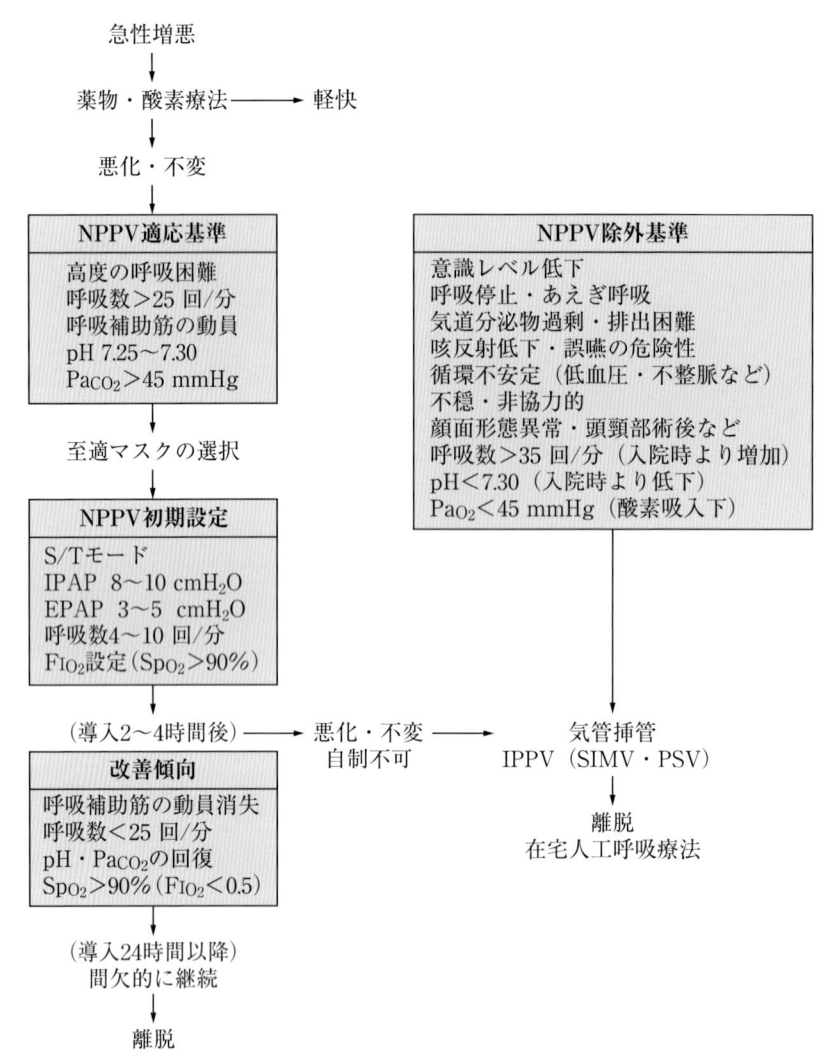

```
                    急性増悪
                       ↓
              薬物・酸素療法 ――→ 軽快
                       ↓
                    悪化・不変
                       ↓
    ┌──────────────────┐         ┌──────────────────────────┐
    │   NPPV適応基準    │         │      NPPV除外基準         │
    ├──────────────────┤         ├──────────────────────────┤
    │ 高度の呼吸困難    │         │ 意識レベル低下            │
    │ 呼吸数＞25回/分   │         │ 呼吸停止・あえぎ呼吸      │
    │ 呼吸補助筋の動員  │         │ 気道分泌物過剰・排出困難  │
    │ pH 7.25～7.30    │         │ 咳反射低下・誤嚥の危険性  │
    │ PaCO₂＞45 mmHg   │         │ 循環不安定（低血圧・不整脈など）│
    └──────────────────┘         │ 不穏・非協力的            │
             ↓                    │ 顔面形態異常・頭頸部術後など│
       至適マスクの選択           │ 呼吸数＞35回/分（入院時より増加）│
             ↓                    │ pH＜7.30（入院時より低下）│
    ┌──────────────────┐         │ PaO₂＜45 mmHg（酸素吸入下）│
    │   NPPV初期設定    │         └──────────────────────────┘
    ├──────────────────┤
    │ S/Tモード         │
    │ IPAP 8～10 cmH₂O │
    │ EPAP 3～5 cmH₂O  │
    │ 呼吸数4～10回/分  │
    │ FIO₂設定(SpO₂＞90%)│
    └──────────────────┘
             ↓
    （導入2～4時間後）――→ 悪化・不変 ――→ 気管挿管
                          自制不可        IPPV（SIMV・PSV）
             ↓                                  ↓
    ┌──────────────────┐                      離脱
    │     改善傾向      │                  在宅人工呼吸療法
    ├──────────────────┤
    │ 呼吸補助筋の動員消失│
    │ 呼吸数＜25回/分   │
    │ pH・PaCO₂の回復  │
    │ SpO₂＞90%(FIO₂＜0.5)│
    └──────────────────┘
             ↓
    （導入24時間以降）
      間欠的に継続
             ↓
           離脱
```

図5 COPD急性増悪に対する人工呼吸のアルゴリズム

NPPVの有用性は確立されたが，NPPVの適応外やNPPVが無効なときは速やかにIPPVに変更する．実施にあたって円滑に導入するには，患者に十分に説明して同意を得るとともに協力的であることが大切である．
(Sinuff T, Keenan SP. Clinical practice guideline for the use of noninvasive positive pressure ventilation in COPD patients with acute respiratory failure. J Crit Care 2004；19：82-91より改変引用)

刺激で維持されているが，高濃度酸素吸入でこの刺激が消失するという説と，最近では換気血流比の不均等分布による死腔換気率増大が原因とする説がある．

　重篤な合併症を有することが多く，人工呼吸による影響については注意深く対応する．提示した症例ではIPPVによって静脈環流が阻害され，心機能が悪化した可能性がある．

1) NPPV

　適応基準に合致した症例で実施することが重要である。動脈血pH≦7.25，Pa_{CO_2}≧70 mmHgと，適応基準から外れる呼吸性アシドーシスの症例では成功率が低くなるが，成功症例では死亡率や人工呼吸・入院日数などに有益性がある。不成功症例ではIPPVを改めて導入するが，最初からIPPVを行った症例と臨床的アウトカムは同等である[5]。

　導入当初は呼吸困難感などの自覚症状やバイタルサインに注意を払い，SpO_2や心電図はモニタリングすべきである。また，NPPVと自発呼吸との同調性，胸郭運動，呼吸音は頻回に確認する。手技上の留意点としてはマスク周囲からの空気漏れ，マスクの不快感および鼻梁損傷があり，長時間使用時は鼻梁の疼痛や紅斑，潰瘍形成とともに，胃膨満，低血圧，誤嚥，気胸などにも細心の注意を払う。

2) IPPV

　長期化すると下側肺障害，喀痰排出困難，呼吸筋萎縮，VAPなどの重篤な合併症を認めやすい。提示した症例でも長期IPPVで喀痰排出が困難になった。IPPVを行った症例は入院死亡率が28％と高くなり，人工呼吸日数3日間以上や気管チューブ抜管後72時間以内に再挿管する症例は高死亡率になる。また，うっ血性心不全，肝硬変，慢性腎不全，免疫抑制状態の存在は死亡のリスクファクタである[6]。

〈引用文献〉

1) Johnson MK, Stevenson RD. Management of an acute exacerbation of COPD ; Are we ignoring the evidence? Thorax 2002 ; 57（Suppl Ⅱ）: ii15-ii23.
2) Lightowler JV, Wedzicha JA, Elliott MW, et al. Non-invasive positive pressure ventilation to treat respiratory failure resulting from exacerbations of chronic obstructive pulmonary disease ; Cochrane systematic review and meta-analysis. BMJ 2003 ; 326 : 185-7.
3) Sinuff T, Keenan SP. Clinical practice guideline for the use of noninvasive positive pressure ventilation in COPD patients with acute respiratory failure. J Crit Care 2004 ; 19 : 82-91.
4) Keenan SP, Sinuff T, Cook DJ, et al. Which patients with acute exacerbation of chronic obstructive pulmonary disease benefit from noninvasive positive-pressure ventilation? ; A systematic review of the literature. Ann Intern Med 2003 ; 138 : 861-70.
5) Squadrone E, Frigerio P, Fogliati C, et al. Noninvasive vs invasive ventilation in COPD patients with severe acute respiratory failure deemed to require ventilatory assistance. Intensive Care Med 2004 ; 30 : 1303-10.
6) Nevins ML, Epstein SK. Predictors of outcome for patients with COPD requiring invasive mechanical ventilation. Chest 2001 ; 119 : 1840-9.

（獨協医科大学救急医学　**崎尾秀彰**）

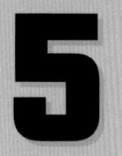

II. 症例による呼吸管理のポイント

5 肺線維症

SYLLABUS

【病態の特徴】
- 肺線維症は，肺間質が線維組織に置き換えられ，ガス交換機能が損なわれ低酸素血症を呈した病態である。
- 肺コンプライアンスの著しい低下と拡散能の低下が主な肺機能の異常であり，低酸素血症を代償するため頻呼吸を呈することが多い。

【呼吸管理上の問題点】
- 人工呼吸管理の際に高い気道内圧により肺損傷を来す可能性がある。
- 人工呼吸器の設定では気道内圧の上昇を抑えるようにし，肺保護的な換気を行う必要がある。
- また頻呼吸から呼吸筋の疲労を来す。

【問題点への対応策】
- 呼吸筋疲労を軽減するために圧補助を行うが，圧損傷を避けるため気道内圧を抑える。
- 感染予防として適応のある症例では NPPV を試みる。
- また頻呼吸で有効な換気量を得られない場合，鎮静を行い呼吸数を調節する。

潜在的な肺線維症が外傷を契機に発覚し，治療に難渋した症例を文献的な考察を加えて肺線維症について検討する。

01 症例

92歳，男性。自転車走行中，交差点で車と衝突し受傷した。救急外来受診時，右胸部痛，腰痛を訴えていた。2年ほど前より乾性咳嗽があり，近医にて胸部X線写真でも異常陰影を指摘されていたが放置していた。

来院時，意識清明，血圧 150/80 mmHg，心拍数 100 回/分，呼吸数 30 回/分。精査の結果，右肋骨骨折，右血胸，骨盤骨折と診断された。救急外来で出血性ショックを呈したため，骨盤骨折に

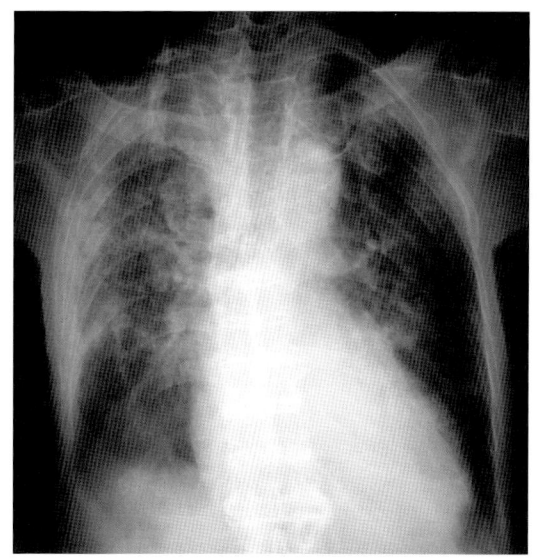

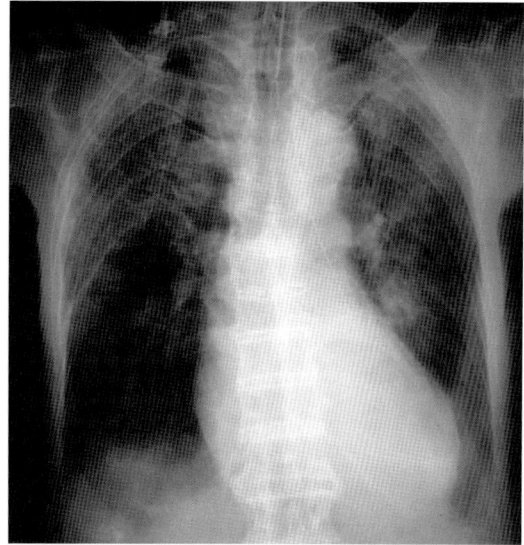

図1　第3病日　　　　　　　　　　　図2　第7病日

対し内腸骨動脈塞栓術を行い入院となった。

　第3病日，酸素マスク50％，10 l を投与したにもかかわらず末梢動脈血酸素飽和度（Sp_{O_2}）が80％台に低下したため胸部X線写真を施行した（**図1**）。両肺の網状影と透過性の低下があり，また聴診上捻髪音を認めたため間質性肺炎の急性増悪と診断した。感染対策として初期には広域スペクトルのピペラシリンを開始し，喀痰培養後クリンダマイシンに変更した。その後，気管挿管のうえ，人工呼吸管理とした。呼吸器設定は吸入酸素濃度（$F_{I_{O_2}}$）0.7，同期式間欠的強制換気（synchronized intermittent mandatory ventilation：SIMV）20回/分，1回換気量（V_T）400 ml，呼気終末陽圧（positive end-expiratory pressure：PEEP）7 cmH₂O，プレッシャーサポート換気（pressure support ventilation：PSV）のサポート圧10 cmH₂Oで開始した。この際の血液ガスはpH 7.444，動脈血二酸化炭素分圧（Pa_{CO_2}）45.1 mmHg，動脈血酸素分圧（Pa_{O_2}）100.3 mmHg，重炭酸イオン（HCO_3^-）30.2，塩基過剰（BE）5.3であった。

　第7病日，網状影の増強がみられた（**図2**）。肺線維化の抑制を期待してコハク酸ヒドロコルチゾンナトリウム500 mgを3日間，その後プレドニゾロン60 mg/日を投与した。

　第11病日，人工呼吸が長期間になると考えられ，気管切開を行った。酸素化能を確認しながら人工呼吸器のウィーニングを進めた。SIMVは回数を3～5回/日ずつ減らしていった。PSは極端な1回換気量の減少，呼吸数の増加を認めない程度に3～4 cmH₂O/日ずつ減少させていった。

　第15病日に人工呼吸器から離脱し，T-ピースにした（**図3**）。呼吸数は当初30回/分と頻呼吸だったが，経過中次第に落ち着き人工呼吸離脱時には20回/分程度となった（**図4**）。しかしPa_{CO_2}は，ほぼ一定であり二酸化炭素の排出力に変化はなかった。Pa_{O_2}は100 mmHgを目標に管理した。一方で$Pa_{O_2}/F_{I_{O_2}}$は当初150台だったが，第16病日では200台まで上昇した（**図5**）。

　今回の症例では乾性咳嗽と胸部X線写真での異常陰影が存在していたことから，潜在的に肺線

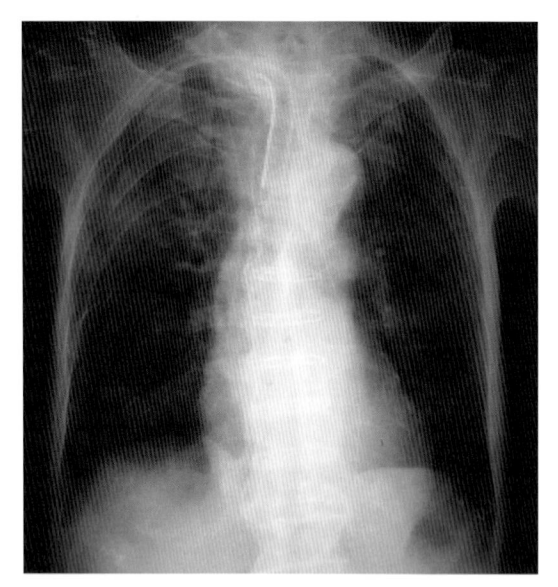

図3　第15病日

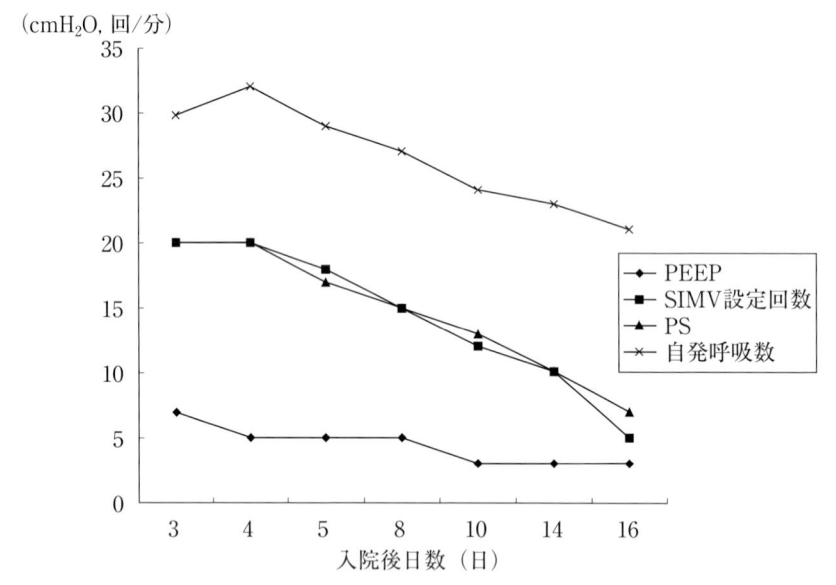

図4　呼吸器設定条件，自発呼吸数

維症を罹患していたと推測された。肺線維症は肺の間質，すなわち肺胞隔壁あるいは細気管支周囲間質に炎症性細胞の浸潤が認められる肺疾患群である[1]。感染などが誘因となり急性増悪することが知られているが，今回の症例は外傷による侵襲が加わり，呼吸状態が悪化したものと考えられた。

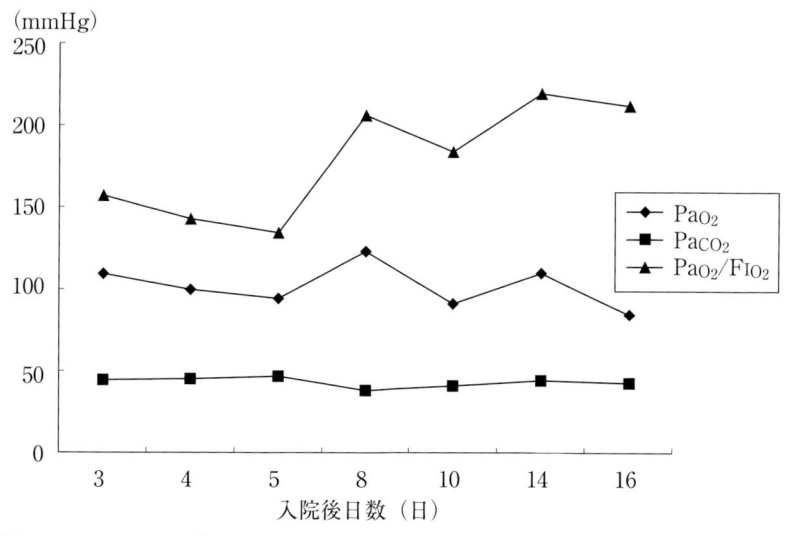

図5 Pa_{O_2}, Pa_{CO_2}とPa_{O_2}/F_{IO_2}

02 病態の特徴

1）肺線維症

　肺線維症の原因には特発性肺線維症や急性呼吸促迫症候群（acute respiratory distress syndrome：ARDS），抗癌薬ブレオマイシン，放射線，粉塵による塵肺，膠原病などがあるが[2]，いずれも肺胞が線維化組織に置き換えられ，ガス交換機能が失われた終末期の状態である。したがって予後不良の状態である。肺の線維化を抑制するためにステロイドや免疫抑制薬の投与が行われているが[3]，特発性肺線維症は特に予後が悪く，平均の生存期間は2～4年である。

2）肺機能

　間質の線維化により，肺機能の異常として大きく2つのことが起こってくる。一つは肺が硬くなることにより，肺コンプライアンスの低下が生じることである。コンプライアンスとは肺，胸郭の弾性の指標として用いられる概念である。肺コンプライアンスとは肺にかかる圧が1 cmH$_2$O変化したときに肺容積が何l変化したかで表現される[4]。肺コンプライアンスの低下は全肺気量，機能的残気量，残気量の低下，1秒率の増大を来し，拘束性換気障害の状態に陥る。頻呼吸のため呼吸筋は疲弊し，さらに外傷，手術などの侵襲が加わると換気不全を来す。

　もう一つは肺胞から肺毛細血管への拡散能が低下することである[5]。肺胞気と肺毛細血管との間のガス交換は，物理的な拡散現象によって行われる。気体分子が肺胞壁と毛細管壁を通過する過程で，肺線維症では肺胞壁の肥厚により拡散能の低下を来す。それにより肺毛細血管血の酸素化能が障害され，低酸素血症の原因となる[6]。

3）動脈血液ガス

肺胞気-動脈血酸素分圧較差（A-aD_{O_2}）は肺胞気と動脈血との酸素分圧の差であり，肺の酸素化能力を示す．肺胞気と動脈血におけるガス分圧差は二酸化炭素ではほとんどみられない（$P_{ACO_2}≒P_{aCO_2}$）が，酸素分圧については明らかな差がみられる．これを肺胞気-動脈血酸素分圧較差という．正常では 10 mmHg 以下であるが，年齢とともに増加する．

この A-aD_{O_2} の大きさは肺におけるガス交換障害の程度を表している．A-aD_{O_2} が大きくなる原因として，①換気血流比（$\dot{V}_A/\dot{Q}$）不均等分布，②ガス拡散障害，③シャント増大，④F_{IO_2} 増大，が考えられる．肺胞気酸素分圧（P_{AO_2}）は，呼吸商（R），P_{aCO_2}，F_{IO_2} から求められる．

$P_{AO_2}=P_{IO_2}-P_{aCO_2}/R[1-F_{IO_2}×(1-R)]$

A-a$D_{O_2}=P_{AO_2}-P_{aO_2}$

である．

A-aD_{O_2} の正常値は 10 mmHg 未満である．肺線維症では肺胞壁が肥厚するためガス拡散障害が起こり，A-aD_{O_2} は開大する．

03 呼吸管理上の問題点・対応策

1）人工呼吸管理

a）人工呼吸器設定

人工呼吸管理により大きな圧がかかると気胸，皮下気腫，縦隔気腫などの圧損傷が生じることがある．肺の線維化は一様ではないため，高い気道内圧がかかるとコンプライアンスの高い肺胞が過膨張し，気胸を生じる可能性がある．気胸になるとコンプライアンスが低下しているため再膨張が困難となることが多い．また肺コンプライアンスの異なる肺胞が陽圧換気により膨張と虚脱を繰り返していると，肺胞同士の間でずり応力が生じて肺胞血管内皮が障害を受け，肺内でインターロイキン 6（IL-6）や腫瘍壊死因子 α（TNF-α）などの炎症性サイトカインを産生する[7]．サイトカインにより好中球の浸潤と活性化から広範な肺損傷を来すだけでなく，肺以外の遠隔臓器にも障害を及ぼし，多臓器不全にも関係する．

さらに大きな 1 回換気量では，気道や肺胞の過伸展を来した肺胞基底膜を損傷し，白血球浸潤，間質や肺胞の浮腫が生じて volu-trauma となる．これらの現象と上記の肺機能変化から，基本的には気道内圧の上昇を抑える換気の設定が推奨されている．

肺が過膨張にならないようにするための 1 回換気量と PEEP の設定は圧容量曲線を用いて求められる（図6）．理論的には圧容量曲線上で 2 つの屈曲点，LIP（lower inflection point）と UIP（upper inflection point）をとり，1 回換気量は UIP を超えないように，PEEP は LIP 以上に設定する．実際には LIP，UIP をとることが難しいことが多いが，これにより肺線維症のようなコンプライアンスが低下した肺にも肺保護的な換気が行える．しかし，最近はこの LIP と UIP のもつ意義についても疑問があり，今後の検討を待ちたい．

肺線維症に対する実際の人工呼吸器設定は SIMV で強制換気回数 10〜20 回／分，PEEP 5〜15

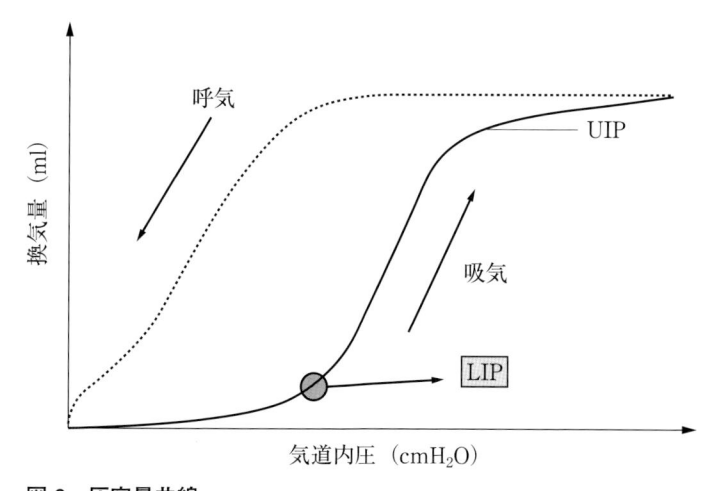

図6 圧容量曲線
(Barbas CSV, et al. Lung recruitment maneuvers in acute respiratory distress syndrome. Respir Care Clin 2003；9：401-18 より改変引用)

cmH_2O，PSV のサポート圧 5～10 cmH_2O を目安とする。気道内圧は最高気道内圧については 40 cmH_2O（3.92 kPa），プラトー圧で 35 cmH_2O（3.43 kPa）以上が危険と考えられている。1回換気量は気道内圧をみながら最高気道内圧が 30 cmH_2O 以下となるように設定する[8]。

b）NPPV

今回の症例では骨盤骨折，多発肋骨骨折があり全身状態が悪かったため気管挿管下に人工呼吸を行ったが，最近呼吸不全に試みられている方法として非侵襲的陽圧換気（non-invasive positive pressure ventilation：NPPV）がある。

その歴史はまだ浅く，睡眠時無呼吸症候群に適応が始まり，現在は急性期治療にも応用されている。NPPV は気管チューブの代わりにマスクを用いて患者の気道に陽圧を付加する人工呼吸法である。換気様式としてフローバイ方式が使用されており吸気相では吸気気道陽圧（inspiratory positive airway pressure：IPAP）を，呼気相では呼気気道陽圧（expiratory positive airway pressure：EPAP）を自発呼吸に合わせて付加する[9]。

すなわち NPPV は施行の前提として患者の自発呼吸があり，意識がはっきりしていることが必要である。その他の明確な適応の定義はないが，①患者が NPPV 施行に理解を示し協力的，②喀痰の自己喀出が可能，③循環動態が安定，などの条件を満たす肺線維症で比較的軽度なものが適応となる[10]。

肺線維症に NPPV を使う最大の利点は呼吸仕事量を減少させることと，人工呼吸器関連肺炎（ventilator-associated pneumonia：VAP）の予防である。

禁忌としては，以下のとおりである。

①顔面の損傷がある場合（フェイス・鼻マスクの場合）
②痰が多い場合（少なくとも1時間に1回より多い場合は適応外となる）
③2時間施行しても臨床所見が悪化する，もしくは改善傾向がうかがえない場合

④意識障害のある場合

⑤耳・鼻の疾患がある場合

　COPD以外で急性期疾患にNPPVを積極的に取り入れている施設は多くはない。問題とされるのはマンパワーである。なぜなら，慢性期においては1〜2週間ぐらいでゆっくりと患者教育ができるが，急性期では初期導入の是非が患者の予後を左右するといっても過言ではない。よって短時間で濃厚なケアと患者教育が必要となる。

　本症例のように，認知症であったり指示に従わなくコミュニケーションが困難な場合は適応外となるが，人工呼吸期間を延長させてしまう最も重大な合併症であるVAPを予防するという点では，常に適応を考慮してよいと考えられる。

　一方，インターフェイスには，次のような種類が市販されている。

①鼻マスク（ネーザルマスク）（鼻孔を直接ふさぐタイプ）

　　注意：鼻が詰まっているなどの場合はフルフェイスマスク適応

②フルフェイスマスク（鼻と口を覆うマスク）

③トータルフェイスマスク

　通常の練習・導入のときはIPAP 6〜8 cmH$_2$O，EPAP 2〜4 cmH$_2$O程度である。IPAP－EPAP＝PSとなる。導入時にPSのレベルが高いと患者は気流にあわせられないため，低い圧から初めて，目標設定圧に徐々に段階的に進めていくのがベストである。

　非侵襲的といわれるように，一般的には鼻マスクが使用されている。肺線維症などによる努力呼吸を強いられる場合，鼻のみならず，口呼吸を要することが少なくない。よって，口鼻を同時に覆うフルフェイスマスク，トータルフェイスマスクを用いた方が効果的なこともある。

　マスクのフィッティングがNPPV療法の成果の半分を占める。現在は鼻マスクの種類だけで20種類程度に増え，サイズだけではなくいくつかのタイプ別のマスクを用意することも可能となっている。

2）鎮静と不動化

　人工呼吸中は挿管チューブのほか，モニタ，中心静脈ラインなどによるストレスが大きいため，鎮静が必要である場合が多い。鎮静度の指標としてRamsayスコアが用いられることが多く，スコア3程度が目標となる[11]。鎮静薬としてはよく用いられるのはミダゾラム，プロポフォールである[12]。

　肺線維症では呼吸数が増加しているため，人工呼吸器との同調が難しい場合がある。このような状態ではケタミン，塩酸モルヒネ，フェンタニルなどの鎮痛効果の高い鎮静薬の併用を行うと，呼吸数が減少し効果的である。また麻薬による中枢性の呼吸抑制作用も期待できる。

　人工呼吸器と患者の呼吸が同調しない場合，筋弛緩薬による不動化が行われる。しかしバッキングや体動がなくなると無気肺，肺炎，呼吸筋の萎縮が生じてくる。特に高齢者ではこれらの合併症により逆にウィーニングが困難となる状態になることもあり，注意が必要である。また筋弛緩薬自体は鎮静・鎮痛作用をもたないため，必ず十分な鎮静と鎮痛を得た後に投与すべきである。このよ

うな合併症のために，筋弛緩薬の投与はどうしても人工呼吸器の調節では患者の呼吸と同調せず，ガス交換が維持できなくなった場合のみに限られるべきと考えられる．

3) 管理上のポイント

- 圧損傷を避けるため気道内圧を抑える．
- 感染予防として適応のある症例ではNPPVを試みる．
- 頻呼吸が問題になるときは鎮静を行い呼吸数を調節する．

〈引用文献〉

1) 谷口博之，近藤康博，西山 理．急速進行性の間質性肺炎の管理．呼吸 2002；21：738-46．
2) 橋本 修，小林朋子．特発性間質性肺炎の概念．呼吸と循環 2002；50：869-79．
3) 大野彰二，杉山幸比古．間質性肺炎の急性増悪における呼吸管理．治療学 2003；37：1157-9．
4) 吉矢生人．Ⅲ麻酔の基礎．稲田 豊編．最新麻酔科学．第2版．東京：克誠堂出版；1995. p. 82-9．
5) 三嶋理晃．特発性間質性肺炎の臨床．日胸外会誌 2003；11（増刊）：55-60．
6) 左利厚生．人工呼吸管理の臨床応用．Clinical Engineering 別冊人工呼吸療法 2001；4；315-19．
7) 長瀬隆英．肺線維症とロイコトリエン．綜合臨 2004；53：1987-8．
8) 上藤哲郎．疾患別の呼吸管理．丸川征四郎，横田浩史編．呼吸管理．東京：中外医学社；2003. p. 342-3．
9) 川前金幸．NPPVの歴史と呼吸機能．救急・集中治療 2005；17：9-18．
10) 長谷川伸之，鈴川正之．救急患者への適応と禁忌．ICUとCCU 2002；26：155-61．
11) 福家伸夫．呼吸管理中の鎮痛・鎮静薬と筋弛緩薬．呼吸 1995；14：291-5．
12) 西山友貴．人工呼吸中の鎮静と不動化．救急医学 1996；20：201-4．

（山形大学医学部救急医学講座　栗原正人，川前金幸）

Ⅱ. 症例による呼吸管理のポイント

6 胸部外傷（気胸・血胸・肺挫傷・肺水腫）

SYLLABUS

【発生の特徴】
- 胸部外傷は鈍的，鋭的に発生するが，わが国では鈍的外傷による頻度が高く（80％以上），鋭的外傷（穿通性外傷）は少ない。
- 鈍的外傷の多くは交通外傷であり，労災事故，自殺企図による墜落外傷などが続く。
- 最も頻度が高い損傷は胸壁軟部損傷，肋骨骨折である。
- 胸腔内には心臓，大血管，肺，食道などの重要臓器が存在するため，常にこれらの主要臓器損傷の有無を念頭におく。
- 交通事故，墜落外傷などの際にみられる高エネルギ外傷では多発外傷を伴う胸部外傷が多い。

【対応策】
- 胸部外傷は呼吸，循環に多大の影響を及ぼすため，適切で迅速な対応が求められる。
- 視診，聴診，触診は重要な情報をもたらす。
- 皮下気腫の有無を必ず確認する。
- 胸部外傷の多くは胸腔内ドレーン挿入で対応できる。
- 複数ドレーン挿入を必要とする症例は緊急手術の可能性が高い。
- 胸部外傷で修得すべき基本的手技は胸腔内ドレーン挿入法と心囊穿刺，心囊ドレナージ法である。

01 症例

1）症例 1

45歳，男性。地下鉄階段より転落した。意識はJCS Ⅱ-1であり，血圧102/69 mmHg，脈拍108/分，乳酸加リンゲル液の投与を開始した。胸部X線写真（臥位），頭～腹部CTで外傷性くも膜下出血，骨盤骨折，気胸を認めた（図1）。左肺野の虚脱（矢印）と中央陰影の右側偏位，左胸郭辺縁部の無血管陰影を認める。

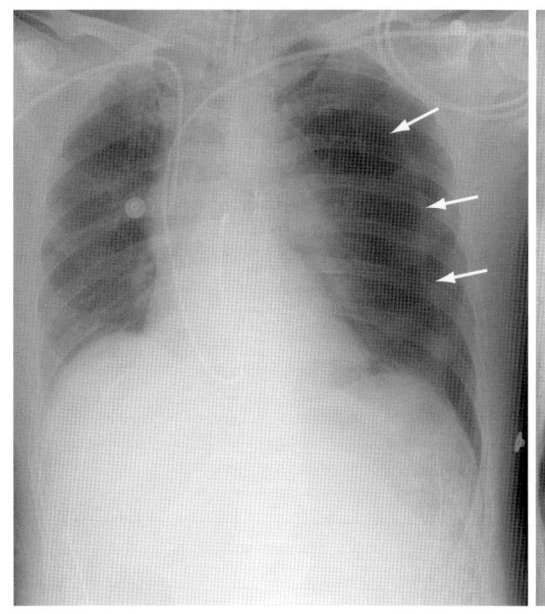

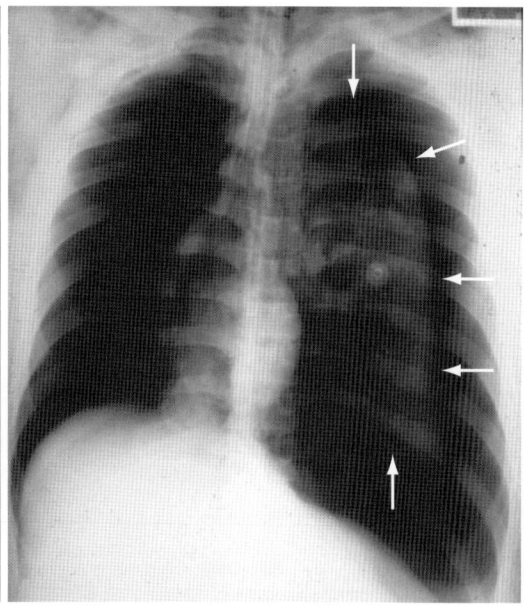

図1　気胸の胸部X線写真

図2　緊張性気胸の胸部X線写真

2）症例2

32歳，男性。原付自転車乗車中にトラックと接触し，転倒した。意識JCS Ⅲ-1のため，気管挿管下に人工呼吸を開始した。体動が激しく，鎮静薬を使用し，換気モードは量規定換気（volume control ventilation：VCV）とした。その後の胸部X線写真（臥位）で左側に緊張性気胸（強度の肺虚脱，縦隔の右側偏位，横隔膜の下方偏位，肋間拡大），縦隔気腫を認めた（図2）。緊張性気胸は入院時に気胸を確認せず陽圧換気を行った結果と思われた。これは今後の反省点となった。ただちに胸腔ドレーンを挿入し，脱気を図るとともに，頭部CTで右側頭部に硬膜下血腫を認めたため，緊急手術を施行した。

3）症例3

19歳，男性。自動二輪車乗車中に乗用車と衝突した。各種画像上，外傷性硬膜下血腫，右血気胸，骨盤骨折，四肢骨折などを認めた。胸部X線写真（臥位）で右肺野の透過性低下，右側皮下気腫を認め，胸部CTでも血液の貯留を認めた（図3）。胸部CTは胸部X線写真に比し血腫の量的推定がより明確になるとともに，胸郭の状態をより的確に判断しうる。本症例は血胸を主体とした血気胸である。

4）症例4

56歳，男性。歩行中トラックにはねられた。胸部X線写真（臥位），頭～腹部CTで外傷性頭蓋内血腫，両側血気胸，Ⅰb型肝損傷，骨盤骨折などを認めた。胸部X線写真で両側肺野の透過性低下，右部分的透過性の亢進，強度の右側皮下気腫を認め，胸部CTでは胸部X線写真で明確でな

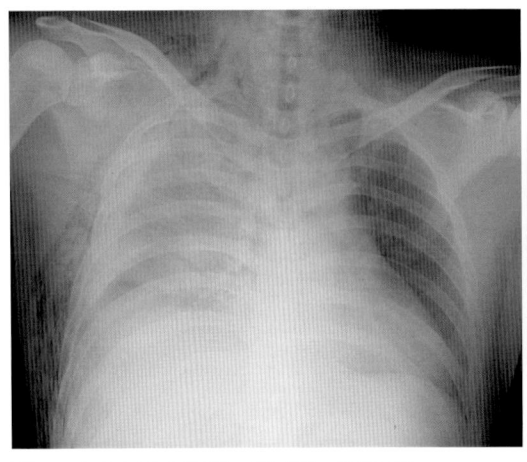

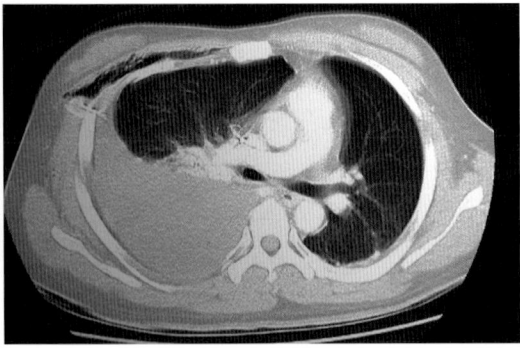

図3　右血気胸の胸部X線写真，胸部CT

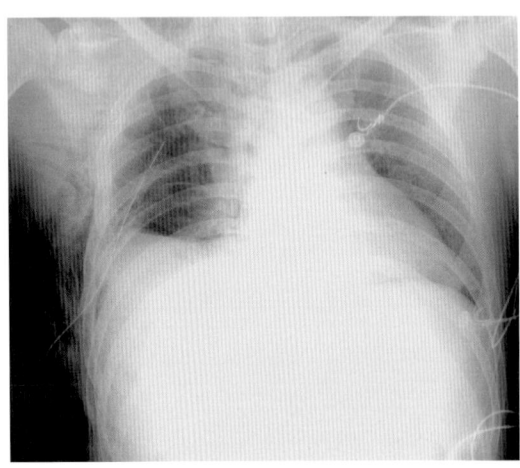

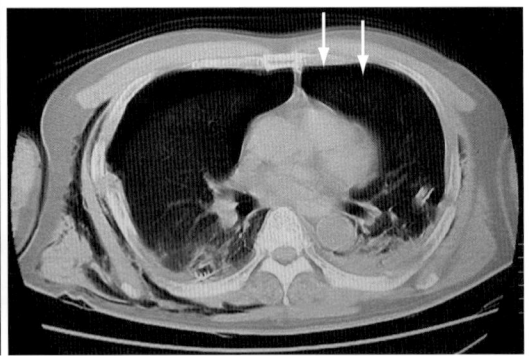

図4　両側血気胸の胸部X線写真，胸部CT

かった左側にも気胸（矢印）を認めた（図4）。本症例は気胸を主体とする両側血気胸である。

5）症例5

31歳，男性。歩行中，乗用車にはねられた。画像上，外傷性くも膜下出血，肺挫傷を認めた。胸部X線写真（臥位）で肺野中央部に円形状を呈する透過性の低下と部分的雲状陰影，縦隔に接して上下に伸びる部分的透過性の亢進像を認め，胸部CTではより明瞭な肺挫傷所見と胸部X線写真で不鮮明であった部分的肺構築の破壊による外傷性ブラ（矢印）を認めた（図5）。胸部CTでは肺挫傷の程度と大きさ，気胸や血胸の程度がより明瞭になる。

6）症例6

42歳，男性。工事現場より転落，頭部を強打した。頭部CTにて外傷性硬膜下血腫を認め，意識

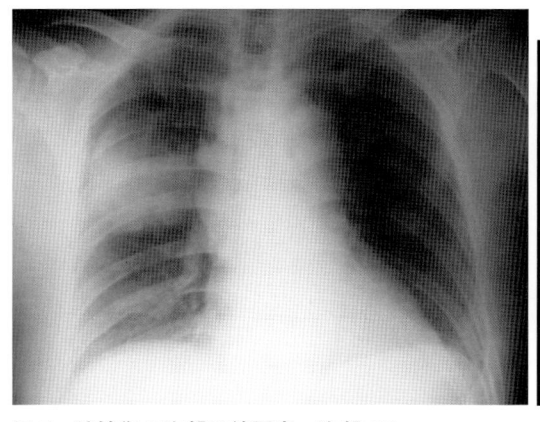

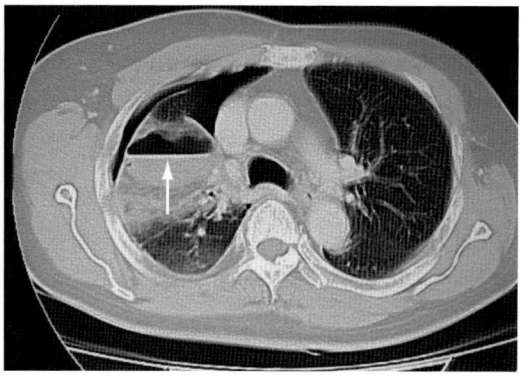

図5 肺挫傷の胸部X線写真，胸部CT

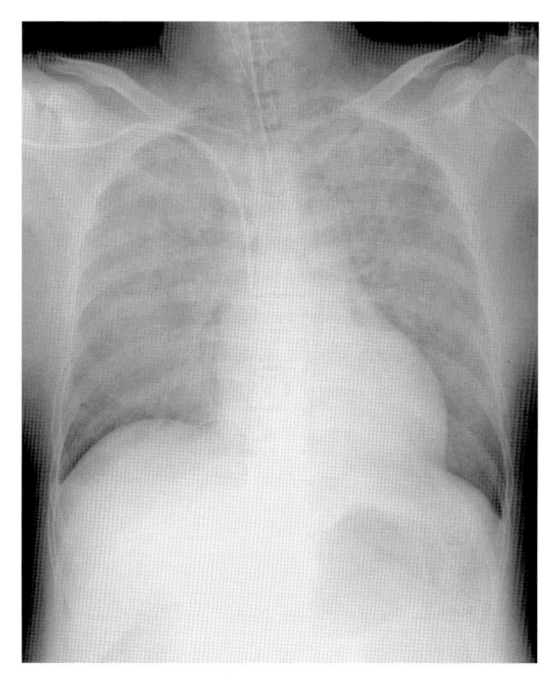

図6 神経原性肺水腫

はJCS Ⅲ-1であったため気管挿管下に人工呼吸を開始した。手術準備中の入院約60分後，突然，血液ガスが悪化し，気管挿管下の人工呼吸で吸入酸素濃度（F_{IO_2}）1.0を必要とした。胸部X線写真で両側肺野にびまん性の強度浸潤影を認め，透過性は極度に低下していた（図6）。なお，入院時の胸部X線写真には異常を認めなかった。

02 胸部X線写真・胸部CT

1) 気胸 (症例1)

a) 閉鎖性気胸

　気胸，血胸，血気胸は胸腔内損傷のなかで最も頻度の高い外傷である。胸部鈍的外傷では気胸，あるいは血胸単独というよりは血気胸を呈することが多く，多くは肋骨骨折を合併する。気胸の発生原因は肋骨骨折端による肺穿通，急激な胸腔内圧上昇，肺振盪や変位などにて発生する。気胸，あるいは血気胸合併率は肋骨骨折を伴わないとき10％以下，1～2本の肋骨骨折を伴うとき20～30％，2本以上では70～80％程度とされている。症状は胸痛，呼吸数増加，息切れ，呼吸困難などであるが，多発外傷を受傷していることが多いため，本人の訴えに信頼性を欠くこともある。

　診断は理学的所見による皮下気腫や呼吸音減弱などのほか，胸部X線写真，胸部CTにて胸腔内空気貯留による肺虚脱や胸郭辺縁部の無血管陰影の存在にて行う (図1)。少量の気胸の場合，臥位では胸郭外側部に典型的な無血管陰影を認めないため見逃されやすいが，胸部CTでは少量の気胸も描出されるためより有用性が高い。肺虚脱像が明瞭でなかったとしても中下肺野に部分的透過性の亢進を認めるときは気胸を強く疑う。少量の気胸でも立位もしくは側臥位にて撮影すれば，診断率が向上する。気胸の多くは胸腔内へのドレーンチューブ留置にて治癒する。虚脱率10％以下の気胸では胸腔ドレーンは不要であるが，合併損傷の手術を行う際には緊張性気胸の発生防止として，必ずドレーンを留置する。

b) 開放性気胸

　穿通性損傷にて発生する。穿通創を通じて胸腔内に空気が出入りするため，患側肺は虚脱する。虚脱の状態は穿通創の原因となった材質，創縁の長さなどにより異なる。鋭利な刃物による創は互いの創縁が密着するため，一般には高度な虚脱とはならず，緊張性気胸発生も皆無であるが，鉄筋のような鈍的材質による開放創では虚脱は高度となり，時に緊張性気胸が発生する。

　診断は開放創からの空気の出入りを認めれば明白であるが，必ずしも空気の出入りを認めるとは限らない。創が胸腔内に達しているかの確認は可及的に創部を閉鎖した後の胸部X線写真にて行い，肺虚脱や出血を認めればドレーンチューブを挿入する。通常，ゾンデ，あるいはケリー鉗子を用いての確認は行わない。エアリークが1本のドレーンチューブのみで解消されないときはさらにドレーンを追加する。追加してもエアリークが持続するときは高度の肺損傷を疑い緊急手術を行う。ドレーン留置期間が長くなるのは穿通性損傷である。

2) 緊張性気胸 (症例2)

　ときに，緊張性気胸が発生する。緊張性気胸は鈍的，鋭的にも発生し，著明な呼吸困難，急激な血圧低下を来す緊急性の高い病態である。緊張性気胸は損傷された胸壁あるいは肺実質が一方通行弁を呈するとき，あるいは気胸状態下にドレーンなくして陽圧換気が行われたときに発生する (図2)。閉鎖性の場合は，吸気時に肺内空気が胸腔内に大量に流出することにより，開放性の場合は，吸気時に開放創より空気が胸腔内に流入し，呼気時に創部より排出されないことによる。緊張性気

胸では患側肺の著明な虚脱に加え，患側胸腔内圧上昇による縦隔や健側肺の健側方向への圧排，横隔膜の下方偏位，下大静脈の屈曲を来し，著明な換気障害や血圧低下，中心静脈圧や肺動脈圧の上昇，肺毛細血管楔入圧の低下もしくは上昇を来す。

症状は患側胸郭の著明な膨隆，呼吸音の消失と鼓音，頸静脈の怒張，頻脈，チアノーゼ，血圧低下，不穏などである。診断は症状，理学的所見，胸部X線検査にて行う。緊張性気胸が持続すれば心停止を来すため，疑えば躊躇なくドレーンチューブを挿入する。チューブ準備に手間取るようであれば，ただちに太い外套付き静脈針を前胸部に数本穿刺する。緊急性の高い病態であるため，速やかなドレーン挿入による胸腔内減圧が救命の鍵となる。

3） 血胸，血気胸（症例3，4）

鈍的外傷による出血の原因は肋骨・胸骨骨折による肋間動静脈，内胸動静脈，肺実質損傷，心・大血管損傷，横隔膜損傷，骨折端などである。大量出血を呈する血胸では中心静脈圧，肺動脈圧，肺動脈楔入圧が低下する。

診断は理学的所見に加え，胸部X線写真や胸部CTにて行う。胸部X線写真上，液体貯留による透過性の低下を認めるが，出血量が少ないときは胸部X線写真による診断は必ずしも容易ではない。胸部CTは胸部X線写真では明瞭でない血腫や気胸の量的，質的状況を診断しうるため，胸部X線写真より診断価値が高い（図3，4）。鈍的・鋭的外傷による血胸で保存療法が可能な症例の出血量は通常1,000 ml/日以下である。ドレーン挿入時の出血が300 ml以上，さらに100～200 mlの出血が1～2時間持続するときは緊急手術を考慮する。経過中，凝血塊を形成すれば，肺実質を圧迫するときがある。血腫は感染から膿瘍を形成することがあるため，早期に開胸もしくは胸腔鏡にて除去する。原因はドレナージの遷延，ドレーン位置の不適切性，内腔の閉塞などである。

4） 肺挫傷（症例5）

肺挫傷は鈍的外力による肺実質への直接作用や，気管支内圧，肺胞内圧の急激な上昇による肺胞や肺毛細血管の断裂により肺胞，肺間質に出血，浮腫を来すことにより発生する。入院時，血液ガスが正常であったとしても，時間経過とともに，肺うっ血，出血，浮腫が増大し，局所肺血管抵抗の増加，局所血流の減少，機能的残気量の減少，肺コンプライアンスの低下，シャント率の増大，換気血流比不均等分布の増大などを来し，血液ガスが悪化することがある。肋骨骨折以外の鈍的外傷のなかで，気胸，血胸，血気胸に次いで頻度が高い。症状は呼吸困難，胸痛，血痰，呼吸音減弱，湿性ラ音である。

診断は胸部X線写真，胸部CTで肺実質内にスリガラス様あるいは雲状陰影，点在する点状あるいは斑状陰影を認める（図5）。治療は酸素マスク下の保存療法を原則とし，必要に応じて人工呼吸管理を行う。呼吸管理は持続気道陽圧（continuous positive airway pressure：CPAP），非侵襲的陽圧換気（noninvasive positive pressure ventilation：NPPV），持続陽圧換気（continuous positive pressure ventilation：CPPV）などさまざまであるが，CPPVでは1回換気量を少なく設定した方が安全である。重症肺挫傷で出血，血痰が持続するときは左右肺独立換気，模型人工肺による肺

機能補助（extracorporeal membrane oxygenation：ECMO）などの特殊な呼吸管理を行うこともある。肺挫傷では肺水分含量が増加するため，特に輸液管理は重要となる。肺水分含量のさらなる増加は呼吸障害を増長するため，膠質浸透圧の維持や輸液過多には十分な配慮が必要である。中心静脈圧（central venous pressure：CVP）は 8 cmH$_2$O 以下で管理するのが得策である。浮腫防止としてステロイドを投与する施設もあるが，有効性は不明である。

5）肺水腫（症例 6）

胸部損傷のみにて発生する肺水腫は皆無であるが，頭部外傷を含む多発外傷において，ときに神経原性肺水腫が発生する。原因は大量のカテコラミン放出による血圧上昇と肺還流血増加による肺毛細管の物理的損傷にて発生する血管透過性の亢進，あるいは中枢神経刺激が直接血管に作用して発生する血管透過性の亢進などが考えられている。本症は中枢神経系病変の発生早期に出現することを特徴とし，呼吸困難，頻呼吸，チアノーゼなど典型的な急性呼吸不全症状を呈する。しかし泡沫状の喀痰を認める症例はさほど多くない。

診断は胸部 X 線写真で両側びまん性の肺浸潤影を認める（図 6）。病態は肺胞コンプライアンスの低下と気道抵抗の増加による仕事量の低下であり，人工呼吸管理下で病態は 1 〜数日にて改善する。呼吸管理は通常，プレッシャーサポート換気（pressure support ventilation：PSV）＋呼気終末陽圧（positive end-expiratory pressure：PEEP），または PSV ＋同期式間欠的強制換気（synchronized intermittent mandatory ventilation：SIMV）にて行うが，CPAP や NPPV による管理も可能である。しかし，多発外傷を伴うことが多いため，気管挿管下の呼吸管理が無難である。

03 胸部外傷の注意点と一般的処置[1]

①重症胸部外傷は呼吸，循環系に多大の影響を及ぼすため，迅速な診断と処置が求められる。
②胸部外傷では搬入直後の理学的所見（視診，触診，聴診）を十分に把握する。
③視診上，胸壁の異常運動はフレイルチェスト（胸郭動揺），気胸，無気肺，横隔膜破裂を疑い，頸動脈怒張は心タンポナーデ，緊張性気胸を疑う。
④触診上，皮下気腫は気胸，血気胸，気管・気管支損傷，肺損傷，食道損傷を疑う。
⑤聴診上，呼吸音の左右差は気胸，血胸，肺挫傷，大動脈損傷などによる無気肺，胸腔内出血を疑う。呼吸音の左右差は胸腔内にかなりの液体や気体の貯留がなければ認めない。
⑥触診にて皮下気腫，聴診にて呼吸音の減弱や消失，視診にて頸静脈怒張などを認めれば，速やかに胸腔内あるいは心囊内にドレーンチューブを挿入する。
⑦広範な，あるいは急速に進展する皮下気腫や複数本のドレーンを挿入してもエアリークを認める症例は重度肺破裂，気管，気管支損傷を疑い，緊急手術を考慮する。
⑧気管切創や断裂では断裂部遠位端に挿管チューブを押し進め，カフをふくらませることにより，気管支断裂では健側気管支に挿管チューブを挿入して片肺換気とすることにより血中酸素濃度を維持できる。

⑨画像撮影のタイミングはバイタルサインの把握，静脈路や気道の確保，血液検査，両側肺野の呼吸音の確認，必要に応じてのドレーン設置後に行う．

⑩胸部外傷では緊急手術より胸腔ドレーンのみにて対応できる症例の方が圧倒的に多い．一般に胸腔ドレーンは第5肋間中腋窩線を刺入点とし，30 Fr 前後のドレーンチューブを側胸部に沿い，胸頂部まで挿入して固定する．気胸の程度が軽ければ，20 Fr ドレーンでも有効である．前胸部よりドレーンを設置する施設もあるが，外傷では治療効果などに鑑み，側胸部より挿入するのを原則とする．血気胸にて脱気不十分あるいはエアリークを認めるときはドレーンを追加する．

⑪挿入法には皮膚切開後に盲目的に挿入する方法と，開窓して癒着のないことを確認して挿入する方法とがあるが，約25％の患者は胸膜癒着を有し，時に横隔膜破裂による腹腔臓器迷入例もあることより，画像撮影前の挿入は開窓術を基本とする．

⑫挿入後はチューブを水封式ドレナージシステムに接続して−10〜−20 cmH₂O にて持続吸引する．胸腔ドレーン抜管の目安は気胸では挿入数日後にドレーンチューブをいったん閉鎖し，肺虚脱がなければ，血胸ではドレーン量が 100 ml 以下／日になれば抜管可能と判断する．

⑬ショック症状を認めたならば，まず大量出血を念頭におき，さらに緊張性気胸，心タンポナーデ，頸随損傷などの発生も考慮しながら，診断と処置を進める．

⑭頸静脈虚脱，CVP 低下を認めれば，出血性ショックを疑い迅速な輸液・輸血を行う．CVP 10 cmH₂O 以上あるいは頸静脈怒張があれば，緊張性気胸あるいは心タンポナーデを疑う．超音波あるいは胸部 CT にて心囊液貯留を認めたならば，速やかに心囊穿刺あるいは心囊開窓術を行う．なお，胸部外傷の診断から治療に至るアルゴリズムを図7に示す．

⑮心囊穿刺は吸引しやすい太さのテフロン針を用い，刺入点は剣状突起と左肋骨弓の交点より1横指下とし，左肩を目標として 45°の角度で吸引しながら針を進める．開窓術は約 5 cm 程度の正中切開を胸骨剣状突起下に置き，剣状突起後面組織を剥離して心囊に達し，心囊を切開する．

⑯胸部外傷では除痛を十分に行うことが呼吸，循環系維持に重要である．

04　胸部外傷の呼吸管理

呼吸管理は外傷の程度によりベンチュリマスク，非侵襲下の人工呼吸（NPPV），気管挿管下の人工呼吸などさまざまである．受傷者の大半は受傷前の呼吸機能が正常であるため，呼吸管理は酸素投与のみ，部分的補助換気にて対応することが多い．人工呼吸開始にあたっては以下のようにする[2]．

1）換気モード

PSV，PSV＋SIMV が無難である．

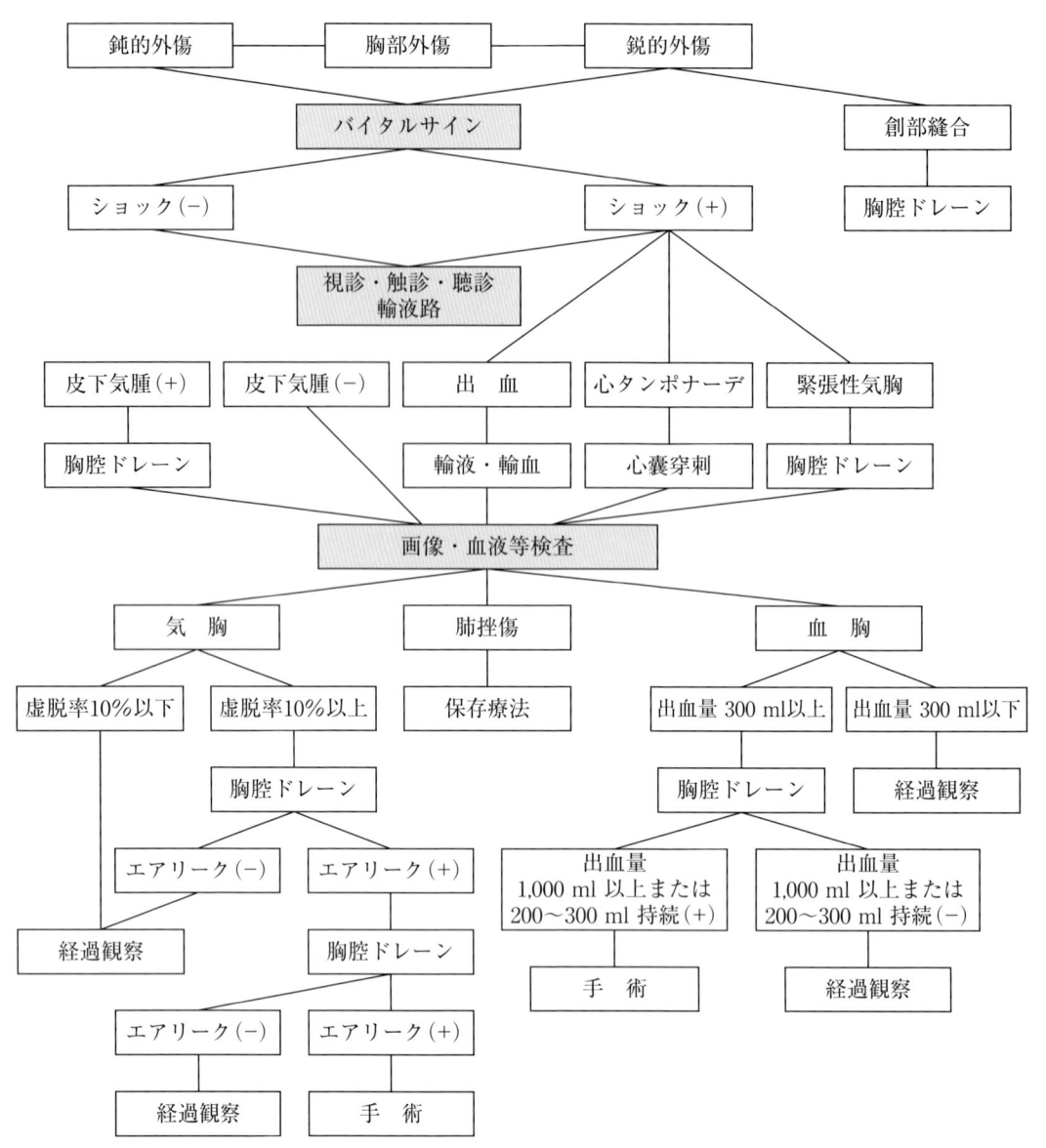

図7 胸部外傷への対応
(田中孝也．胸部外傷．野口 宏，安本和正編．役に立つ呼吸管理の実際．真興交易医書出版部：東京；2004. p. 248 より改変引用)

2) F_{IO_2}

　状態が許す限り，酸素投与前に血液ガス用の動脈血を採取する．当初，F_{IO_2} 1.0 で人工呼吸を開始し，動脈血酸素分圧（Pa_{O_2}）90～100 mmHg もしくは動脈血酸素飽和度（Sp_{O_2}）95～98％に維持するように調節する．

3) 1回換気量，気道内圧

　PSV や圧規定換気（pressure control ventilation：PCV）では気道内圧を 15～25 cmH$_2$O に保つ

ように調節し，1回換気量は6〜8 ml/kg程度が一般的である．SIMVやVCVでの1回換気量は6〜8 ml/kg程度とする．PSV＋SIMVでのサポート圧は当初10 cmH₂Oとする．

4）呼吸数

PSVでは呼吸数が30回/分以下になるように調節する．VCVではPa_{CO_2}，Pa_{O_2}を参考にしながら成人で12〜15回/分，小児で15〜20回/分，幼児で20〜25回/分に調節する．

5）吸気時間，呼気時間，吸気／呼気比（I/E比）

1回換気量を一定とした場合，吸気時間を長くすれば吸気フローは減少し，短くすれば増加する．呼気フローが大きくなると，最高気道内圧が上昇する．I/E比は通常，1：2〜3程度に設定する．I/E比を増加させると（吸気時間の比率を大きくする），平均気道内圧が上昇するため，酸素化能が改善される．呼気時間を短くするとauto-PEEP（内因性PEEP）が発生し酸素化能に寄与する．

6）PEEPの設定

酸素化能障害がなくても，PEEPは生理的なPEEPである3〜5 cmH₂Oに設定する．過度のPEEPは静脈還流障害，間質への水分貯留を来す．

〈引用文献〉
1) 日本外傷学会，日本救急医学会監．胸部外傷．東京：へるす出版；2004．p. 69-93．
2) 安本和正．換気モードと呼吸管理．麻酔 2001；50：S106-14．
3) 田中孝也．胸部外傷．野口 宏，安本和正編．役に立つ呼吸管理の実際．東京：真興交易医書出版部；2004．p. 247-53．

（半田市立半田病院救急救命センター　**田中孝也**）

7 重症頭部外傷（頭蓋内圧亢進患者の呼吸管理）

SYLLABUS

【病態の特徴】
- 重症頭部外傷患者においては，高度の意識障害による気道の不十分な開通や換気不全などに対応するだけではなく，頭蓋内圧亢進という病態を念頭において呼吸管理を行う必要がある。
- また，脳損傷時における脳血流や脳酸素代謝との関係についても知っておくことが重要である。

【呼吸管理上の問題点】
- 呼吸に関わる因子が頭蓋内環境に大きな影響を及ぼすため，2次性脳損傷を最小限にすることを目標に，十分な酸素化と人工呼吸器の設定（PEEPやPa_{CO_2}などを考慮）を行う必要がある。

【問題点への対応策】
- 初期対応においては，確実な気道確保から始まる外傷患者への標準的なアプローチが，急性期においては頭蓋内圧を考慮した適切な呼吸管理が，慢性期においては喀痰排出の促進などの肺合併症（無気肺，肺炎など）対策が重要となる。

　重症頭部外傷患者においては，受傷後の初期対応とその後の全身管理が予後に大きく影響する。頭部外傷そのものによる頭蓋内への直接的な脳損傷（1次性脳損傷）に，全身的な影響で低血圧，低酸素血症などが加わることにより，脳虚血がさらに悪化して2次性脳損傷を来すため，これらを防ぐことは重症頭部外傷患者の対応には重要である。したがって，重症頭部外傷患者の呼吸管理の目的は，肺での換気と酸素化（脳への酸素運搬）を維持することにより2次性脳損傷を可能な限り回避し，頭蓋内圧を適切に管理していくことになる。ここでは，症例を呈示し重症頭部外傷患者の呼吸管理を中心にそのポイントを述べる。

01 症例

1）症例 1―単独重症頭部外傷

　22 歳，女性。後部座席に乗車中，対向車との衝突で受傷した。近医へ搬送され，重症頭部外傷の診断で受傷 3 時間後に当院へ転院となる。

　来院時，血圧 121/68 mmHg，脈拍 76/ 分，呼吸数 20 回 / 分（不規則），体温 37.8℃，意識レベル GCS（Glasgow Coma Scale）7 点（E1-V1-M5），瞳孔径は右 6 mm 左 2 mm（両側とも対光反射遅延）で，右不全片麻痺を認めた。外表所見上は右顔面の腫脹を認めるのみであった。血液ガス分析（3 l 酸素鼻腔カニューラ，自発呼吸下）では，pH 7.334，動脈血二酸化炭素分圧（Pa_{CO_2}）45.1 mmHg，動脈血酸素分圧（Pa_{O_2}）72.1 mmHg，塩基過剰（BE）－2.6，重炭酸イオン（HCO_3^-）23.5 mmol/l，二酸化炭素含有量（C_{CO_2}）24.8 mmol/l であったが，気道の開通が不十分であったため，ただちに気管挿管後（**図 1**），頭部 CT 施行によりびまん性軸索損傷と診断した（**図 2**）。

　ICU へ入室後，さらに意識レベルが低下して除脳姿勢を認めたため，頭蓋内圧管理が必要と判断し穿頭にて頭蓋内圧センサを挿入した。通常の頭蓋内圧降下療法（高張溶液の投与など）で対応していたが，頭蓋内圧は 40 mmHg 前後と高値であったため，脳低温療法の併用を開始した。しかし，目標体温（33℃）に達した段階でも，頭蓋内圧のコントロールは困難であった。以上の治療を継続するも，受傷 5 日後，頭蓋内圧の制御が不能となり脳ヘルニアに陥った。本症例では頭蓋内圧への影響を考慮した呼吸管理を行ったが，1 次性脳損傷による頭蓋内圧亢進を制御できず死亡した。

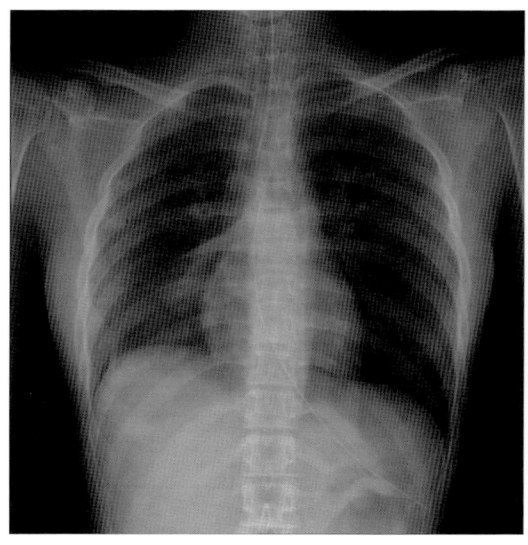

図 1　気管挿管後の胸部 X 線写真
右中下肺野に無気肺像を認める。

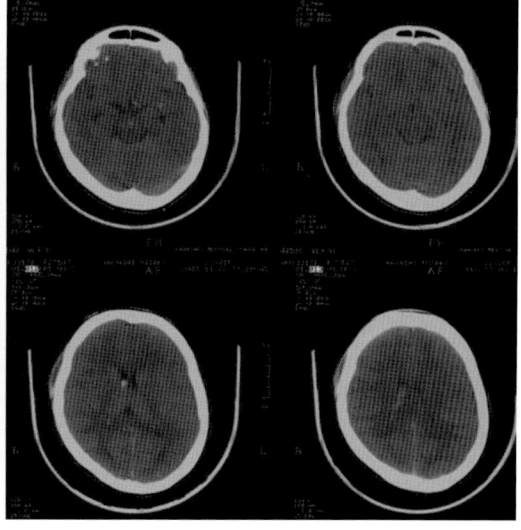

図 2　初回頭部 CT
脳幹周囲および脳室内に出血像を認める。

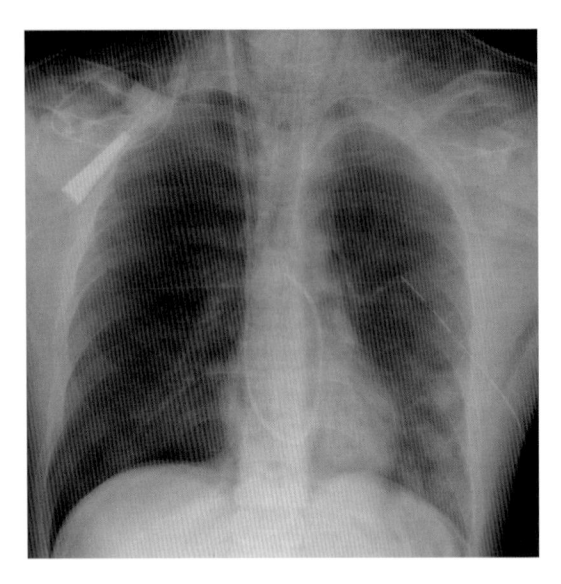

図3 胸部X線撮影
左胸腔内に胸腔ドレナージが施行され，肺挫傷の所見も認める。

2）症例2──多発外傷（頭部外傷に胸部外傷を伴った症例）

17歳，男性。助手席に乗車中，対向車との衝突で受傷し当院へ搬送となる。

来院時，血圧70/48 mmHg，脈拍96/分，呼吸数22回/分，左側胸部に打撲痕と皮下気腫を認め，左呼吸音が減弱していたため緊張性気胸によるショックと判断した。ただちに胸腔ドレナージを施行したところ，血圧は100/80 mmHgと安定した（図3）。神経学的には，意識レベルGCS 4点（E1-V1-M2），瞳孔径は右4 mm左4 mm（両側とも対光反射遅延）であった。気管挿管後に施行した頭部CTでは，脳幹周囲および脳梁に出血像を認めびまん性軸索損傷と診断した。

ICUへ入室後，頭蓋内圧管理を中心とした全身管理を施行したところ（肺動脈カテーテルを挿入して脳低温療法），頭蓋内圧の制御は可能となり急性期を脱することができた。その後，意識障害が遷延したため，気管切開を施行して肺合併症の予防に努めた。人工呼吸器からの離脱は可能となったが，遷延性意識障害の状態で症状が固定した。本症例では，初期対応時には緊張性気胸に対しての呼吸管理を，急性期には頭蓋内圧を念頭においた呼吸管理を，慢性期には遷延性意識障害患者に対しての呼吸管理を行った。

02 呼吸管理のポイント

重症頭部外傷患者においては，1次性脳損傷に対する治療を行うとともに，2次性脳損傷を最小限にとどめるために，十分な酸素化，バイタルサインの安定化，頭蓋内圧管理を適切に行うことが重要である。以下に，初期対応時，急性期，慢性期における呼吸管理のポイントについて述べる。

1) 初期対応時における呼吸管理

a) 外傷患者への標準的アプローチ

頭部外傷にかかわらず外傷患者に対しての初期対応においては，共通したアプローチで患者の観察・処置・診断を行う。『外傷初期治療診療ガイドライン』[1]によれば，まず生理学的徴候からのアプローチにより，迅速かつ的確に患者の生命危機を把握し（primary survey），生命危機を回避するための適切な救急処置を行う。つまり，A 気道確保と頸椎保護，B 呼吸と致命的な胸部外傷の処置，C 循環維持と止血，D 中枢神経障害の評価，E 脱衣と体温管理の順で対応し（ABCDEs アプローチ），バイタルサインの安定化を確認後，全身の損傷検索を系統的に行い，かつ異常を認めた場合は部位診断して，根本治療の必要性を判断する（secondary survey）。

b) 重症頭部外傷患者への対応

重症頭部外傷患者の場合，高度の意識障害を認めることがほとんどであるため，気道が十分に確保されていないことが多い（GCS ≦ 8 の意識障害を認める場合には気管挿管の適応である）。気管挿管は，動脈血酸素飽和度（Sp_{O_2}）が 95％を下回らないように十分な酸素化と補助換気の後に行うが，その際，頸椎損傷が否定されていなければ頸椎を正中位に保持し，挿管時には輪状軟骨圧迫（Sellick 法）を行い嘔吐の予防に努める。気管挿管の経路としては，頭部外傷の場合，頭蓋底骨折を伴っている可能性もあることから，頸髄損傷や口腔内損傷などで経口挿管が困難な場合を除いては，経口挿管が第1選択である（経鼻挿管は，頭蓋内感染の誘因となることやチューブが頭蓋内に迷入する危険性があることから原則的に禁忌である）。他の致命的な外傷の有無を検索し，並行して処置を行い，バイタルサインの安定化の後，頭部 CT を施行する。症例1においては，来院時 GCS 7 点と意識障害を認め，気道の開通も不十分であったため，ただちに気管挿管を施行した。また，症例2においては，緊張性気胸と判断しただちに胸腔ドレナージを施行後，気管挿管し（緊張性気胸では陽圧換気後に呼吸循環状態がいっそう悪化するため），頭部 CT を施行した。

2) 急性期における呼吸管理

気道が確保されバイタルサインが安定化した後は，頭蓋内圧に悪影響を及ぼさないように呼吸管理を行う。

a) 人工呼吸器の設定

人工呼吸器とのファイティングや低換気などは，頭蓋内圧に大きく影響するため，筋弛緩薬を投与し調節換気とすることを原則とする。ただし，規則的な自発呼吸を認める場合では，同期式間欠的強制換気（synchronized intermittent mandatory ventilation：SIMV）あるいはプレッシャーサポート換気（pressure support ventilation：PSV）モードを選択する場合もある。人工呼吸器装着後 30 分以内に動脈血ガス分析を行い，適切な値に設定を調節する〔症例1においては吸入酸素濃度（F_{IO_2}）0.3，SIMV 14 回/分，1回換気量 450 ml，呼気終末陽圧（positive end-expiratory pressure：PEEP）5 mmHg の条件で pH 7.385，Pa_{CO_2} 34.8 mmHg，Pa_{O_2} 105.0 mmHg，BE － 1.5，HCO_3^- 24.5 mmol/l〕。また，PEEP については胸腔内圧を上昇させ，静脈還流が抑制され頭蓋内圧を上昇させるといわれている[2]が，10～15 mmHg 程度の PEEP は頭蓋内圧に影響を与えないとの報告[3)4)]

や，頭蓋内圧は上昇するが脳灌流圧には影響を及ぼさないとの報告[5]もあるため，5～10 mmHg 前後のPEEPは頭蓋内圧に大きな影響はないものと考えられる。ただし，常に頭蓋内圧への影響を考慮しながら人工呼吸器の設定を調節する必要がある。

　b）過換気療法について

　頭蓋内圧亢進患者において調節換気により，Pa_{CO_2}を25～30 mmHg以下に維持する過換気療法（hyperventilation therapy）は，急速に頭蓋内圧を低下させる方法として有効であるとされていた。しかし，現在では重症頭部外傷の急性期において，受傷早期（24時間以内）の継続的な過換気療法は脳虚血を助長させる可能性があり，避けるべきであるとされている[6)7)]。日本神経外傷学会が提唱する『重症頭部外傷治療・管理のガイドライン』[8]によると過換気療法については，①気管挿管下による調節換気により，Pa_{CO_2}を30～35 mmHgとする，②盲目的な過換気は行うべきではなく，血液ガス分析または呼気終末二酸化炭素分圧の測定は必須で，頭蓋内圧と内頸静脈酸素飽和度測定（Sj_{O_2}）とをモニタすることが望ましい，③鎮静薬，筋弛緩薬，脳脊髄液ドレナージ，高張溶液投与で頭蓋内圧を20 mmHg以下にコントロールできないときに開始する，④他の方法で頭蓋内圧が20 mmHg以下にコントロールされる場合には中止することが望ましい，⑤Pa_{CO_2}を30～35 mmHgとしても頭蓋内圧が20 mmHg以下にコントロールできない場合には，Pa_{CO_2}を25～30 mmHgまで下げてもよいが，なるべく短時間で終了することが望ましいとされている。症例によっては有効であるものもあるが[9]，今回の症例1，2ともに過換気療法は行わなかった。

　c）脳低温療法中の呼吸管理

　脳低温療法は，重症脳障害患者において頭蓋内圧制御や神経細胞保護目的に行われる特殊な治療法の一つであるが，この治療を行う場合には，特に慎重な対応が必要とされる。人為的な低体温による生体反応の抑制から，心・血管系抑制，電解質異常などを来し，また易感染性となるため厳密な全身管理と合併症対策が求められる。特に呼吸管理においては，鎮静・筋弛緩薬投与下における人工呼吸管理により，咳反射などの生体反応も奪われ，無気肺（特に背側）を来しやすく，誤嚥性肺炎や人工呼吸器関連肺炎（ventilator-associated pneumonia：VAP）などを併発しやすい環境となる。特に肺炎を中心とした感染症は致命的であるため，体位変換だけでなく積極的な呼吸理学療法の施行，気管支鏡による喀痰の吸引，早期の気管切開，抗菌薬の予防投与などにより肺合併症の予防に努める[10]。また，定期的に各種培養検査を行い，早期に対応する必要がある。症例1では，脳低温療法を導入したが，来院時すでに無気肺像を認めたために，予防的に抗菌薬の投与（セファゾリンナトリウムCEZ）を開始した。気管支鏡による喀痰吸引を行い，導入2日目には気管切開を施行し，積極的な肺理学療法を併用した。導入3日目の喀痰培養から，グラム陽性菌が検出されたため，培養結果を待たずに抗菌薬をバンコマイシン（VCM）に変更し対応した。また，症例2においては頭蓋内圧のコントロールが可能であったため，早期に脳低温療法を中止した。

3）慢性期における呼吸管理

　人工呼吸管理が長期になると予想される場合には，気管切開を施行して喀痰の排泄を容易にし，体位ドレナージや呼吸理学療法も継続する。また，関節可動域練習，坐位保持などの運動療法や，

経腸栄養を導入し栄養管理を行い，肺合併症発症の予防に努める[11]。症例2においては，受傷5日目に気管切開を施行し，早期から呼吸理学療法，運動療法，経腸栄養などを導入した結果，肺合併症もなく受傷20日目には人工呼吸器からの離脱が可能となった。

03 病態における問題点

重症頭部外傷患者の治療においては，以下の病態を知っておく必要がある。

1）頭蓋内圧亢進症状について

頭蓋内腔は，頭蓋骨によって囲まれた一定の容積（脳実質80%，脳脊髄液10%，血液10%）をもった閉鎖腔で，頭蓋内圧は，脳実質容積，頭蓋内髄液量，頭蓋内血液量，頭蓋内占拠性病変によって規定されるため，頭蓋内圧の上昇はいずれかの要素が増大することによって生じる（図4）。つまり，脳浮腫，脳脊髄液の循環障害，脳血管拡張による脳静脈系のうっ滞，血腫などにより，頭蓋内圧亢進を引き起こし，脳虚血や脳ヘルニアを惹起する。頭蓋内圧が亢進していくと，意識障害の進行，片麻痺の増強，呼吸障害，瞳孔異常，異常姿勢，Cushing現象（収縮期血圧の上昇と脈圧の増大，徐脈）などが段階的にみられる[12]。一般に頭蓋内圧が15 mmHg以上で頭蓋内圧亢進状態と判断され，15〜20 mmHgを治療開始の目安とする。また，頭蓋内圧管理を行う場合には，頭蓋内圧そのものだけでなく，脳灌流圧（平均血圧－頭蓋内圧）を70 mmHg以上に保つように対処していく必要がある。

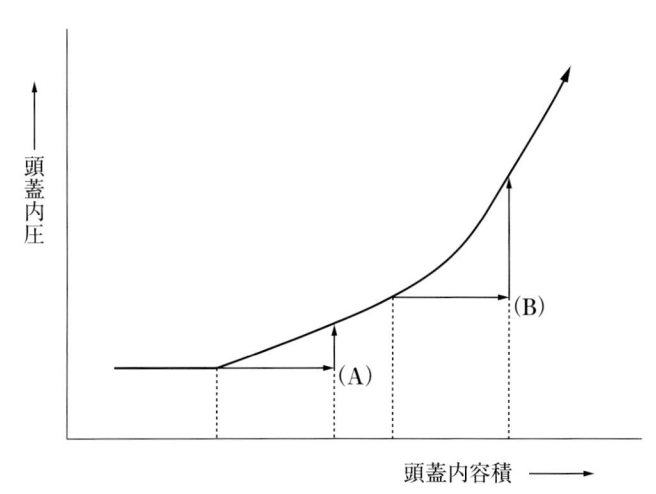

図4 頭蓋内圧における容積−圧曲線
初期には代償機構が働き頭蓋内圧の上昇は軽度であるが（A），その代償能力を超えると指数曲線的に頭蓋内圧は上昇する（B）。
（福田充宏，熊田恵介．頭蓋内圧．救急医学 2004；28（2）：239-46 より引用）

2）重症頭部外傷患者における脳の自動調節能と脳酸素代謝について

　正常な脳血流（cerebral blood flow：CBF）は45～65 ml/100 g/分に維持されており，CBFに影響を与える因子として，呼吸性の因子ではPa_{CO_2}とPa_{O_2}，循環系の因子として脳灌流圧がある。平均血圧が60～180 mmHgの間では脳血流は一定に保たれ（自動調節能 autoregulation），正常時にはCBFと脳酸素代謝（cerebral metabolic rate of oxygen：$CMRO_2$）は均衡が保たれているが，重症頭部外傷の場合，自動調節能が障害され，血圧のわずかな変動によりCBFや$CMRO_2$が容易に変動する。つまり，CBFと$CMRO_2$の不均衡が起こり，急性期には脳虚血の方向に，次いで脳充血の方向になると考えられている[13]。Sj_{O_2}の測定は，CBFと$CMRO_2$の関係を評価する一つの指標となる[14]（表1）。

3）神経原性肺水腫について

　神経原性肺水腫は，重症の脳血管障害患者，特にくも膜下出血患者に多いが，重症頭部外傷患者にもみられることがある（p. 112参照）。Ricardoらが1990年以降の報告をまとめた結果によると，頭部外傷が原因によるものは神経原生肺水腫の9.5%と報告している[15]。原因疾患にかかわらず，神経原性肺水腫の発生機序は交感神経系の著明な亢進により，血液が肺循環系にプールされて肺毛細血管内圧が上昇し，静水圧的機序から水分が血管内から間質に移動によるものや，肺毛細血管内圧の上昇による内皮細胞障害，神経性血管透過性亢進作用によるものと考えられているが，その両者が関与しているともいわれている[16]。治療としては，PEEPを利用した呼吸管理を必要とするため，先に述べた頭蓋内圧への影響を考慮した対応が必要となる。

表1　内頸静脈酸素飽和度と脳血流，脳酸素代謝の関係

低値 （50%以下）	正常 （60～80%以下）	高値 （80%以上）
酸素供給が 少ない or 酸素消費が 多い （ischemia）	酸素の需要と 供給が合って いる	酸素供給が 多い or 酸素消費が 少ない （hyperemia）
脳血流＜脳代謝	脳血流＝脳代謝	脳血流＞脳代謝

Sj_{O_2}が低値の場合には，脳血流に比して脳代謝が亢進しているか脳代謝に比して脳血流が低下している状態を示している。Sj_{O_2}が高値の場合には，脳血流に比して脳代謝が低下しているか，脳代謝に比して脳血流が増加している状態を示している。
（横田裕行，畝本恭子，黒川 顕．脳酸素モニター．救急医学 1999；23(2)：221-6より引用）

04 まとめ

　重症頭部外傷患者の呼吸管理におけるポイントについて述べた。頭蓋内圧亢進症状を念頭において，初期対応，急性期，慢性期それぞれの病期における適切な呼吸管理が求められる。

〈引用文献〉

1) 日本外傷学会外傷研修コース開発委員会編．外傷初期診療ガイドライン．東京：へるす出版；2002. p. 1-22.
2) Luce JM, Huseby JS, Kirk W, et al. Mechanism by which positive end-expiratory pressure increases cerebrospinal fluid pressure in dogs. J Appl Physiol 1982；52：231-5.
3) Wolf S, Schurer L, Trost HA, et al. The safety of the open lung approach in neurosurgical patients. Acta Neurochir 2002；81（Suppl）：99-101.
4) Caricato A, Conti G, Della Corte F, et al. Effects of PEEP on the intracranial system of patients with head injury and subarachnoid hemorrhage；The role of respiratory system compliance. J Trauma 2005；58（3）：571-6.
5) Videtta W, Villarejo F, Cohen M, et al. Effect of positive end-expiratory pressure on intracranial pressure and cerebral perfusion pressure. Acta Neurochir 2002；81（Suppl）：93-7.
6) Rao GS. Controversies in critical care management of neurosurgical patients. Middle East J Anesthesiol 2003；17（1）：91-102.
7) 直江康孝，横田裕行．過換気療法の適応．救急医学 2001；25：1557-60.
8) 日本神経外傷学会編．重症頭部外傷治療・管理のガイドライン．東京：医学書院；2001.
9) Stocchetti N, Maas AI, Chieregato A, et al. Hyperventilation in head injury；A review. Chest 2005；127（5）：1812-27.
10) 土肥謙二，有賀　徹．脳外傷における脳低温療法の適応と実際．ICUとCCU 2003；27（8）：733-41.
11) 神津　玲，朝井政治，俵　祐一ほか．呼吸療法におけるリハビリテーション．救急・集中治療 2002；14（3）：261-9.
12) 福田充宏，熊田恵介．頭蓋内圧．救急医学 2004；28（2）：239-46.
13) Martin NA, Patwardhan RV, Alexander MJ, et al. Characterization of cerebral hemodynamic phases following severe head trauma；Hypoperfusion, hyperemia, and vasospasm. J Neurosurg 1997；87：9-19.
14) 横田裕行，畝本恭子，黒川　顕．脳酸素モニター．救急医学 1999；23（2）：221-6.
15) Fontes RBF, Aguiar PH, Zanetti MV, et al. Acute neurogenic pulmonary edema；case reports and literature review. J Neurosurgical Aneth 2003；15（2）：144-50.
16) 増田　卓．神経原性肺水腫．救急医学 1999；23：963-6.

（高知医療センター救命救急センター　熊田恵介，福田充宏）

8 溺水

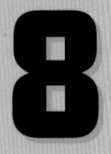

Ⅱ. 症例による呼吸管理のポイント

SYLLABUS

【病態の特徴】
- 溺水の主たる病態は，水没による窒息で生ずる低酸素血症および意識障害と肺内へ水や汚物が侵入することで生ずる肺水腫や肺炎などの直接的肺傷害である。
- 肺傷害は淡水ではサーファクタントの不活化と肺胞上皮傷害，肺血管透過性亢進により，海水では浸透圧較差によって血漿が肺胞内へ滲出するため，いずれも肺水腫が引き起こされる。
- いずれの場合も肺内シャントの増大と換気血流比不均衡が生ずることで低酸素血症となる。

【呼吸管理上の問題点】
- 通常の酸素投与では対処しきれない低酸素血症がしばしば存在する。
- 泥砂，細菌などの混入した汚染水溺水では肺炎を合併しやすく呼吸不全が増悪（secondary drowning），遷延する原因となる。
- 蘇生後などでは重度の循環不全を伴う場合があり病態を複雑にする。

【問題点への対応策】
- 低酸素血症にはPEEPが著効することから意識が障害されていない場合はNPPVがよい適応となる。
- 意識障害がある場合は気管挿管下にPSVやPCVにPEEPを加える。
- 高いPEEPを必要とする患者では閉鎖式気管内吸引システムが有効であり，泥砂や異物の誤嚥があるときにはトイレッティングや体位ドレナージを行う。
- 溺水関連肺炎に対しては検出された細菌に応じた抗菌薬を投与するが，明らかな汚染水溺水の場合は広域スペクトラム抗菌薬の十分量の投与を行う。
- 蘇生後呼吸循環不全にはPCPSがよい適応であり，低体温症にも有効である。

　日本の溺水による死亡者は毎年3,000〜4,000名発生している。その多くは4歳以下の乳幼児であり，浴槽での事故が多数を占める。わが国では高齢者の公衆浴場や家庭内浴槽での溺水が多くみら

れるのが特徴であり，脳血管疾患や心疾患などが原因で意識を消失したことが溺水の原因となることが多い。

ここ数年の救命救急医療の発達により，病院到着時には心肺停止状態やそれに近い状態であったものが蘇生される症例も増えてきているが，大切なのはその後の社会復帰率を高めることであり，そのためにはICUでの人工呼吸管理はもちろんのこと，循環，中枢神経を含めた全身管理がたいへん重要である。

01 症例

76歳，男性。公衆浴場の浴槽に浮かんでいるところを発見された。救急隊到着時の意識レベルJCS 300，呼吸数30回/分，血圧258/150 mmHg，心拍数110回/分，SpO_2 40%であった。病院到着時の意識レベルも同様で下顎呼吸であったため気管挿管を行った。胸部X線写真で両肺野にびまん性スリガラス様陰影，胸部CTで両肺に重力依存陰影を認めた（図1）。心エコー上心疾患は否定的で頭部CTや血液検査でも特に異常を認めなかった。ICUへ入室してF_{IO_2} 0.7，PCV（SIMV 8回/分，制御圧10 cmH$_2$O，吸気時間1.3秒）にPEEP 8 cmH$_2$O，PSVサポート圧8 cmH$_2$Oを加えたモードで人工呼吸を開始した。これでSpO_2 98%，呼吸数25〜30回/分を維持できた。またシベレスタット300 mg/日とアンピシリン/スルバクタム（ABPC/SBT）とクリンダマイシン（CLDM）を投与した。痰は淡血性で泡沫状ではなくなっていた。その後速やかに酸素化は改善し翌朝にはF_{IO_2} 0.4まで下げることができ，さらに24時間かけてSIMV回数とPSVサポート圧，PEEPを下げていった。第3病日，38℃前後の発熱と膿性痰，炎症反応（CRP 18.2 mg/dl，白血球数10,800/mm^3）が出現したが，肺陰影はほぼ消失（図2）し，意識レベルもJCS 10まで改善していたので抜管した。肺炎の合併を考え抗菌薬をセフェピム（CFPM）に変更した（喀痰培養では大腸菌と緑膿菌が検出された）。その後は炎症反応も落ち着き酸素化にも問題なく経過した。意識レベルもJCS

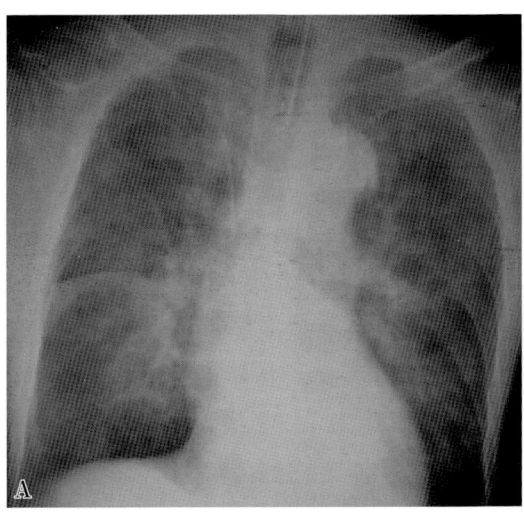

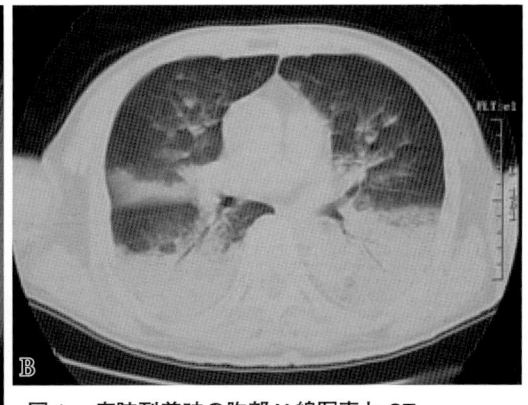

図1　病院到着時の胸部X線写真とCT
A：両肺野にびまん性のスリガラス陰影を認める。B：両側背側に重力依存陰影を認める。

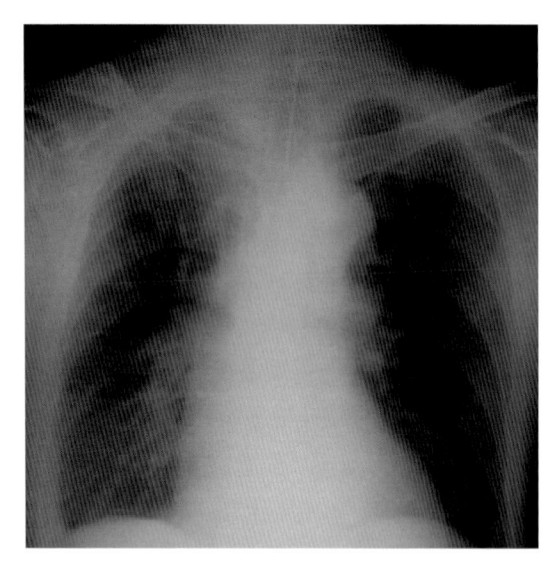

図2 第3病日,抜管前の胸部X線写真
肺水腫の陰影はかなり改善している。

1まで改善し第13病日に独歩退院となった。

本症例では脳MRIで多発脳梗塞を認め軽い右片麻痺があったこと,浴槽で意識を失ったときにめまいを感じたことなどから,入浴中の血圧低下や一過性脳虚血などにより立ち上がろうとしたときに姿勢を保てず倒れたものと推察された。

また肺炎に関しては,ICU入室時の鼻腔培養では*Aeromonas*が検出されていたが喀痰からは検出されず,抜管後に採取した喀痰培養と咽頭培養で同じ緑膿菌と大腸菌が検出されたことは,これらの菌が予防的抗菌薬投与による菌交代現象によって人工呼吸器関連肺炎(ventilator-associated pneumonia:VAP)として出現したとも考えられた。胸部X線写真異常と酸素化障害は必ずしも並行して動くわけではなく,画像の正常化を待って抜管する必要はない。意識が改善し高濃度酸素とPEEPが必要なくなった時点で速やかに抜管することがVAP予防のうえで大切である。ただし,肺炎の増悪が抜管後に起こりsecondary drowningに陥ることもあるので,浸潤影が残っているときは特に注意深い観察が必要である。

02 用語の整理[1]

溺水とは水中に沈んだことによって窒息することである。溺水を表す英語は2つ存在する。Submersionとは水没して溺水の危険にさらされることであり,near-drowningとは水没したことによって何らかの症状を呈しながらも少なくとも24時間以上生存した場合をさす。また,気管内への水の侵入の有無によってwet drowning(湿性溺水)とdry drowning(乾性溺水)に分けることができる。Secondary drowningとは当初呼吸器症状がほとんどなかったものが数〜数十時間後に突如顕在化する場合を本来意味するが,転じて,一時的に呼吸不全が改善した後に再度重篤な肺水腫や肺炎を発症してARDSに陥る場合にも用いられる。

03 病態

溺水の主たる病態は，水没による窒息で生ずる低酸素血症と肺内へ水や汚物が侵入することで生ずる肺水腫や肺炎などの肺傷害である．そのほかに，水温の高低によって生ずる熱中症や偶発性低体温症も付随することがある．

1）淡水と海水

淡水溺水ではサーファクタントの不活化と肺胞上皮障害，肺血管透過性の亢進が起こり，肺コンプライアンス低下と無気肺形成，肺水腫を引き起こす．海水溺水ではサーファクタントの活性は保持されるが浸透圧較差によって血漿が肺胞内へ滲出するため肺水腫が引き起こされる．いずれの場合も肺内シャントの増大と換気血流比不均等分布が生ずることで低酸素血症となる．したがって，実際の治療のうえでは淡水，海水の区別をする必要はない．

2）肺水腫と肺炎

肺水腫発生の機序として上記のほかに神経原性肺水腫の関与も考えられている[2]．すなわち，脳低酸素症によって交感神経系が過剰興奮し異常高血圧と肺血流増加が起こり，その結果，肺毛細管上皮が傷害され血管透過性が亢進する．このほかに血圧上昇を介さないで直接肺毛細管透過性を亢進させる機序も存在する．この神経原性肺水腫は胸部X線写真上広範囲に比較的均一なスリガラス陰影が出現するのに対し，サーファクタント障害による肺水腫では誤嚥した部位にのみ陰影が出現することである程度区別ができる．また，そのほかにも誤嚥した水が藻類や泥，細菌，胃内容物，糞尿などで汚染されていた場合はこれらによる肺炎が合併してくるため，呼吸不全が増悪，遷延する原因となる（p.109 図6参照）．

04 呼吸管理

溺水に対する治療は呼吸管理だけにとどまらず，循環管理や体温管理，脳保護なども同時に行っていかなければならないが，ここでは呼吸管理に焦点を定めて概説する．

1）酸素投与

呼吸管理の要点は低酸素血症の是正であり十分な酸素投与が基本である．意識清明で酸素飽和度の低下も軽度（Sp_{O_2} > 90%）ならば鼻カニューラやフェイスマスクでの酸素投与（3〜6 l/分）で十分なことが多いが，secondary drowning を起こす可能性もあるので最低24時間は注意深い観察が必要である．

2）NPPV

上述のような標準的な酸素投与で酸素化の改善（Pa_{O_2} > 70 mmHg）が得られない，または頻呼

吸（呼吸数＞30回/分）や呼吸困難感が存在する場合は非侵襲的陽圧換気（noninvasive positive pressure ventilation：NPPV）のよい適応となる．PEEP は肺内シャントを減じ，機能的残気量を増加させて換気血流比不均衡と無気肺を改善することにより酸素化を劇的に改善する．NPPV を行うためには気道の開存と嘔吐時の誤嚥防止のため意識が清明であること，高二酸化炭素血症を有しないことが必要条件となる．NPPV が適用できるほどの意識状態であれば肺傷害も比較的軽度なことが多く，ほとんどの症例が 1 日程度で酸素化は改善してくる．初期設定は F_{IO_2} 0.4～0.5，PEEP 5 cmH₂O，PSV サポート圧 0～5 cmH₂O の CPAP とする．NPPV 用のマスクは患者自身が最も圧迫感なく楽に呼吸できるタイプのものを選択する．

3）人工呼吸

心肺蘇生を要した症例や意識障害がある場合，高二酸化炭素血症（Pa_{CO_2} ＞ 50 mmHg）や循環不全を呈する場合，また NPPV では同調性が悪い，期待した酸素化が得られないなどといった場合には躊躇なく気管挿管にふみきる．このような患者ではすでに肺水腫や ARDS を起こしていることが多い．人工呼吸器の設定は通常の ARDS 患者と同様である．初期設定は F_{IO_2} 0.5～0.6，PEEP 5 cmH₂O，PSV サポート圧 10 cmH₂O 程度を目安とした CPAP とする．PEEP は F_{IO_2} が 0.6 以下で Pa_{O_2} が 70 mmHg 以上得られるように少しずつ上げていくが，10 cmH₂O 以上になると脳灌流を悪化させて頭蓋内圧を上昇させたり静脈還流量を減じて心拍出量を低下させたりするおそれがあるので注意する．PSV サポート圧の値は 1 回換気量が 8 ml/kg 程度になるよう，また呼吸数が 30 回/分以下になるように調節する．

自発呼吸がない場合は PCV とする．PCV は 7～8 ml/kg の 1 回換気量が得られるように最高気道内圧はなるべく低く，一方，吸気時間は比較的長く設定する．ただし吸気時間が長すぎると呼気時間が短くなり auto-PEEP（内因性 PEEP）が生じることがあるので注意する．Pa_{CO_2} は 40～45 mmHg を目標とし，特に蘇生後など意識障害のある患者では頭蓋内圧が高いことが考えられるので，脳血流を増加させる permissive hypercapnia（高二酸化炭素許容人工換気）は行わない方がよい．PEEP が 12 cmH₂O を超えるような場合は肺の圧損傷を防ぐため，特に小児では筋弛緩薬や鎮静薬の増量による不動化を考慮した方がよい．

人工呼吸器からのウィーニングはまず F_{IO_2} を 0.5 まで下げていき，次に PEEP を漸減し 5 cmH₂O まで下がったならばさらに F_{IO_2} を下げていく．胸部 X 線写真の陰影の改善は酸素化の改善よりも遅れることが多く，画像の正常化を待たずに人工呼吸器からウィーニングを開始しても問題ない．

4）気管内吸引

肺に誤嚥された水や異物のドレナージや排痰のための気管内吸引は必須である．特に肺水腫を起こしているときの泡沫痰はわき上がるように出てくるので頻回の吸引が必要になる．その際，閉鎖式気管内吸引システムを用いれば気道を大気に開放することがないので PEEP をかけたまま吸引ができ有用である．また，泥砂など異物があって通常の吸引ではうまく吸引しきれない場合は気管支鏡を用いて直視下にトイレッティングを行ってもよい．

5）肺理学療法

　肺に誤嚥された水は仰臥位であれば重力によって背側に溜る。そのためしばしば背側優位の肺水腫や無気肺，コンソリデーションを認める。このような場合，体位ドレナージすなわち腹臥位療法が有効である。腹臥位にすることで排痰が容易になり，また換気血流比不均等分布の是正がなされるため酸素化の改善が期待できる。そのほか，スクィージングは無気肺の改善や排痰促進に有効であると思われる。

05　薬物療法

1）ステロイド

　急性期 ARDS と同様に溺水時の ARDS や肺水腫に関しても大量ステロイド療法の有効性は否定的である。しかし，有効であったとの報告[3]も存在するので，十分な PEEP を用いても改善しない場合は催易感染性をふまえたうえで試みるのも一考かもしれない。

2）予防的抗菌薬

　予防的抗菌薬投与は予後を改善しないことが示されている[4]。海水やプールなど比較的きれいな水での溺水では細菌感染はまれである。当初より継続して喀痰培養を行い，肺炎を疑わせる所見が出現し，細菌感染が明らかとなった時点でそれに適合した抗菌薬を選択し投与するのが望ましい。ただし明らかに汚染されている水（泥水，排水溝など）の場合はこの限りではない。なお，発熱と白血球増多は肺炎がなくとも多くの溺水患者に認められる所見であり，これだけで肺炎と診断してはならない。ただ臨床の場では予防的抗菌薬投与はしばしば行われているのが現実である。

3）サーファクタント

　肺サーファクタント障害が溺水による呼吸不全の原因と考えられていることから，サーファクタント補充療法が注目されている。主に乳幼児に対して用いられているが，いまだ確立された治療法ではなく，特に成人に対しては投与法や用量など検討の余地が多い。

4）その他

　肺サーファクタント分泌作用のあるアンブロキソールの内服は喀痰排出をも促進するので推奨される。喘鳴が聴取されるようなときは浸漬による気管支痙攣が考えられるので β 刺激薬の吸入を行う。好中球エラスターゼ阻害薬のシベレスタットは全身性炎症反応症候群（SIRS）による急性肺傷害治療薬であるが，溺水による ARDS に対する使用報告はなく効果のほどは不明である。

06　呼吸管理上の問題点

　来院時の意識障害の程度が最も予後に影響するとされ，意識障害が軽度であれば上述した管理法

で短期間のうちに呼吸不全から離脱できることが多い。問題となるのは遷延性意識障害や循環不全も併発している心肺蘇生後の患者や，ひどく汚染された水での溺水患者などである。

1） 心肺蘇生後循環不全

PCV＋PEEP で人工呼吸を開始するが，PEEP を循環動態を抑制しない程度に高くしても酸素化が十分得られないときは，経皮的心肺補助装置（percutaneous cardiopulmonary support：PCPS）の導入を考慮する。PCPS は体温補正も容易なため低体温の場合には非常に有効である。PCPS を行っている間に肺傷害や心機能が改善してくるのを待つのである。

蘇生後遷延する意識障害は低酸素性脳障害を強く疑わせ，脳浮腫による脳圧亢進が起こっているものと思われる。この場合，脳圧を下げようとして極端に Pa_{CO_2} を下げてしまうと脳血流が減少しすぎて脳酸素運搬量が減ってしまうため，Pa_{CO_2} は 30〜35 mmHg に維持するのがよい。また，遅発性に血圧上昇を伴わない神経原性肺水腫を起こす可能性もあり，secondary drowning の原因となる。なお，循環不全や呼吸不全を伴う場合は脳低温療法の適応とはならない。

2） 汚染水溺水

細菌や泥砂で汚染された水や酸性泉，工場排水などで溺水した場合，細菌性肺炎や化学性肺炎を併発し，secondary drowning の原因となる。細菌性肺炎の起因菌はグラム陰性菌が多く，そのなかでも溺水肺炎に特徴的な起因菌として，川や湖，海岸，泥水などに生息する *Aeromonas* や海岸に生息する *Vibrio*，公衆浴場や循環式風呂などに生息する *Legionella* などがある[5]。これらにはセフェム系抗菌薬は無効なことが多く，*Aeromonas* にはニューキノロン系やアミノグリコシド系，*Vibrio* にはニューキノロン系やテトラサイクリン系，*Legionella* にはマクロライド系が第 1 選択薬となる。グラム陽性菌では肺炎球菌やブドウ球菌が多い。溺水関連肺炎と診断するには発熱や白血球増多のほかに胸部 X 線写真上の肺炎像，敗血症性血行動態不良などが決め手となる。著者が経験した薬湯と釣り堀での溺水症例では，肺水腫が改善しつつあった第 3 病日に肺炎を起こし，急速に ARDS となり死亡した。溺水関連肺炎の多くはこのように遅発性に発症してくるが，なかには劇症型が存在し 24 時間以内に発症して急速な転帰をとるものもある[6]。そのため汚染水溺水の場合は広域スペクトラム抗菌薬の十分量の投与が推奨される。

〈引用文献〉

1) Sachdeva RC. Near drowning. Crit Care Clin 1999；15：281-96.
2) Rumbak MJ. The etiology of pulmonary edema in fresh water near-drowning. Am J Emerg Med 1996；14：176-9.
3) Sladen A, Zauder H. Methylprednisolone therapy for pulmonary edema following near drowning. JAMA 1971；215：1793-5.
4) van Berkel M, Bierens JJLM, Lie RLK, et al. Intensive Care Med 1996；22：101-7.
5) Ender PT, Dolan MJ. Pneumonia associated with near-drowning. Clin Infect Dis 1997；25：896-907.
6) Miyake M, Iga K, Izumi C, et al. Rapidly progressive pneumonia due to *Aeromonas hydrophila* shortly after near-drowning. Intern Med 2000；39：1128-30.

（市立函館病院麻酔科　小林康夫，吉川修身）

9 心不全

II. 症例による呼吸管理のポイント

シラバス

【病態の特徴】
- 肺では，うっ血から肺間質浮腫や肺水腫を来して，ガス交換能低下や呼吸仕事量増加による多彩な症状を呈している。しかしその根底には心臓のポンプ機能の低下による心拍出量減少と末梢組織からの静脈血を受け取れずに肺うっ血を来す，心不全が存在する。
- しかも肺と心臓の機能はお互い密接な関係にあり，一方に機能障害が生じると他方にも機能障害が及び，これがさらに一方の機能障害を助長する悪循環に陥りやすい。

【呼吸管理上の問題点】
- 呼吸療法により必要十分なガス交換能を維持して呼吸不全と循環不全の悪循環の遮断を図るが，根本的な治療は心不全そのものの改善にあり，呼吸療法と並行して，薬物療法，補助循環，手術療法などの治療を行う。

【問題点への対応策】
- 人工呼吸管理を行う際には，気道にかかる陽圧による循環抑制や呼吸に要する酸素消費量の増加を避け，心臓への負担がかからないように配慮しながら，酸素化能の改善と肺胞換気の改善を図る。

01 心不全

1）心不全とは

心不全とは，種々の原因から心臓のポンプ機能が急激に低下し，酸素を含んだ血液を末梢組織に供給できず，また末梢組織からの静脈血を受け取れないため組織のうっ血を来す症候群である。

2）心不全の原因

心臓のポンプ機能の低下を来す疾患にはさまざまなものがある[1]。

①心筋収縮力の障害：急性心筋梗塞などの虚血性心疾患，拡張型心筋症や肥大型心筋症，急性心筋炎などの心筋疾患など。

②容量負荷の増大：腱索断裂や乳頭筋不全による急性僧帽弁閉鎖不全，解離性大動脈瘤や感染性心内膜炎による急性大動脈閉鎖不全などの弁膜疾患．
③前負荷の増加：過剰な輸液投与など．
④後負荷の増加：高血圧や末梢血管抵抗の上昇など．
⑤脈拍数の異常：心房細動発作，房室ブロックによる徐脈など．

3) 急性心不全の症状

　一般に血圧は低下して頻脈となる．四肢末梢の皮膚は冷たく湿潤となり，尿量は減少する．重症になるとチアノーゼを呈し，呼吸困難から呼吸促迫となり，しばしば起坐位をとる．胸部聴診上で湿性ラ音を聴取し，時には喘息様聴診音が聞こえる（いわゆる心臓喘息）．胸部X線写真（**図1**）では，心陰影の拡大や両側肺門を中心にした蝶形陰影を認める．また肺門陰影が不鮮明となり，気管支枝の周囲の浮腫によるperibronchal cuffingや下肺のCarleyのB-lineなど，肺うっ血像を呈する．低酸素血症の進行とともに不穏，失見当などの中枢神経症状も出現する．

　急性心不全の重症度はラ音の程度など臨床症状により4段階に分けられている[2]（**表1**）．

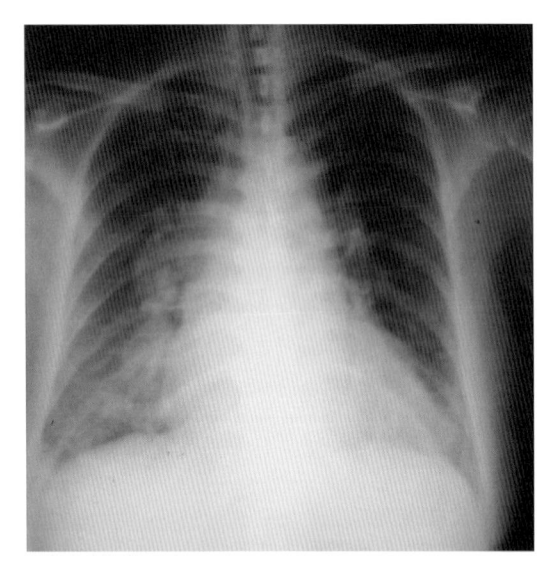

図1　心不全による肺水腫の胸部X線写真
59歳女性．「僧房弁閉鎖不全」から心不全となり，肺水腫を来している．

表1　Killipの急性心不全の重症度分類

Class Ⅰ：心不全の徴候なし
Class Ⅱ：軽〜中等度心不全
　　　　　（ラ音聴取領域が全肺野の50%未満）
Class Ⅲ：肺水腫
　　　　　（ラ音聴取領域が全肺野の50%以上）
Class Ⅳ：心原性ショック
　　　　　（血圧90 mmHg以下，尿量減少，チアノーゼ，冷たく湿潤な皮膚，意識障害を伴う）

（百村伸一．特集　集中治療領域の概念の整理—心不全．ICUとCCU 2002；26（7）：544より引用）

02　症例

　59歳，女性。以前より心臓弁膜症として利尿薬と降圧薬を服用していた。

　最近歩くと息苦しさを感じ，仰臥位で寝ると呼吸困難が増強してきたため救命救急センターを受診した。来院時は起坐呼吸で頻呼吸を呈し，酸素4 l/分投与しても末梢動脈血酸素飽和度（Sp_{O_2}）が85％であった。胸部X線写真では，心陰影拡大，肺うっ血，右下肺野の胸水貯留を認め（**図1**），心エコー検査にて重度の僧帽弁閉鎖不全を認めた。ただちに気管挿管し呼気終末陽圧（positive end-expiratory pressure：PEEP）5 cmH$_2$Oを付加した持続陽圧換気（continuous positive pressure ventilation：CPPV）による人工呼吸管理を開始するとともに，プロポフォールにて鎮静を得ながら，利尿薬およびカルペリチド（hANP）を投与して心不全の改善を図った。胸部X線写真および血液ガス像の改善を得られた2日後からプレッシャーサポート換気（pressure support ventilation：PSV）＋同期式間欠的強制換気（synchronized intermittent mandatory ventilation：SIMV）にて人工呼吸器からの離脱を図り，翌日に抜管した。その後全身状態が落ち着くのを待ち，僧帽弁形成術のために大学病院循環器センターに転送した。

03　心不全に起因する呼吸不全

1）心不全に起因する肺水腫

　肺毛細血管から肺間質または肺胞腔への体液の移行は，毛細血管側と間質側の水力学的圧と膠質浸透圧，および肺胞側の肺胞内圧と肺表面張力の影響を受け，毛細血管から濾出した水分はリンパ流で受動的に体静脈に排出される[3]（**図2**）。定常状態下では，濾出水分量と肺リンパ流はバランスがとれている。

　しかし，心筋梗塞などにより左室の収縮力が低下すると，左房圧の上昇ひいては肺静脈圧の上昇を来す。これにより，毛細血管の水力学的圧が増加して，間質へ水分の濾出が増える。濾出水分量がリンパ管による間質内水分除去能力を超えると，肺水腫となる[1)3)]。

2）肺水腫に起因する呼吸不全（図3）

　肺水腫では，肺うっ血による間質浮腫と肺胞内水分溢出により，肺胞と血液との間の酸素拡散能が低下する。また肺胞や末梢気道は呼気終末で虚脱しやすく，機能的残気量が減少する。この結果，動脈血酸素分圧（Pa_{O_2}）が低下して低酸素性呼吸不全（Ⅰ型呼吸不全）を呈する。動脈血二酸化炭素分圧（Pa_{CO_2}）は多くの症例で正常か低下傾向を示す。しかし，気道狭窄や呼吸筋疲労により肺胞低換気が生じると，Pa_{O_2}の低下にPa_{CO_2}の上昇を伴った肺胞低換気性呼吸不全（Ⅱ型呼吸不全）を呈する。

　また，肺うっ血により肺コンプライアンスが低下し，末梢気道は周囲組織の浮腫から狭窄や閉塞を来して気道抵抗が増加する。この結果，呼吸促迫とも相まって呼吸仕事量が増え，呼吸筋の酸素消費量が増加する。

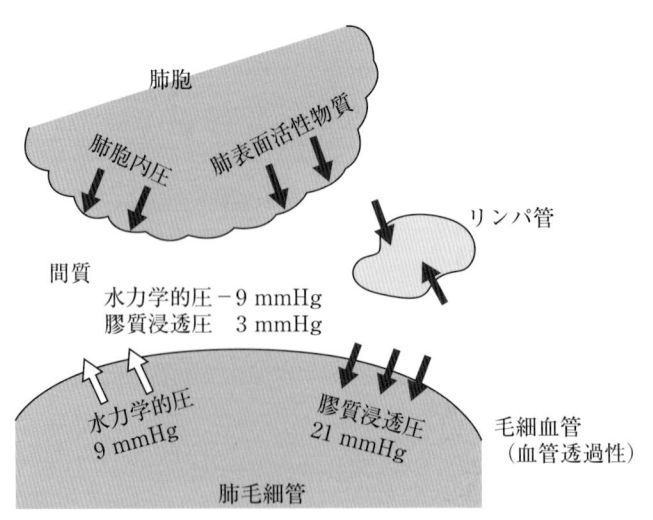

図2 心不全に伴う肺水腫の発生機序

肺血管外水分量は，定常状態下では肺毛細血管から肺間質や肺胞腔への体液の移行とリンパ流による排出とでバランスがとれている。肺うっ血になると毛細血管の水力学的圧が増加して，間質や肺胞腔への水分の濾出が増え，濾出水分量がリンパ管による間質内水分除去能力を超えると，肺水腫となる。
(島田二郎，田勢長一郎．心疾患における呼吸不全．Heart nursing 2002；15（9）：968-78 より改変引用)

3）心不全と呼吸不全の悪循環（図3）

　肺と心臓の機能はお互い密接な関係にあり，一方の機能障害が生じると他方の機能にも障害が及び，これがさらに一方の機能障害を助長する悪循環に陥りやすい[3)4)]。

①低酸素血症が生じると，心筋への酸素供給量が減少して心収縮力はさらに低下し，低酸素性肺血管収縮により肺血管抵抗が上昇して肺高血圧となり，右心不全を引き起こす。

②呼吸仕事量の増加は呼吸筋の疲弊から換気量の減少を来し高二酸化炭素血症をもたらすが，これが交感神経の興奮を来して末梢血管抵抗を増大させ，後負荷の増大から心不全を増悪させる。

③肺コンプライアンスの低下は吸気時の胸腔内陰圧の増大から静脈還流量を増加させ，前負荷の増大から心不全を増悪させる。

④心拍出量の減少は各重要臓器への酸素供給量を減少させ，臓器の血流うっ滞から多臓器不全を生じる。肺は毛細血管内皮細胞や肺胞上皮細胞が障害され，浸出液の漏出が始まり肺水腫を助長し，ガス交換能はさらに悪化する[5)]。

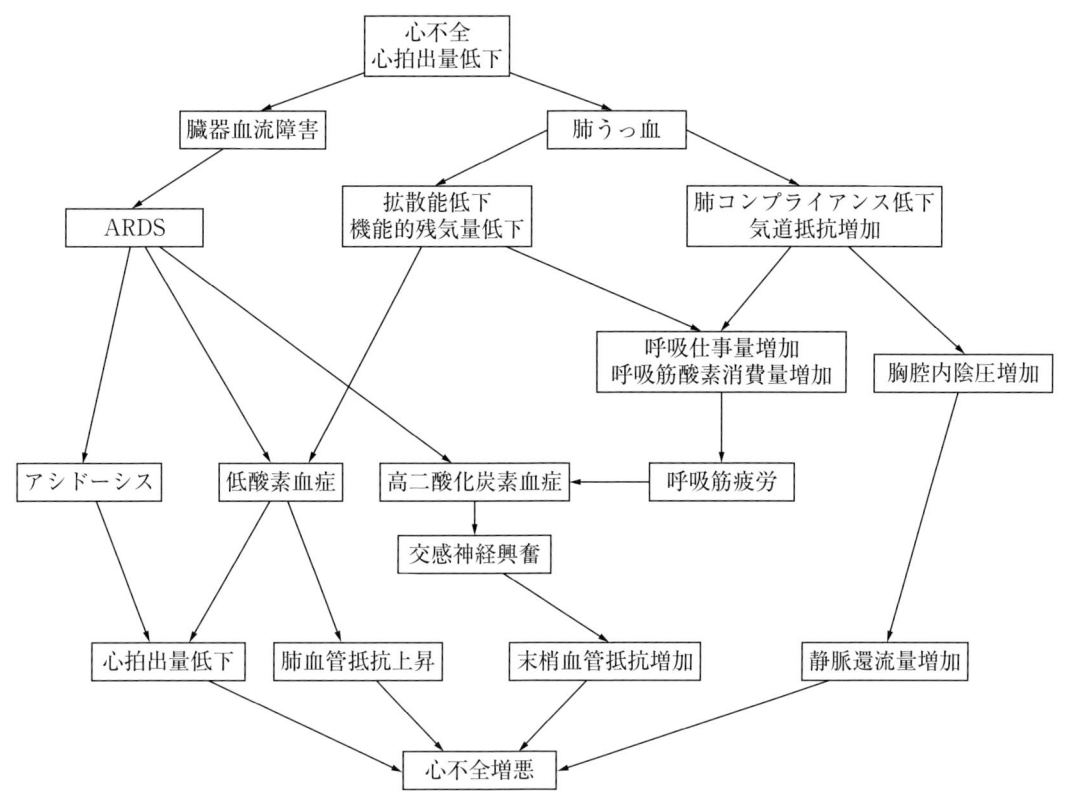

図3 心不全に伴う呼吸不全の病態と両者の悪循環

心不全に伴い心拍出量が低下すると，肺うっ血により酸素拡散能の低下や機能的残気量の減少，肺コンプライアンスの低下，気道抵抗の増加がみられ，ガス交換能は低下し呼吸筋の酸素消費量は増加する。これらはさらに心収縮力の低下や肺血管抵抗の上昇，末梢血管抵抗の増加，静脈還流量の増加を来し，心不全を増悪させる。
（島田二郎，田勢長一郎．心疾患における呼吸不全．Heart nursing 2002；15（9）：972より改変引用）

04 心不全に伴う呼吸不全の治療

1）治療指針[6]（図4）

　低酸素血症を呈している場合には，必要十分なガス交換能の維持と呼吸不全と循環不全の悪循環の遮断のために，呼吸療法が重要である。しかし，根本的な治療は心不全そのものの改善にあり，呼吸療法と並行して，薬物療法，補助循環，手術療法などの治療を行う。

2）薬物療法[1)7)]

　急性心不全の病態に応じて，前負荷と後負荷の軽減および心筋収縮力の増加により，左心不全の改善を図る。前負荷の軽減には利尿薬やニトログリセリン，硝酸イソソルビドなどの硝酸薬などが，後負荷の軽減には高用量の硝酸薬やカルシウム拮抗薬などが用いられる。また心臓由来の内因性ホルモンであるhANPは強力な利尿作用と血管拡張作用を有している。心筋収縮力の増加には，

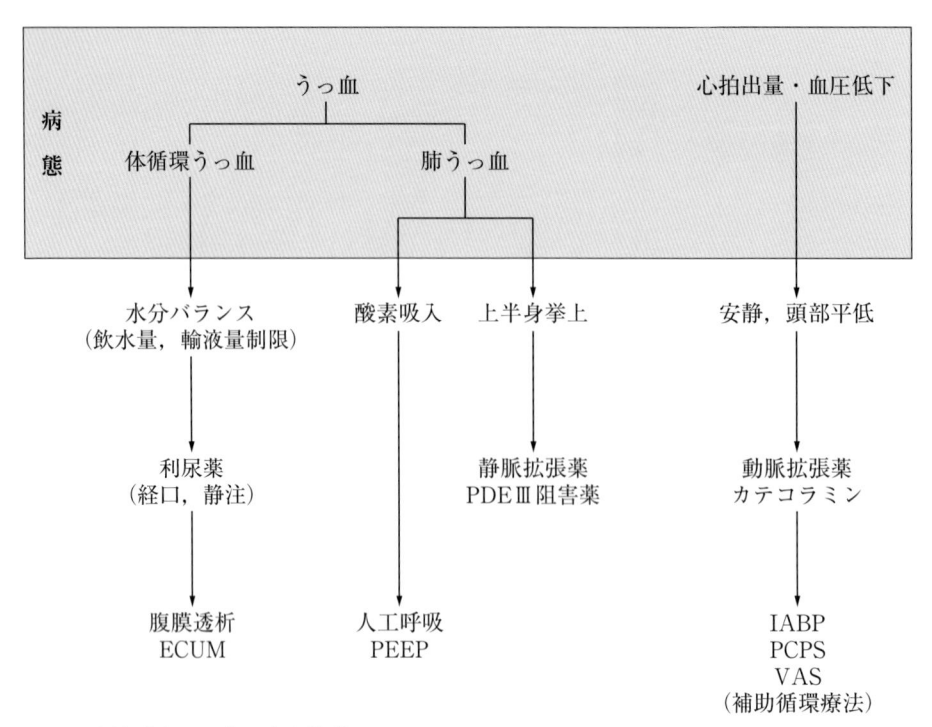

図4 急性重症心不全の治療指針
根本的な心不全の治療は心不全そのものの改善にある．呼吸療法と並行して，薬物療法，補助循環，手術療法などの治療を行う．
(百村伸一．特集集中治療領域の概念の整理　心不全．ICUとCCU 2002；26：543-9 より引用)

ドパミンやドブタミンなどのカテコラミンや塩酸オルプリノン，ミルリノンなどのホスホジエステラーゼⅢ（PDEⅢ）阻害薬などが用いられる．また安静保持や鎮痛のために塩酸モルヒネがよく用いられる．

3) 補助循環，手術療法

薬物療法が不十分な場合には，大動脈内バルーンパンピング（intraaortic balloon pumping：IABP）や経皮的心肺補助装置（percutaneous cardiopulmonary support：PCPS）などの補助循環を用いる．急性心筋梗塞など虚血性心疾患の場合には，心不全の治療と同時に初期から経皮的冠動脈形成術（percutaneous transluminal coronary angioplasty：PTCA）や冠動脈内ステント留置術，血栓溶解療法，冠動脈バイパス術（coronary artery bypass graft：CABG）などにより，早期の再灌流を図る．

また，僧帽弁乳頭筋断裂や心室中隔穿孔などで重篤な心原性ショックに陥っている場合には，迅速に補助循環やPEEPを用いた人工呼吸管理を行い，速やかに手術治療を行う．

05 心不全に伴う呼吸不全の呼吸療法

肺の酸素化能の改善と肺胞換気の改善のほかに，呼吸にかかる仕事量の軽減によって心負荷の軽減を図る[4)8)]（表2）。

1）肺酸素化能の改善

Pa_{O_2}を100 mmHg以上に保つため，吸入酸素濃度（F_{IO_2}）を上昇させるとともに，呼気相に気道内陽圧を付加して，有効換気に必要な気道およびガス交換の場となる肺胞の開存を図り，さらに肺水腫の軽減により肺胞から血液への酸素の拡散能を改善する。

a）F_{IO_2}の調節

鼻カニューラやフェイスマスクから酸素を投与する。さらにF_{IO_2}を上げるためには，酸素濃度を調節したガスを呼吸回路内に流して顔面に密着させたマスクや気管チューブから吸入させる。

b）呼気相への気道内陽圧付加

気道への陽圧の付加，特に呼気相での陽圧付加は，心不全による肺水腫の病態から考えて，ガス交換能改善に有効である。

①呼気終末に虚脱しやすくなっている末梢気道に対しては，狭窄に対するカウンター圧として働

表2 心不全に伴う呼吸不全の呼吸療法の戦略

呼吸療法の目標	方法	手段	目的	効果
酸素化能の改善	酸素投与	鼻カニューラ フェイスマスク マスク呼吸	F_{IO_2}の増加	Pa_{O_2}上昇
	持続的気道内陽圧（CPAP）	マスク NIPPV 気管挿管下	末梢気道の開存 肺水腫の軽減 機能的残気量の増加 肺血流抑制	換気改善 拡散能改善 酸素化能の改善 左室前負荷減少
肺胞換気の改善	陽圧換気	CPAP 補助換気 　PSV 　SIMV 調節換気	換気の補助 自発呼吸による胸腔内圧の低下 高い吸気気道内圧	換気量増加 静脈還流促進 換気量確保 虚脱肺胞の膨張
呼吸仕事量軽減，増加の回避	陽圧換気	CPAP 補助換気 調節換気	呼吸仕事の補助	換気の補助
	十分な鎮静	麻薬性鎮痛薬 高性能の人工呼吸器 NIPPV	気管挿管に伴う不要な酸素消費量の増加防止 気管挿管の回避	呼吸苦の改善 前負荷や後負荷の軽減

肺の酸素化能の改善や肺胞換気の改善のほかに，呼吸にかかる仕事量の軽減を図るため，肺水腫の病態を考慮に入れた各種治療法を組み合わせて用いる。

き，末梢気道の開存に有利である。
②肺胞内に生じた陽圧は，毛細血管内腔から肺胞への静水圧差を減少させ，肺水腫の軽減から拡散能が改善することが期待される。
③一度陽圧をかけて膨張させた肺胞では，呼気相での再虚脱が防止され，機能的残気量（FRC）の増加から酸素化能が改善することが期待される。
④軽度の肺胞内陽圧は，肺血流を抑制して左室の前負荷を減少させ，ポンプ機能が低下した左室にとっては有利である。しかし，呼気相での陽圧には抗利尿作用があり，容量負荷の軽減を妨げるおそれがある。また過度の陽圧は，大幅な胸腔内圧の上昇から静脈還流量の減少をもたらし，心拍出量を減少させて心不全を悪化させるおそれがある。

呼気相に付加する陽圧には，自発呼吸下に付加する持続的気道陽圧（continuous positive airway pressure：CPAP）と陽圧換気の呼気相に付加するPEEPがある。

c）呼気相に気道内陽圧を発生させる方法
①マスクCPAP：マスクを顔に密着させて呼吸回路内に定常流ガスを流して持続陽圧を発生させる。気管挿管は不要で，起坐呼吸を行っている患者でも行える。しかし，マスクを顔面に密着させると圧迫感を抱いて嫌がる患者もいる。
②BiPAP™（レスピロニクス社製）を用いたCPAP：マスクを介して人工呼吸を行う方法として，非侵襲的陽圧換気（noninvasive positive pressure ventilation：NPPV）が注目されている[9]。NPPV用人工呼吸器BiPAP™では，マスクから多少のリークがあっても設定気道内圧が維持でき，CPAPを行える。
③人工呼吸器を用いたCPAP：気管挿管下にデマンドバルブ型人工呼吸器を用いてCPAPモードで換気する。気管挿管下管理のため十分な鎮静を必要とし，呼吸抑制から低換気を来すおそれもある。また自発呼吸の感知から送気までの応答時間が長い，性能の劣る人工呼吸器を用いると，呼吸に要する酸素消費量の増加を来す。

2）肺胞換気の改善

吸気相に気道内陽圧を加えると，換気のドライブ圧（口もと圧と肺胞内圧との差）が増大し，換気量が増えてガス交換が改善する。CPAPや自発呼吸をトリガーとした補助換気法では，吸気時に肺胞内圧が低下し，気道内に加える吸気陽圧がわずかでも換気のドライブ圧は大きい。また自発呼吸による胸腔内圧の低下は静脈還流を促進し，大きな循環抑制を来さない。また高い気道内陽圧は虚脱した肺胞を膨張させる。

しかし，過度の陽圧は，肺胞内圧の上昇から循環動態を変化させて心抑制を助長するおそれがある。特に自発呼吸がない調節換気では肺胞内圧の上昇が著しい。また長期に及ぶ陽圧換気は圧外傷により肺のガス交換能が悪化するおそれもある。

吸気相に気道内陽圧を加えた換気方法として，CPAPや自発呼吸をトリガーとした補助換気，自発呼吸をなくした調節換気がある。

a）CPAP

吸気相にかかる陽圧により吸気のドライブ圧が増加して吸気の補助になる。

　b）補助換気

①PSV：毎吸気を設定した気道内圧（サポート圧）で換気補助する。換気回数は患者の自発呼吸数に依存する。得られる換気量はサポート圧により変化する。

②SIMV：自発呼吸をトリガーに設定した回数だけ強制的に換気補助を行う。得られる換気量は設定IMV回数に依存する。気道に陽圧がかかるのは強制換気時のみで，循環抑制は少ない。

　c）調節換気

すべての吸気が人工呼吸器に依存する換気法である。自発呼吸がないため，吸気相での胸腔内陰圧の低下はみられず，換気のドライブ圧は吸気時陽圧のみとなる。得られる換気量は設定圧や設定換気量に依存する。

3）呼吸仕事量（酸素消費量）の軽減

自発呼吸では吸気にはエネルギーを必要とし，呼気は肺胸郭の弾性により受動的に行われるが，心不全に伴う呼吸不全患者では呼吸筋の酸素消費量が増えている。人工呼吸管理を行う際には，呼吸に要する酸素消費量の軽減や増加を避け，心臓への負担がかからないように配慮する。

①CPAP：吸気相の陽圧は換気の補助となり，多少の酸素消費量の軽減が期待できる。

②補助換気：サポート圧やIMV回数に応じて呼吸の酸素消費量を軽減できる。ただし，性能の劣る人工呼吸器では，不要な仕事量の増加や呼吸困難感からの興奮で酸素消費量が増加する。

③調節換気：自発呼吸はなく，酸素消費量をセーブできる。しかし気管挿管に伴う循環動態の変動，チューブ留置に伴うストレスに対する配慮が必要となる。

気管挿管に伴う興奮，血圧上昇，心拍数増加，人工呼吸器とのファイティングなどは，酸素消費量の増加や後負荷の増加を来して心臓への負担が増加する。十分な鎮静が必要で，モルヒネなどの麻薬性鎮痛薬などがよく用いられる。不要な酸素消費量の増加を防止するとともに呼吸苦の改善，前負荷や後負荷の軽減効果などがあり，心不全の治療薬としても効果的である。しかし，呼吸抑制が強く，補助換気施行時は低換気の発生に注意しなくてはならない。

挿管による刺激を避けた呼吸管理法として，気管挿管せずに陽圧換気を行えるNPPVも考慮する。

06　呼吸療法の実際

呼吸管理によるガス交換能の改善効果と循環抑制が心不全に及ぼす逆効果のバランスを考えながら，呼吸不全の重症度に合わせた方法を用いる。

1）体位

患者は心臓や肺への血液還流量を減らすため自然に起坐位をとっていることが多い。臥位にするとPa$_{O_2}$がさらに低下するため，まずは半坐位にして，可能な限り下肢を低くする。

2) 酸素投与

低酸素血症が重篤でない場合には，まずは鼻カニューラを用いて酸素を 2～3 l/分投与して，Pa_{O_2} を 100 mmHg 以上に保つようにする。鼻カニューラから 4 l/分以上の酸素を投与すると不快感を訴えるため，不十分なときにはフェイスマスクに替えて 8～10 l/分の酸素を投与する。さらに高濃度の酸素が必要なときには，顔面に密着させたマスク呼吸とする。

3) 人工呼吸管理

酸素投与にて Pa_{O_2} の改善が得られないときや高二酸化炭素血症や意識障害を伴う場合には，人工呼吸管理を行う[7]。

a) CPAP

マスク CPAP によりガス交換能の改善を図る。BiPAP™ を用いた CPAP でもよい。BiPAP™ を用いると，必要であれば吸気相にも陽圧をかけて陽圧換気に移行できる。気管挿管下の人工呼吸器を用いた CPAP では，十分な鎮静下に気管挿管を行い，急激な循環動態の変動や人工呼吸器とのファイティングを防止する。加える陽圧は 5～10 cmH$_2$O とし，陽圧レベルを上げたときには循環抑制に注意する。

b) 補助換気

高二酸化炭素血症や呼吸運動に要する酸素消費量の増加がみられるときは，補助換気とする。換気レベルは PSV ではサポート圧，SIMV では強制換気回数の調節にて行い，Pa_{O_2} を 100 mmHg 以上，Pa_{CO_2} を 40～45 mmHg に維持する。

c) 調節換気

補助換気にて十分なガス交換が保てないときや，酸素消費量が増加して心不全に悪影響を与える場合，さらには重篤な心不全で循環補助や緊急手術処置が必要な患者では，調節換気とする。循環抑制に注意して付加する陽圧は必要最小限とする。呼吸促迫や努力性呼吸が続いて人工呼吸器に同調しないときには，適宜筋弛緩薬を投与する。

〈引用文献〉

1) 吉田 慎，和泉 徹．気道閉塞を伴う心不全治療の実際．呼吸と循環 1997；45：35-40．
2) Killip T, Kimball J. Treatment of myocardial infarction in a coronary care unit；A two year experience with 250 patients. Am J Cardiol 1967；20：457-67．
3) 島田二郎，田勢長一郎．心疾患における呼吸不全．Heart Nursing 2002；15 (9)：968-78．
4) 村岡修子．人工呼吸中の全身ケア．Heart Nursing 2002；15 (9)：983-90．
5) 川前金幸．特集 肺循環障害—肺水腫．ICU と CCU 1995；19：299-310．
6) 急性重症心不全治療ガイドライン．Jpn Circ J 2000；64 (Suppl IV)：1129-65．
7) 百村伸一．特集 集中治療領域の概念の整理—心不全．ICU と CCU 2002；26：543-9．
8) 伊藤明子．人工呼吸中の気道管理．Heart Nursing 2002；15 (9)：991-9．
9) 鈴川正之．NIPPV による呼吸管理．呼吸と循環 1997；45：461-8．

(岩手県立大船渡病院救命救急センター　盛　直久)

II. 症例による呼吸管理のポイント

10 術後肺合併症

シラバス

【病態の特徴】
- 術後換気障害の原因と病態が理解できる。
- 気道に関連する術後肺合併症が理解できる。
- 肺循環系に関連する術後肺合併症が理解できる。
- 感染，炎症による術後肺合併症が理解できる。

【呼吸管理上の問題点とその対策】
- 術前の問題点とその対策が分かる。
- 術中管理の問題点とその対策が分かる。
- 術後管理の問題点とその対策が分かる。

01 症例

45歳，男性。身長174 cm，体重146 kg。解離性大動脈瘤（DBI型）。上行弓部人工血管置換，elephant trunk挿入を行った。体外循環時間は264分，心停止時間160分。高度肥満で，術後両側下葉は容易に無気肺となる。特に左下葉は繰り返し無気肺になった。人工呼吸器の設定を吸入酸素濃度（F_{IO_2}）1.0，同期式間欠的強制換気（synchronized intermittent mandatory ventilation：SIMV），呼吸数15回/分，圧規定換気（pressure control ventilation：PCV）18 cmH$_2$O，吸気時間1.0秒，呼気終末陽圧（positive end-expiratory pressure：PEEP）4 cmH$_2$Oとしたが，PEEP 4 cmH$_2$Oの設定では動脈血酸素分圧（Pa_{O_2}）が60 mmHgまで低下したため，PEEPを15 cmH$_2$Oまで上げたがPa_{O_2}は44 mmHgまで低下した。

本症例の胸部X線写真は左下葉の無気肺であった（図1）。

呼吸管理上のポイントとしては，腹腔内臓器の横隔膜圧排による換気障害の影響を軽減するために上半身を挙上する体位をとり，無気肺の改善および肺胞の開存を目的としてリクルートメントマヌーバを繰り返し行ったところ，改善を得た（図2）。また，術後長期間にわたり高いPEEPを用いての呼吸管理を行う必要があった（図3）。

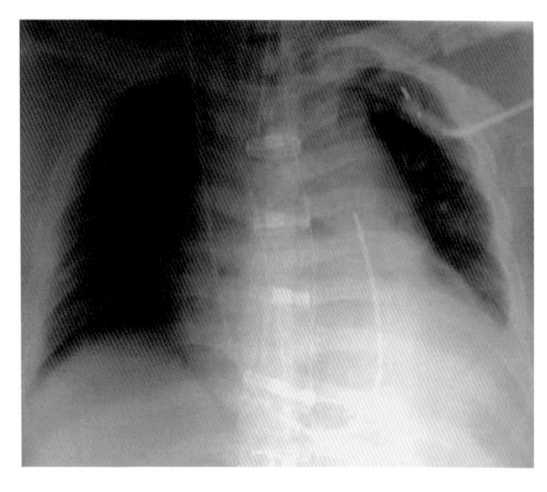

図1　胸部X線写真

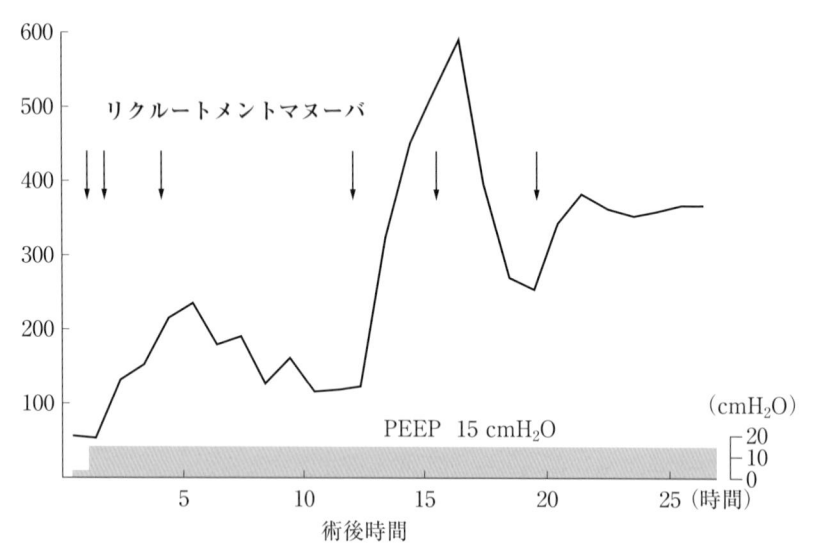

図2　術直後の $Pa_{O_2}/F_{I_{O_2}}$

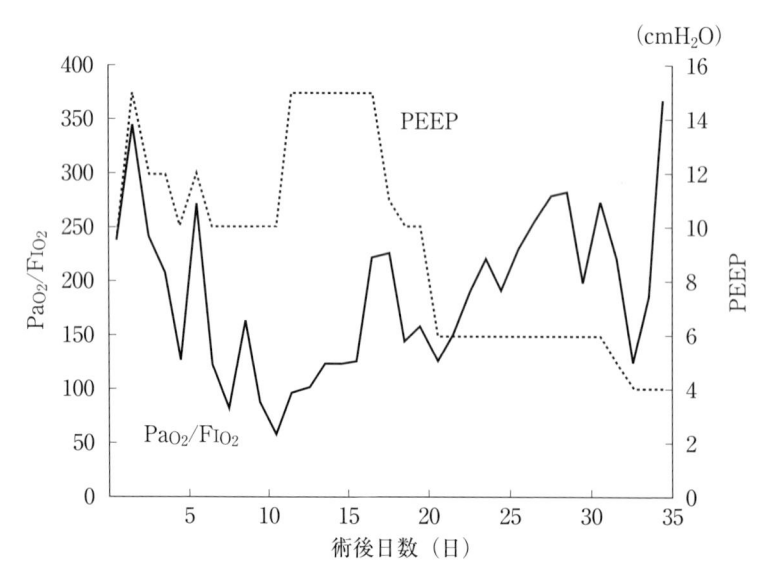

図3　$Pa_{O_2}/F_{I_{O_2}}$ と PEEP

病態における問題点は，高度肥満により，容易に術後肺胞低換気および無気肺を来しやすい状態であり，通常付加するレベルのPEEPを用いても十分な無気肺の改善や肺胞の開存が得られず高度の低酸素血症を呈することであった。

02 病態の特徴

術後肺合併症は，さまざまな原因で発生し種々の病態を呈する。また手術部位や手術侵襲の程度によって発生する肺合併症の病態，頻度は左右される。術後肺合併症は，①術後換気障害，②気道に関連する肺合併症，③肺循環に関連する術後肺合併症，④感染・炎症反応に伴う術後肺合併症に大別できる。

1）術後換気障害

麻酔，筋弛緩，術後疼痛，肥満などが原因で，術後，機能的残気量（FRC）の減少，1回換気量（V_T）の減少，肺活量（VC）の減少を来し換気障害を呈する。

2）気道に関連する肺合併症

無気肺，気管・気管支痙攣（喘息）などがある。

a）無気肺

無気肺は，術後肺合併症として最も頻度の高いもので，肺，肺葉，肺区域の含気量の減少を来す。術後無気肺は，喀痰貯留，気道出血，気管チューブの位置異常や閉塞，気道粘膜の浮腫などの気道の機械的閉塞を原因として発生する。術後の機能的残気量の減少は肺胞容量が縮小している状態であり，肺胞は容易に虚脱する。特に下方に位置する肺の肺胞は上方に比べ径がより小さくなるためつぶれやすいのに加え，分泌物が下方に流れ無気肺発生を助長する[1]。したがって，術後体位変換が不十分であれば容易に背側無気肺を併発する。

開胸手術後には，種々の原因で胸腔内に血液（血胸），空気（気胸）や胸水が貯留し無気肺を来す。特殊な例として，心臓術後では拡張した心臓や肺動脈などによる気道狭窄や肺実質への圧迫によって左肺下葉の無気肺を来すことがある。

3）肺循環に関連する術後肺合併症

肺水腫と肺塞栓がある。

a）肺水腫

肺水腫は肺の毛細血管外に水分が貯留する病態である。肺での毛細血管を隔てた水分の移行速度は毛細血管静水圧と膠質浸透圧に規定され（スターリングの法則 Starling' law），下記の式で表現される。

$$J = Kfc [(Pc - Pt) - \sigma (\Pi c - \Pi t)]$$

J；水分移動速度（ml/分/100 g），Kfc；濾過係数（ml/mmHg/分/100 g），Pc；毛細血管静水圧（Pa；動脈側静水圧，Pv；静脈側静水圧）(mmHg)，Pt；間質（組織）圧（mmHg），σ；膠質反発係数，Πc；毛細血管内膠質浸透圧（mmHg），Πt；間質液膠質浸透圧（mmHg）

すなわち，肺毛細血管外への水分の移行は毛細血管内外の圧差，膠質浸透圧差および毛細血管の透過性（濾過係数）に依存する．膠質反発係数に膠質浸透圧差を乗じたσ(Πc−Πt)は有効膠質浸透圧差を示す．

通常は，毛細血管動脈側では静水圧（Pa）が高く間質に水分が移行するが，逆に静水圧（Pv）が低下する毛細血管静脈側では膠質浸透圧差が静水圧差よりも大きくなり間質から血管内へ水分が移行する．また間質に移行した水分の一部はリンパドレナージによって除去され平衡状態となっている．これらのいずれかが破綻を来した場合に肺水腫が生じる．肺水腫は肺毛細管血管圧の上昇と血漿膠質浸透圧の低下によって起こる静水圧性肺水腫と肺毛細血管の透過性が亢進する透過性亢進型肺水腫がある．術後の静水圧性の肺水腫は，過剰輸液（Paの上昇およびΠcの低下），左心不全（PaおよびPvの上昇），人工心肺体外循環に伴う血液希釈（Πcの低下），リンパ節郭清などに起因するリンパドレナージの障害などが原因となる．このなかで左心不全による肺水腫を心原性肺水腫という．

肺水腫の初期では間質に水分が貯留しガス交換能の低下が起こるが，高度になると肺胞内にも溢れ出しピンク色泡沫状の気道分泌物が大量に排出するようになる．透過性亢進型肺水腫は感染，炎症による肺水腫として後述するが，透過性亢進型では血漿状の分泌物が排出される．

b）肺塞栓

肺塞栓は，術中術後の臥床に起因する下肢静脈や深部静脈血栓，手術操作に伴う脂肪や腫瘍，術後留置中心静脈カテーテル周囲に形成された血栓などの塞栓子が肺動脈に飛び肺動脈あるいは肺動脈分枝を閉塞する．肺への血流の著しい減少・途絶に伴い，換気血流比不均等分布に陥り死腔換気が増大するとともに，右心後負荷増大・左心前負荷減少に伴う症状を呈する（図4）．

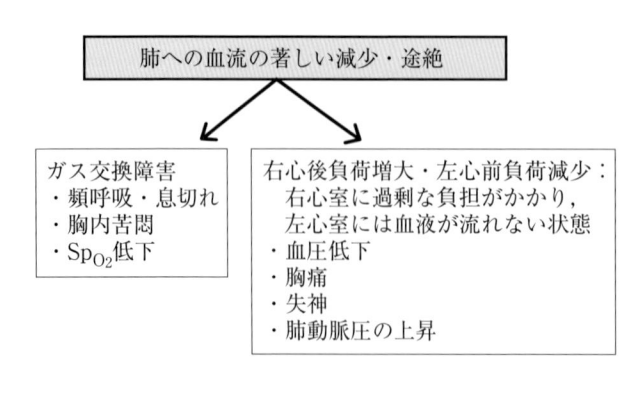

```
         肺への血流の著しい減少・途絶
            ↙              ↘
   ガス交換障害      右心後負荷増大・左心前負荷減少：
   ・頻呼吸・息切れ    右心室に過剰な負担がかかり，
   ・胸内苦悶         左心室には血液が流れない状態
   ・SpO2低下        ・血圧低下
                    ・胸痛
                    ・失神
                    ・肺動脈圧の上昇
```

図4　急性肺塞栓症の病態と症状

4）感染・炎症反応に伴う術後肺合併症

急性呼吸促迫症候群（acute respiratory distress syndrome：ARDS）と人工呼吸器関連肺炎（ventilator-associated pneumonia：VAP）が代表格である。両者ともに別項で詳記されているのでここでは簡単に触れる。

ARDSは手術侵襲や術後感染などに伴う全身性炎症反応症候群（systemic inflammatory response syndrome：SIRS）の一環として肺毛細血管の透過性が亢進して発生する。肺血栓塞栓症の血栓除去術などの術後には再灌流によって透過性が亢進し肺水腫を呈することが多い。

03　呼吸管理上の問題点と対応策

さまざまな原因で発生し，多彩な病態をとる術後肺合併症を予防および併発した場合に適切な治療を行うためには術前，術中，術後の呼吸管理上の問題点と対応策を掌握しておくことが重要である。

1）術前

術後肺合併症に関連する術前因子として，呼吸予備力，気道抵抗，呼吸筋筋力，喀痰排出力などに影響を及ぼす年齢，栄養状態，肥満，喫煙歴，呼吸器疾患に留意し，対応策を講じておくことが術後肺合併症の予防に役立つ。

a）年齢

加齢に伴い呼吸予備力は低下するとともに，栄養状態も低下している場合が多く，その術前呼吸予備力，呼吸筋筋力，喀痰排出力などが低下する。

b）栄養状態

栄養状態の悪い患者では，呼吸筋疲労があり術後ガス交換能がよくても自発呼吸のみで換気を維持することが困難であったり[2]，喀痰排出力の低下に加え免疫能も低下しているため肺炎を併発しやすい。さらに，血漿蛋白質も低く膠質浸透圧も低下しているため術後肺水腫を併発しやすい状態となっている。栄養状態の改善は短期間では困難であるが，術前中心静脈内高カロリー輸液などで栄養状態の改善を図ることや低アルブミン血漿を呈している場合には術前にアルブミンの補給を行うなどの対策を講じる。また，術後は容易に呼吸筋疲弊を来すため呼吸仕事量の増大を回避することも重要である。

c）肥満

肥満患者では，胸郭の拡張性が低下しているとともに腹腔臓器の横隔膜圧迫によって拘束性換気障害の状態となっている[1]。術中術後の仰臥位は拘束性換気障害に拍車を加え機能的残気量は高度に減少する。したがって，術後は無気肺を来しやすくかつ呼吸仕事量も増大する。さらに，肥満患者では閉塞型睡眠時無呼吸症候群（obstructive sleep apnea syndrome：OSAS）を併発している頻度は高く術後にはOSASが悪化することが多い。術前から可能であれば栄養指導による減量を行うとともに，術中・術後の人工呼吸中はPEEPを用いて肺胞虚脱を防止する。また，術後肺胞虚脱や

無気肺を生じた場合には，最高気道内圧を一定に保ち高い PEEP をかけるリクルートメントマヌーバが有効である．また，気管チューブ抜去後の肺胞虚脱や SAS 治療のため nasal CPAP（continuous positive airway pressure；持続気道陽圧）を用いることも対応策となる．

　d）喫煙歴

長期間の喫煙によって末梢気道の閉塞性障害や気道の線毛輸送の障害，慢性気管支炎，気道分泌物の増加や場合によっては肺気腫となっている場合もある．術前早期からの禁煙指導，吸入療法による気道の浄化および呼吸訓練がその対策となる．

　e）呼吸器疾患

急性気管支炎や咽頭炎がある場合には術後肺炎の危険性は高く，術前に適切な抗菌薬などを用いて治癒しておく．慢性閉塞性肺疾患（chronic obstructive pulmonary disease：COPD）のある場合には術前の呼吸訓練，喀痰排出訓練がその対応策である．喘息のある場合には術前ステロイド吸入療法を行い，術中・術後には気管支拡張薬の持続投与や発作時にただちに対応できるように備える．

2）術中

術中の気管挿管や麻酔および筋弛緩薬投与下の人工呼吸管理が VAP や無気肺などの原因となる場合がある．挿管時の完全な清潔操作は困難であるが無菌手袋を着用して気管チューブを清潔に保ち挿管する．免疫能の低下した患者では滅菌喉頭鏡を用いることも推奨される．気管チューブは適正な位置に固定し，固定位置にマークし術中の気管チューブの位置異常に留意する．術中は気道分泌物の量に応じて気道吸引を行う．手術が長時間に及ぶ場合にはポビドンヨード希釈液などを用いての口腔内洗浄を行うことも VAP 対策として考慮する．

術中の肺胞虚脱を防止するために 3～5 cmH$_2$O の PEEP を用いることも対策の一つとなる．

過剰輸液，過剰水分バランスによる肺水腫を防止するためには，適正な輸液量および尿量を保つことは極めて重要である．

術後疼痛に伴う換気量の低下や喀痰排出能の低下が術後肺合併症の誘引となる頻度は高く，術後適正な鎮痛を得るために必要に応じて術中より硬膜外鎮痛を行い術後に継続する．

術中の体位固定に伴う静脈血栓形成および肺動脈塞栓を予防する対策も極めて重要である．静脈血栓形成のサインとして術後凝固線溶系の亢進（TAT, D-dimer, FDP などの上昇）に留意しておく．これらの徴候がみられたら，超音波による下肢静脈血栓形成の有無の検索や抗凝固療法を考慮する．

3）術後

手術侵襲が多大で術後人工呼吸を継続しなければならない状態では術後肺合併症の予防，早期発見，治療開始は極めて重要である．

筋弛緩薬を用いた調節換気は，咳嗽が消失し気道分泌物の排出が困難となりかつ呼吸筋の廃用性萎縮を生じやすいため可能な限り筋弛緩薬の使用は控え，SIMV やプレッシャーサポート換気

(pressure support ventilation：PSV) などの換気モードを用い自発呼吸の温存を図る。

　口腔内分泌物の気道内流入を防止するためには，半坐位にする。定期的に，清潔操作で気道内分泌物を吸引するとともに口腔内洗浄を行う。必要に応じて気管支ファイバースコープを用いて気道内分泌物を除去する。また定期的に体位交換を行い無気肺の発生を防止する。

　人工呼吸時のファイティングの発生は肺損傷の原因となり，また手術創痛は換気量の減少や気道内分泌物の排出障害を来すため，自発呼吸が消失しない程度の適切な鎮静と鎮痛を得ることは極めて重要である。人工呼吸中の鎮静レベルはRamsay scoreで3～4が適正とされている。適正な鎮静レベルを得るためにはプロポフォールやミダゾラムを用いる。鎮痛は硬膜外鎮痛が可能な場合には継続し，静脈内投与では塩酸モルヒネを2～5 mg用いる。痛みの程度に応じて患者自身が鎮痛薬の投与を管理するPCA（patient control analgesia）も有用である。最近，呼吸抑制のない鎮静・鎮痛薬として選択的α_2作動薬である塩酸デクスメデトミジンの使用が可能となり，人工呼吸管理からの離脱周期には極めて有用である[3]。

　術後の低酸素血症に対してはF_{IO_2}の上昇あるいはPEEPを上げることによって対応する。しかし，無気肺に伴う低酸素血症は無気肺部分の肺内シャントによるものであり，肺水腫に伴う低酸素血症は肺胞虚脱部位のシャントによるもので，両者とも酸素濃度の上昇による効果は十分でない。また，高濃度酸素吸入は肺胞での酸素吸収に伴う吸収性無気肺を来し，肺内シャントを増す結果となる。したがって，高濃度酸素吸入は可能な限り避け，PEEPを上げることによって対応することが無気肺や肺水腫に伴う低酸素血症にはより効果的である。同時にPEEPによる気道内圧の上昇は肺胞虚脱を改善するとともに前述のStarling式において間質（組織）圧を上げる効果もあり，肺水腫の改善に有効である。虚脱肺胞を速やかに改善し再虚脱を防止することを目的としてリクルートメントマヌーバという手法がある。これは，例えば気道内圧プラトー圧を35 cmH$_2$Oに設定し，高いPEEP（15～25 cmH$_2$O）を1～2分間かける手法であり，施行時には血行動態の変化や肺気腫に留意しなければならない。

〈引用文献〉
1) 奥津芳人．術後呼吸不全．天羽敬祐編．標準集中医学．東京：真興交易医書出版部；2000. p. 99-105.
2) 落合亮一．食道癌術後．丸川征四郎，槇田浩史編．呼吸管理—専門医にきく最新の臨床．東京：中外医学社；2003. p. 325-327.
3) 公文啓二，高橋成輔，花岡一雄ほか．塩酸デクスメデトミジンの使用方法．人工呼吸 2004；21：29-37.

(姫路聖マリア病院救急診療科　公文啓二)

II. 症例による呼吸管理のポイント

11 誤嚥性肺炎

SYLLABUS

【病態の概念】
- 誤嚥性肺炎は，食物，液体，胃内容物などの本来気管内にはいるはずのない物質を，誤嚥あるいは誤飲することにより発病する肺炎である。
- 不顕性誤嚥は，高齢者市中肺炎の最大のリスクファクタであり，治療の中心は，抗菌療法となる。

【対応策】
- 起因菌として，嫌気性菌，グラム陰性桿菌，MRSA，ブドウ球菌，肺炎桿菌，緑膿菌，腸内グラム陰性桿菌などを念頭におき，抗菌薬として，βラクタマーゼ阻害薬配合ペニシリン系薬，カルバペネム系薬，第3世代セフェム系薬＋カルバペネム系薬のいずれかにクリンダマイシンの併用を考慮する。
- 一方，胃液・食物誤嚥に伴う化学性肺炎の場合は，重篤化することが多いため，必要に応じて気道確保を行い，誤嚥した内容物の除去を行うとともに，急性肺傷害が認められた場合は人工呼吸，血管透過性亢進によるショックに対しては輸液などで循環血液量の維持などの集学的な呼吸循環管理が必要となる。
- 侵襲的な処置を希望しない患者などに限って，NPPVにて呼吸管理を行うことがあるが，現時点では，熟練施設以外では推奨できない。
- 2次性の細菌性肺炎を合併することがあるので注意が必要である。

　誤嚥性肺炎は，食物，液体，胃内容物などの本来気管内にはいるはずのない物質を，誤嚥あるいは誤飲することにより発病する肺炎である[1]。誤嚥する内容のpH，量，食物残渣など粒子を含むか否かによって臨床症状や経過が異なる。多量の食物を気道内に吸引して窒息状態になるものから，知らないうちに少量の分泌物を吸引している不顕性誤嚥まである。一般的には，細菌性肺炎の頻度が最も多く，酸性の胃液誤嚥による化学性肺炎は重篤化し予後不良となる。

　本項では，誤嚥性肺炎の診断と治療について概説する。

01 症例

　51歳，男性。既往歴は特記事項なし。現病歴としては，1998年9月に他医にて筋萎縮性側索硬化症（amyotrophic lateral sclerosis：ALS）の診断を受ける。1999年8月，呼吸管理目的で当院紹介，同年10月から在宅非侵襲的陽圧換気療法（noninvasive positive pressure ventilation：NPPV）を開始した。2001年1月始めから発熱が出現し，1月5日呼吸困難が増強，チアノーゼ・意識レベルの低下が出現してきたため同日救急搬送となった。

　臨床経過を**図1**に示す。入院時検査所見では，白血球数増多（11,700/mm^3）とCRP上昇（17.4）を認めた。入院後，NPPV，酸素流量調整，呼吸介助にて動脈血液ガス所見・意識状態は改善したが，喀痰の自己喀出が困難であると判断したため気管挿管を実施した。

　本症例は，ALSによる球麻痺のための不顕性誤嚥による誤嚥性肺炎である。胸部X線写真上（**図2**），右下肺野に肺炎像が認められた。喀痰検査を実施したうえで，抗菌薬としてパニペネム・ベタミプロンを開始した。起因菌が肺炎球菌であり，感受性があったためそのまま続行とし肺炎像の改善を認めた（**図3**）。その後いったん抜管できたが，再度誤嚥性肺炎を起こしたため，気管切開を実施し，気管切開下の在宅人工呼吸となった。

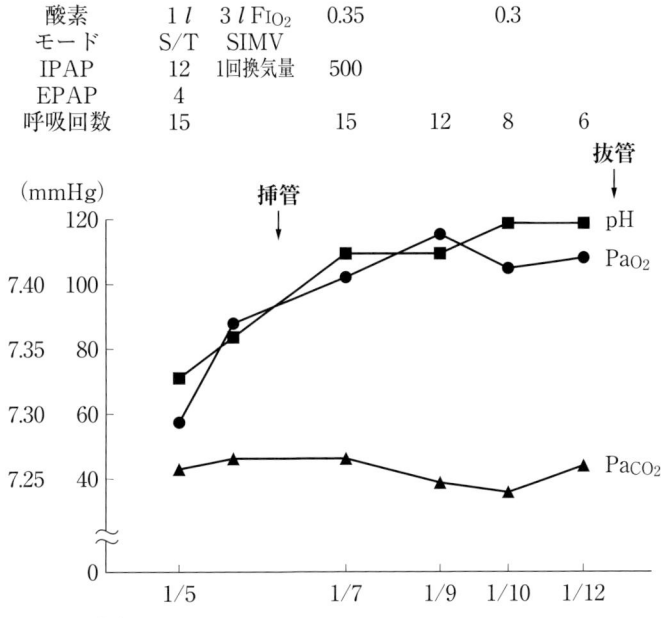

図1　臨床経過

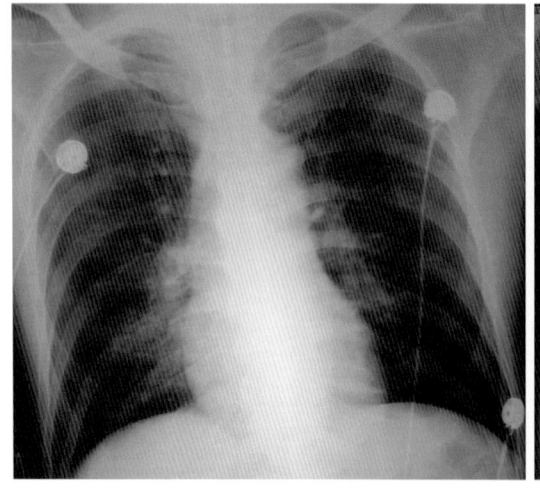

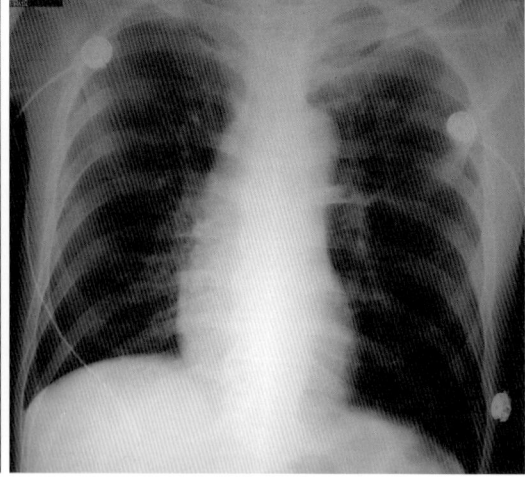

図2　入院時胸部X線写真　　　　　　　図3　改善時胸部X線写真

02　誤嚥性肺炎を起こしやすい病態（表1）

　誤嚥性肺炎には食事後の咳や喘鳴，嘔吐など誤嚥の存在が強く疑われる例から，夜間就寝中の繰り返す不顕性誤嚥など誤嚥の存在が明らかでない例まで，程度の異なる嚥下障害を背景として，高齢者に発症することが多い。

　不顕性誤嚥は，高齢者市中肺炎の最大のリスクファクタである。誤嚥に対する防御機構として嚥下反射と咳反射があるが，これらの反射が何らかの原因で障害されることで誤嚥が起こる。

　臨床的には脳血管障害，意識障害，パーキンソン病に代表される神経筋疾患，痙攣，急性アルコール中毒や薬物中毒，ADL低下，胃食道逆流の存在などがリスクファクタとなる。特に胃切除後の場合には，胃液や腸液中の細菌が原因菌となる可能性が高い。また，寝たきり状態では人工呼吸器関連肺炎（ventilator-associated pneumonia：VAP）と類似して，口腔・咽頭分泌物や胃液の誤嚥が起きやすい。

表1　誤嚥を来しやすい病態

- 神経筋疾患
    - 脳血管障害（急性期・慢性期）
    - 中枢性変性疾患
    - パーキンソン病
    - 筋萎縮性側索硬化症
    - 認知症
- 寝たきり状態（原因疾患を問わず）
- 口腔の異常
    - 口腔内悪性腫瘍
    - 口内乾燥
- 胃食道疾患
    - 食道運動異常（アカラシア，強皮症）
    - 胃食道逆流（食道裂孔ヘルニアを含む）
    - 悪性腫瘍
    - 胃切除術後
- 医原性
    - 麻酔
    - 鎮静薬，睡眠薬
    - 経管栄養

03　各種の誤嚥

1）不顕性誤嚥

口腔・咽頭分泌物などの無自覚的な誤嚥である。脳血管障害患者では，40％に誤嚥を認め，そのうち30％が不顕性誤嚥であるともいわれている。また，30歳代の健常成人でもみられる，極めて一般的な現象であるともいわれている[2]。しかし，一般的には高齢者に多く認められ，高齢者肺炎の場合，不顕性誤嚥による誤嚥性肺炎を念頭においておく必要がある。

2）胃液の誤嚥

胃液のpHは通常2.0前後であり[3]，このpHでは肺炎の起炎菌となるような細菌は繁殖しない。したがって，胃液誤嚥による肺炎は，最初は純粋な化学性肺炎である。ただし，その後，2次性の細菌性肺炎を合併することがある。

酸性の液体は，気管支粘膜，肺胞上皮，毛細血管内皮を傷害し，気管攣縮，肺血管透過性亢進，肺胞浮腫，肺胞内出血，サーファクタント減少，換気血流比不均等分布，低酸素血症を引き起こす。誤嚥された酸は速やかに中性化され，酸自体による肺傷害は1時間でピークを過ぎるが，2～3時間後に症状が再燃する。すなわち，炎症反応により肺組織に好中球が浸潤して血管透過性が亢進し，肺水腫，肺コンプライアンス低下，換気血流比不均等分布を来して低酸素血症がもたらされる。なお酸性液体のみの誤嚥で，高二酸化炭素血症を来すことはまれである。

3）固形物の誤嚥

食物残渣を含む強酸性の胃内容誤嚥では，酸による傷害と異物に対する反応が同時に起こるため症状は最も重篤となる。肺組織の壊死がみられることが多く，高度の低酸素血症とともに高二酸化炭素血症も来すことがある。

健常者の口腔内には通常嫌気性菌が存在するが，日常活動性の低下，基礎疾患の存在，喫煙，飲酒，抗菌薬の服用などにより，口腔内細菌叢がグラム陰性桿菌などの細菌叢に変化する。また，抗潰瘍薬で胃液酸度が低下すると胃液内にも病的細菌が繁殖する。さらに食道裂孔ヘルニアや降圧薬や抗喘息薬などの服用により食道下部括約筋力が低下すると，胃食道逆流現象を生じる。これらの現象は，高齢者に多くみられ，口腔・咽頭分泌物や胃液とともに病原性細菌が気道内へ吸引される原因となる。

4）イレウス合併症例

イレウス状態の症例では，腸内容を誤嚥して，早期に腸内細菌による細菌性肺炎を引き起こす。上部消化管の通過障害では多量の胆汁を誤嚥する可能性もある。胆汁のpHは6.0～8.5であり，pHによる肺傷害は起こらないと考えられてきた。しかし動物実験では，胃液誤嚥と同様の傷害が認められたとの報告[4]や胆汁の誤嚥が非心原性肺水腫に引き続いて重篤な化学性肺炎を引き起こすという報告がある[5]。

04 診断

　誤嚥性肺炎の診断は誤嚥の存在を認識しないと困難である。嚥下障害の診断法として，造影剤を飲んで嚥下状態を評価する video fluorography 法や鼻腔チューブを咽頭まで挿入し，蒸留水を注入する2段階簡易嚥下誘発テスト[6]などがあるが，煩雑であり，一般的には困難である。

　メンデルソン症候群に代表されるような急速かつ大量の胃内容物の誤嚥がある場合，診断は容易である。しかし，最近問題になっている高齢者の不顕性誤嚥による誤嚥性肺炎の場合，先述の誤嚥しやすい病態があり肺炎を繰り返す症例，寝たきり状態の患者では誤嚥性肺炎を強く疑う必要がある。

　検査所見としては，胸部X線写真の浸潤影，末梢血白血球数増多，CRP上昇などで診断する。呼吸状態の評価には，動脈血液ガス分析が有効である。

05 症状

1) 一般的症状

　発熱，咳，喘鳴，頻呼吸などがみられる。また，大量の物質を誤嚥した場合，慢性肺疾患のある患者にチアノーゼがみられることがある。

2) 特異的症状

　誤嚥直後に反応性に気管支攣縮を起こすことがある。迷走神経を介する反射が関与しており，直後の低酸素血症の原因の一つとなる。

　また誤嚥した物質による気管支の機械的閉塞による窒息を来すこともある。このような場合は，早期に気管内吸引が必要である。中枢側での閉塞は窒息状態を引き起こし，重篤な結果となることがあるため，迅速な対応が必要である。一方，末梢側での閉塞は咳，繰り返す感染が出現し，炎症による閉塞性肺炎から，2次的な細菌感染を引き起こすことがある。

06 原因菌

　原因菌は，一般に口腔内細菌で嫌気性菌が主と考えられるが，発症患者が老人施設や病院にいる場合は，グラム陰性桿菌やメチシリン耐性黄色ブドウ球菌（MRSA）など院内肺炎の原因菌が関与することがある。よくみられる好気性菌としてブドウ球菌，肺炎桿菌，緑膿菌，腸内グラム陰性桿菌などが挙げられる。

　誤嚥性肺炎では，口腔内細菌が原因菌となることが多いため，喀出痰からの原因菌の決定は困難である。原因菌の同定には，経皮的肺穿刺による検体採取が確実であるが，侵襲が大きいため，実施困難なことも多い。気管支鏡下無菌的擦過培養法は，比較的口腔内常在菌の汚染が少なくすぐれている。

07　治療

1）誤嚥した内容の除去

　誤嚥が肉眼的に確認できた場合は，それ以上の誤嚥を防ぎ，口腔内の吐物を除去する．誤嚥した物質による気管支の機械的閉塞が疑われる場合は，迅速に気管挿管などの気道確保を行い，気管内吸引を実施する．必要に応じて，気管支鏡下の除去も試みる[7]．

　胃酸は，速やかに中和されるとの報告があり[8]，胃酸を中和する目的での肺洗浄は無効であるばかりでなく[9]，低酸素血症を一時的に悪化させる危険がある．

2）呼吸循環管理

　急性肺傷害が認められた場合は，人工呼吸を開始する．誤嚥性肺炎の場合，基本的には気道確保を行ったうえで人工呼吸を実施することが多いが，高齢者などで侵襲的な処置を希望しない患者などに限って，NPPVにて対応することがある．最近，NPPVを実施しながら気管支鏡下の吸引を行うという，誤嚥性肺炎に対する新たな治療法の報告もある[10]．

　血管透過性亢進によるショックに対しては，輸液などで循環血液量の維持を図る．

3）抗菌薬

　グラム陰性桿菌と嫌気性菌の混合感染を念頭におき抗菌薬を考慮する．また，誤嚥性肺炎患者は高齢者が多く，多くの場合基礎疾患を有する症例が多い．したがって，肺炎の重症度を考慮する場合，中等症以上として対処する必要がある．βラクタマーゼ阻害薬配合ペニシリン系薬，カルバペネム系薬，第3世代セフェム系薬＋カルバペネム系薬のいずれかにクリンダマイシンを併用する．

4）ステロイド

　誤嚥性肺炎の治療にステロイドが用いられた時期がある．しかし，その後の研究で，ステロイドは抗炎症作用による症状を軽減する可能性はあるが，予後は改善しないと報告された[11][12]．これらの検討結果から，現在では，誤嚥性肺炎に対するステロイド投与は一般的ではない．しかし，pH 1.5〜2.1の場合は，ステロイド投与が有効であるとの報告もある[13]．

5）気管支拡張薬

　誤嚥直後の気管支攣縮に対して，β刺激薬の吸入・静注，テオフィリン製剤の静注が有効である．

〈引用文献〉
1) 矢内　勝．誤嚥性肺炎の治療の現状―問題点と新しい戦略．日老医会誌 2001；38：310-1．
2) Gleeson K, Eggli DF, Maxwell SL. Quantitative aspiration during sleep in normal subject. Chest 1997；111：1266-72．
3) Roberts RB, Shirley MA. Reducing the risk of acid aspiration during cesarean section. Anesth Analg 1974；53：859-68．
4) 増田　明，川原昌彦，伊藤祐輔ほか．ラット気管内注入胆汁の気管・肺組織に及ぼす影響．麻酔 1985；60：1653-6．

5) Porembka DT, Kier A, Sehlhorst S, et al. The pathophysiologic changes following bile aspiration in a porcine lung model. Chest 1993 ; 104 : 919-24.
6) Teramoto S, Matsuse T, Fukuchi Y. Simple two-step swallowing provocation test for elderly patients with aspiration pneumonia. Lancet 1999 ; 353 : 1243-5.
7) Gibbs CP, Modell JH. Pulmonary aspiration of gastric contents ; Pathophysiology, prevention, and management. In : Miller RD, edition. Anesthesia. 4th ed. New York : Churchill Livingsotne ; 1994. p. 1437-64.
8) Jones JG, Berry M, Hulands GH, et al. The time course and degree of change in alveolar-capillary membrane permeability induced by aspiration of hydrochloric acid and hypotonic saline. Am Rev Respir Dis 1978 ; 118 : 1007-13.
9) Kobayashi T, Ganzuka M, Taniguchi J, et al. Lung lavage and surfactant replacement for hydrochloric acid aspiration in rabbits. Acta Anesthesiol Scand 1990 ; 34 : 216-21.
10) 池ノ内紀祐, 下方 薫, 太田清人ほか. 誤嚥性肺炎に対する非侵襲的陽圧換気療法と気管支鏡の併用. 耳鼻と臨床 2004 ; 50 : 465-70.
11) Wynne JW, Reynolds JC, Hood I, et al. Steroid therapy for pneumonitis induced in rabbits by aspiration of foodstuff. Anesthesiology 1979 ; 51 : 11-9.
12) Chapman RL Jr, Downs JB, Modell JH, et al. The ineffectiveness of steroid therapy in treating aspiration of hydrochloric acid. Arch Surg 1974 ; 108 : 858-61.
13) Downs JB, Chapman RL Jr, Modell JH, et al. An evaluation of steroid therapy in aspiration pneumonitis. Anesthesiology 1974 ; 40 : 129-35.

〔大阪府立呼吸器・アレルギー医療センター呼吸器内科・集中治療科 **石原英樹**〕

12 急性肺血栓塞栓症

Ⅱ. 症例による呼吸管理のポイント

SYLLABUS

【病態の特徴】
- APEの90％以上が下肢および骨盤内の静脈血栓由来であり，血栓の大きさにより，無症状から突然死を来すものまでさまざまな臨床像を呈してくる。
- 症状は非特異的であり，症状のみで診断を下すのは極めて難しい。
- APEの20〜30％は致死を招来する重篤なもので，リスクファクタをもつ患者においては常に念頭におくべき疾患である。

【呼吸管理上の問題点】
- 急性期治療では，禁忌でない限り，重症度にかかわらず，未分画ヘパリンによる抗凝固療法が第1選択である。
- ショックが遷延するといった重症例や，失神，低血圧，高度の低酸素血症，心不全を呈するような症例では血栓溶解療法の適応である。

【問題点への対応策】
- 近年CTやMRIなどの進歩により，血管造影などの侵襲的な検査に頼らずとも迅速で確実な診断が可能になりつつある。
- 迅速な診断とその対応がこの疾患には必須であり，診断技術のさらなる進歩が期待される。

　肺動脈が塞栓によって急速に閉塞される病態を急性肺塞栓症（acute pulmonary embolism：APE）と呼ぶ。APEの原因として最も多いのは下肢・骨盤腔内の深部静脈に生じた塞栓〔深部静脈血栓症（deep vein thrombosis：DVT）〕である。欧米ではAPEは冠状動脈疾患や脳血管疾患とならぶ血管疾患として臨床的に重要な地位を占めており，ガイドラインも次々に発表されている[1)2)]。わが国におけるAPEの発症頻度は，欧米と比較すれば桁違いに少ないとされてきたが，近年増加傾向にある。過去10年間で日本において，APEが原因で死亡した患者数は2.8倍に急増している。APEは臨床症状に特異的なものが存在せず，確定診断が困難である。しかし，APEの20〜30％は致死を招来する重篤なものであり，リスクファクタをもつ患者においては常に念頭におくべ

き疾患である。未治療例の死亡率は30％と高いが、早期に診断し適切な治療を行えば、2～8％まで低下するといわれている[3]。本項では、APE発症のリスクファクタならびに管理のポイントに焦点をあてて、具体的な臨床例を呈示しつつ、検討していきたい。

01 症例

　39歳，女性。巨大子宮筋腫核出術を予定していた。入院中に下腿の浮腫を認め，階段昇降時の息切れを自覚していた。血液ガス分析では動脈血酸素分圧（PaO_2）は60 mmHg台と低値であった。下腿深部静脈血栓症の疑いで精査したところ、下肢静脈造影では明らかなDVTは検出できなかったが、血流換気シンチグラフィにて陰影欠損を認め、巨大筋腫の圧排により下腿に深部静脈血栓を生じ、その結果肺塞栓血栓症を発症していると考えられた。モンテプラーゼ計160万単位投与（末梢静脈から5分間で投与）にて低酸素血症はPaO_2 90 mmHg台にまで改善した。巨大子宮筋腫摘出時に下大静脈の圧迫が急速に解除されるため、術中に重篤なAPEが発症するおそれがあり、これを予防する目的で一時的下大静脈フィルタカテーテル（Neuhaus protect™）の留置を行い、ダルテパリンナトリウム5,000単位／日（フィルタカテーテルのサイドポートからから持続投与）による抗凝固療法を併用した。術中，術後ともに大きな合併症なく経過したが、術後にカテーテルを抜去した際、肺動脈造影を再度施行したところ、手術前後に発症したと考えられるAPEが認められた。その後のMRIでもこのAPEは確認できた。よって、一時的下大静脈フィルタカテーテルによって、致命的なAPEは避けられたが、小さい無数のDVTはカテーテルのポアを通り抜け、右下肺に肺塞栓を形成したと考えられた。

02 病態の特徴

1）特徴

　a）リスクファクタ

　DVTを有する患者の50～60％にAPEが発症する。このうち、致死的な重症広範型APEに至るものは約10％である。DVTに関する先天性および後天性のリスクファクタを表1に示す。

　b）症状

　肺塞栓症の90％以上が下肢および骨盤内の静脈血栓由来であり、血栓の大きさにより、無症状から突然死を来すものまでさまざまな臨床像を呈してくる。表2に一般的自覚症状とその頻度を示す。

　c）肺線維症の診断

　本症における症状、臨床所見や胸部X線写真、心電図、動脈血ガスといった検査所見はいずれも非特異的であるため、これらのみから診断を下すのは難しい。従来、APEの画像診断法として、胸部X線写真と換気血流シンチグラムにより、スクリーニングを行い、肺動脈造影にて確定診断を行うという手順をふんでいる施設が多い。しかし、肺動脈造影は侵襲的で重症患者に対する適応は

表1 血栓形成の要因（リスクファクタ）

1. 静脈壁の損傷
   - 先天性：高ホモシスチン血症，Kasabach-Merritt 症候群
   - 後天性：手術，外傷，骨折，血管カテーテル挿入，血管造影，糖尿病，ARDS，血栓性静脈炎，血管炎
2. 血流うっ滞
   - 先天性：鎌状赤血球，Kasabach-Merritt 症候群
   - 後天性：長期臥床，エコノミークラス症候群，肥満，静脈瘤，妊娠，心不全，多発性骨髄腫
3. 血液凝固能亢進
   - 先天性：アンチトロンビンⅢ欠乏，プロテインC欠乏，プロテインS欠乏，第Ⅴ因子変異，プラスミノゲン異常，プラスミノゲン活性化因子の欠乏，異常フィブリノゲン血症，XII因子欠乏，組織プラスミノゲン活性化因子インヒビター増加，トロンボモジュリンの異常
   - 後天性：悪性腫瘍，妊娠，経口避妊薬，女性ホルモン薬，抗癌剤，免疫抑制薬，ネフローゼ症候群，高脂血症，肥満，糖尿病，血液疾患，抗リン脂質抗体症候群

表2 APE の一般的自覚症状とその頻度

自覚症状	頻度（%）
呼吸困難	73
胸痛	53
不安感	31
冷汗	31
失神	27
動悸	26
発熱	15
咳嗽	13
血痰	6

躊躇する場面が多い．一方，換気血流シンチグラムは簡便かつ非侵襲的に施行でき，なお臨床的価値は高いと思われるが，最近のCTやMRIといった非侵襲的診断機器のめざましい発達に伴って，APEの確定診断が容易になりつつある．

次に，本症の診断をめぐる最近の話題について述べる．

2）最近の話題

a）心エコー

重症患者においてもベッドサイドでも簡便に短時間で行え，心筋梗塞，心不全，心タンポナーデといった鑑別も可能なため，本症を疑った場合の必須の検査である．広範型では右室の拡張，右室壁運動異常，三尖弁閉鎖不全から求めた圧較差にて肺高血圧の存在がみられる．また，心腔内や肺動脈内に浮遊血栓が描出できれば確定診断となる．最近では，右室壁運動異常で右室自由壁の運動低下に対して心尖部の動きが正常であるMcConnell徴候が，感度77%，得意度94%と本症に特異

的な所見との報告もある[4]。また，右心不全の存在そのものが準広範型の予後増悪因子とする論文もいくつか報告されている[5]。

　b）造影CT

　APEのCT検査においては短時間に鮮明な画像を得ることが必要とされるため，電子ビームCT（electro-beam CT：EBT）やヘリカルCTが有用である。これら画像診断技術の進歩に伴い，中枢側肺動脈の血栓のみならず，葉動脈や区域支動脈レベルの血栓の描出も十分可能となり，感度・特異度ともに90％前後と極めて高い診断能が報告されている（図1）。CTでは他疾患の鑑別や，同時にAPEに伴う肺梗塞，無気肺，胸水の評価も可能という利点がある。最近では検出器を複数列並べて同時に撮像するマルチスライスCTの登場によって，さらにすぐれた分解能が得られ，短時間で検査可能となった。さらにEBTを用いた右室機能の評価も試みられている（図2，3）。

　c）MRI

　MRIの肺への応用は，以前の撮像法では長時間の息止めが必須となることにより困難とされたが，近年の超高速撮像法の開発に伴い，肺血管や肺実質への応用が可能となった。肺血管の形態評価や血栓描出にはMR血管造影が，肺実質相における血流の評価にはMR Perfusion Imageが用いられる。葉動脈レベルまでの中枢側については，感度・特異度ともに高い診断能が得られるが，末梢側にいくに従い，診断精度は低下する。息止めのできない重症例には施行できないことや，心臓に接した部位の描出が困難であるといった今後の課題は残るものの，さらなる開発・進歩が進むと予想される検査法である。

　d）下肢静脈エコー

　主にプローベによる静脈圧迫時の内腔の虚脱の有無で判断する圧迫法を用いるが，カラードップラを併用すればさらに診断能が向上する。APEが疑われる症例に対して，膝窩動脈や大腿動脈といった中枢側の血栓残存の有無の確認や再発の予防には極めて有用な検査といえる。

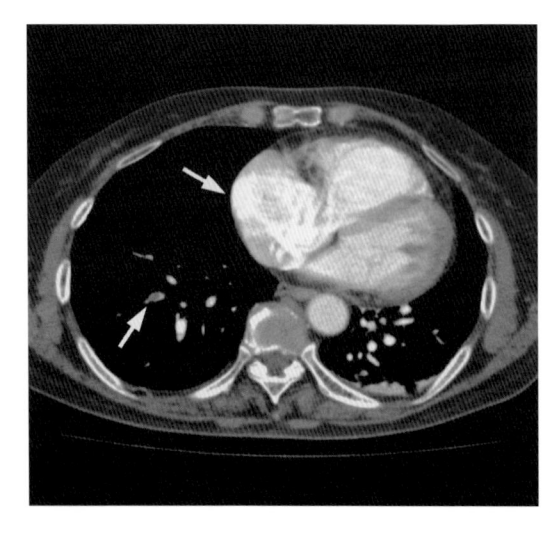

図1　肺血栓塞栓症
造影CT像。肺動脈内の造影欠損像を認め，肺塞栓症と診断できる。また右心系の拡大を伴い右心負荷を示唆する所見である。

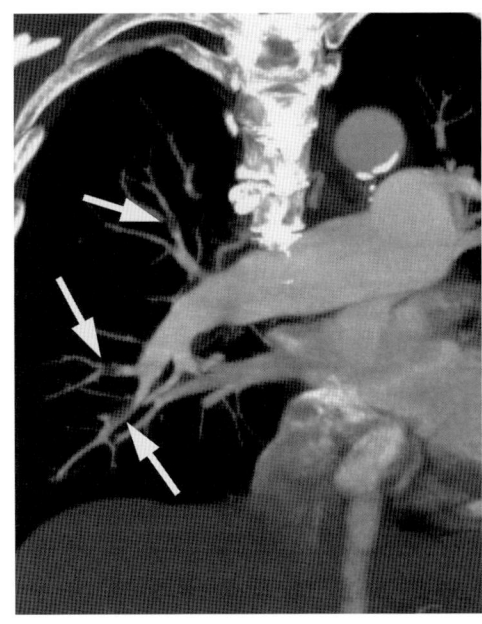

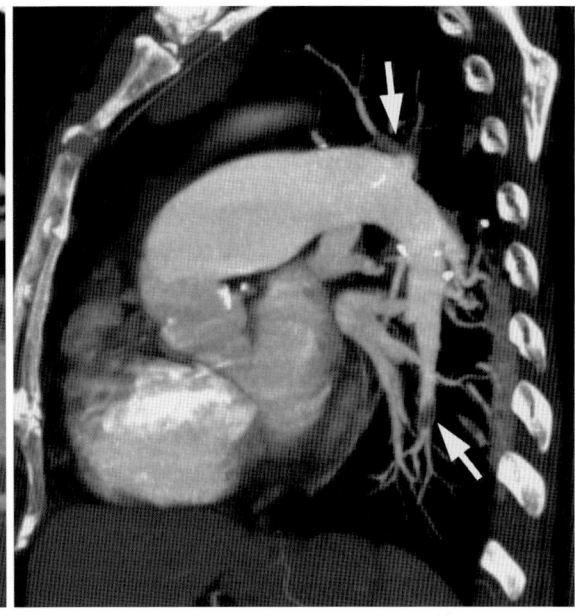

図2 造影CTによる肺動脈に沿った斜冠状断再構成画像（肺動脈に沿って画像の一部の再構成を行い，partial maximum intensity projection法で表示したもの）
1 mmスライス以上の薄さで画像取得が可能なマルチスライスCTでは，任意断面での画像再構成も十分な画質で観察可能である．本症例のように1次分枝より遠位の血栓についても十分描出が可能である．

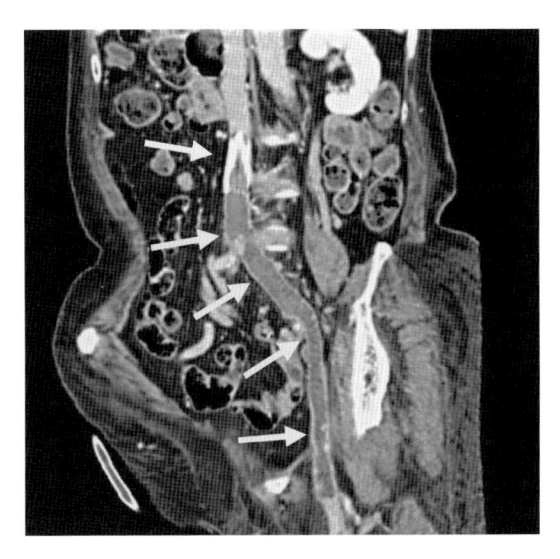

図3 深部静脈血栓症（DVT）造影CT curved MPR画像（下大静脈および左腸骨静脈に沿って画像を再構成することにより，静脈全体が1枚の画像で概観できるようにしたもの）
下大静脈にIVCフィルタ（白矢印）が挿入されている．遠位下大静脈から左外腸骨静脈にかけて血栓形成を認め，完全閉塞を起こしていることが観察される．

e）血管内エコー法ならびに血管内視鏡

近年，血管内エコー（intravascular ultrasound echography：IVUS）と血管内視鏡（angioscope：AS）を用いて，血管性塞栓や壁病変そのものを観察する方法が開発されており，今後肺塞栓症の診断・治療に大きな役割を果たすことが予想される．鎖骨下，内頸もしくは大腿静脈より右

心カテーテル施行時に，肺動脈カテーテルの圧ラインより 0.025 インチの J 型ガイドワイヤを挿入する。肺動脈カテーテル抜去後に残したガイドワイヤをたどって透視下に血管内エコーカテーテル，続いて内視鏡を挿入する。現時点でも，慢性肺塞栓症に血管内膜除去術を施行する際の術前検査として，IVUS を用いて肺動脈近位部の内膜肥厚の程度を測定するのは必須の検査となっており，APE への応用が期待できる[6]。

03 治療

APE の 8％は 2 時間以内に死亡する重篤なものであり，予防がいかなる治療にも勝ることは言うまでもない。予防に関しては，日本血栓止血学会を含む 10 の学会が 2004 年に肺血栓塞栓症／深部静脈血栓症予防（静脈血栓塞栓症）ガイドラインを発刊したのでこれを参照して頂きたい。本項では予防以外の APE に有効とされる具体的な治療法を呈示する。

1）抗凝固療法

本症に対する未分画ヘパリンの有効性を示した報告は数多く，有意に死亡率や再発率を低下させることが示されている[7)8)]。したがって，急性期治療では，禁忌でない限り，重症度にかかわらず，未分画ヘパリンによる抗凝固療法が第 1 選択である。主な目的としては肺動脈内の 2 次血栓形成予防，血栓から遊離して肺血管や気管支攣縮を引き起こす神経液性因子の分泌抑制，塞栓源である深部静脈血栓症の伸展阻止である。具体的には疑診段階でヘパリン 5,000～10,000 単位を静注し，診断確定後，活性化部分トロンボプラスチン時間（activated partial thromboplastine time：APTT）がコントロールの 1.5～2.5 倍になるように持続静注を行う。図 4 に APE に対する治療戦略を示す。

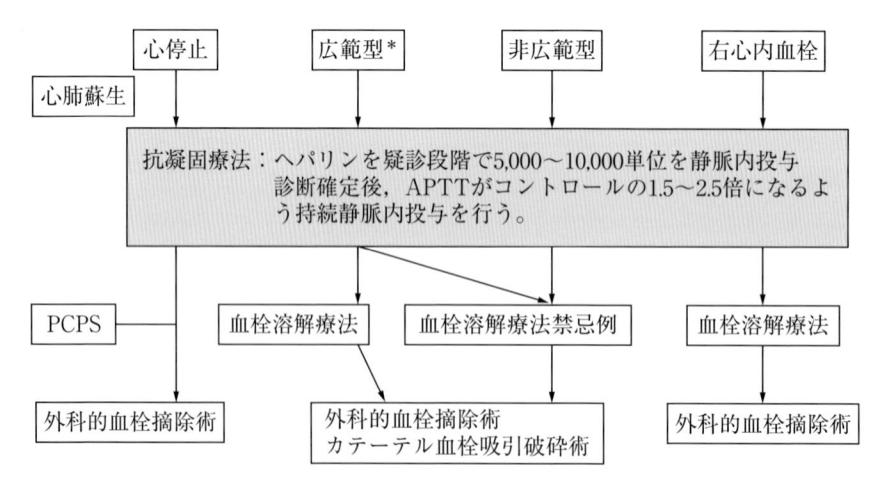

図 4　PE に対する治療戦略
　＊広範型：ショック，失神，重篤な低酸素血症，心エコーにおいて右心負荷所見を認めるもの

2）血栓溶解療法

現時点での一般的な血栓溶解療法の適応症例は，ショックが遷延するといった重症例や，失神，低血圧，高度の低酸素血症，心不全を呈するような症例である．また，最近の報告では心エコーでショックを呈していない場合でも右心機能不全を認める症例では予後を改善するため，本法を適応とする報告もある[9]．一方，これに真っ向から反対し，本法使用例と未使用例には何ら差がないとする報告も存在する[10]．現在のところ，本治療に伴う出血の合併症の頻度も無視できないため，使用する対象は慎重に選択する必要がある．現在わが国で，APE の血栓溶解療法に使用される薬剤は，ウロキナーゼ（UK）24～96 万単位/日と組織プラスミノゲン・アクチベータ（t-PA）である．これらの薬剤は高価で，本症に対する保険適用がないため，米国で推奨されている使用量よりはるかに少ない量が用いられている．**表3** に血栓溶解療法の日米の差を示す．

3）カテーテルインターベンションと外科手術

循環虚脱を伴う APE に対する治療は，カテーテルインターベンションもしくは外科手術が第1選択となる．現在最も一般的に用いられている補助循環法は経皮的心肺補助装置（percutaneous cardiopulmonary support：PCPS）である．これにより右心不全による循環動態の悪化と低酸素血症を同時に改善し，患者の状態を安定化した後，治療にあたることができる．カテーテルを用いた血管内治療は1969年に Greenfield により初めて導入され，より精度の高い装置が開発されてきている．カテーテルの先端にサクションカップが付着したものを頸静脈または大腿静脈から挿入し，肺動脈まで進める．陰圧をかけて血栓を先端部のカップに収納しつつカテーテルを引き抜いて体外に摘出する．わが国で報告されている外科手術例は極めて少ないが，手術成績は良好である．

4）下大静脈フィルタ

下大静脈フィルタは血管造影の手技を用いて，下大静脈に留置する金属器具であり，下大静脈から移動する血栓を捕獲して APE の発生を防ぐ機能をもつ．下大静脈フィルタ留置の適応を**表4** に示す．下大静脈フィルタは APE を起こした DVT の症例の一部に適応がある．また，APE の有無にかかわらず，DVT の存在が明らかな場合の予防としての適応もある．留置は内頸静脈または大腿

表3　血栓溶解療法の使用量（日米の格差）

〈日本〉 いずれの薬剤も未承認	
UK	24～96 万単位/日　数日間静脈内投与
rt-PA alteplase	2,400 万単位（約 40 mg）を2時間以上かけて持続静脈内投与
mt-PA monteplase	27,500 単位/kg を約2分間で静脈内投与
〈米国〉	
UK（1978 年に承認）	4,400 単位/kg を10分間で静脈内投与後，4,400 単位/kg/時間を12～24 時間持続静脈内投与
rt-PA alteplase（1990 年に承認）	100 mg を2時間以上かけて持続静脈内投与

UK：urokinase, rt-PA：recombinant tissue-plasminogen activator, mt-PA：mutant tissue-plasminogen activator

表4　下大静脈フィルタ留置の適応

肺塞栓症の既往がある深部静脈血栓症症例のうち下記のもの
　①抗凝固療法が禁忌
　②抗凝固療法の合併症が出現
　③抗凝固療法を行っても肺塞栓症が再発する
予防的な留置
　① Free floating thrombus
　②肺塞栓症の合併率が高い外傷や手術
　③ Septic thrombophlebitis

静脈を穿刺して行う．まず，シースを挿入し，原則として下大静脈の腎下部に留置する．最も大きな合併症は下大静脈閉塞である．米国，わが国とも下大静脈閉塞の発生率が最も低いグリーンフィールドフィルタの使用率が高い．

〈引用文献〉

1) Guidelines on diagnosis and management of acute pulmonary embolism. Task Force on Pulmonary Embolism, European Society of Cardiology. Eur Heart J 2000 ; 21 : 1301-36.
2) Hirsh J, Hoak J. Management of deep vein thrombosis and pulmonary embolism ; A statement for healthcare professionals. Council on Thrombosis (in consultation with the Council on Cardiovascular Radiology), American Heart Association. Circulation 1996 ; 93 : 2212-45.
3) Nakamura M, et al. Clinical characteristics of acute pulmonary thromboembolism in Japan ; Results of a multicenter registry in the Japanese society of pulmonary embolism research. Clin Cardiol 2001 ; 24 : 132-8.
4) McConnell MV, Solomon SD, Rayan ME, et al. Regional right ventricular dysfunction detected by echocardiography in acute pulmonary embolism. Am J Cardiol 1996 ; 78 : 469-73.
5) ten Wolde M, Sohne M, Quak E, et al. Prognostic value of echocardiographically assessed right ventricular dysfunction in patients with pulmonary embolism. Arch Intern Med 2004 ; 164 : 1685-9.
6) 加藤千博ほか．肺血栓塞栓症の血管内エコー法ならびに血管内内視鏡所見．J Cardiol 1999 ; 34 : 317-24.
7) Holzheimer RG. Low-molecular-weight heparin (LMWH) in the treatment of thrombosis. Eur J Med Res 2004 ; 9 : 225-39.
8) McGarry LJ, Thompson D. Retrospective database analysis of the prevention of venous thromboembolism with low-molecular-weight heparin in acutely Ⅲ medical inpatients in community practice. Clin Ther 2004 ; 26 : 419-30.
9) Lualdi JC, Goldhaber SZ. Right ventricular dysfunction after acute pulmonary embolism ; Pathophysiologic factors, detection, and therapeutic implications. Am Heart J 1995 ; 130 : 1276-82.
10) Hamel E, Pacouret G, Vincentelli D, et al. Thrombolysis or heparin therapy in massive pulmonary embolism with right ventricular dilation ; Results from a 128-patient monocenter registry. Chest 2001 ; 120 : 120-5.

（大阪府済生会吹田病院集中治療部　**小林敦子**，
京都府立医科大学附属病院集中治療部　**橋本　悟**）

13 神経筋疾患

Ⅱ. 症例による呼吸管理のポイント

SYLLABUS

【病態の特徴】
- 呼吸筋の筋力低下・萎縮による換気量の低下が主病態である。
- 筋ジストロフィーでは脊柱変形による気道変形と死腔の増加が加わる。
- 肺実質の異常を来すことは少ない。

【呼吸管理上の問題点】
- 筋ジストロフィー，ALS などの呼吸障害は進行性であり，正常な換気を保つためには，胸郭可動域と肺の伸張性を維持することが必要である。
- 気道を清浄に保つことが必要である。
- 換気補助を行うことが必要である。

【問題点への対応策】
- 早期より呼吸リハビリテーションを開始し，エアスタッキング法や排痰介助方法を身につけておく。
- 定期的に診察・検査を行う。
- 適切な時期に人工呼吸療法（NPPV が第 1 選択）を導入する。
- 呼吸障害の進行に合わせて人工呼吸器設定や機種変更を行う。

　神経筋疾患（neuromuscular disease）とは，運動ニューロン，末梢神経，神経筋接合部，筋肉に病変のある疾患の総称である。さまざまな神経筋疾患で呼吸障害を来すことがある（**表1**）[1]。その主な原因は，呼吸筋の換気運動障害（拘束性換気障害）であり，多発筋炎・皮膚筋炎に合併する間質性肺炎を除き，肺実質の異常を来すことは少ない。

　神経筋疾患における呼吸障害の経過は，急性から慢性まで多様であり，呼吸管理方法も異なる。急速に進行する重症筋無力症のクリーゼ，各種中毒，Guillain-Barré 症候群などは，治療により改善するため，従来より積極的な人工呼吸療法が行われてきた。しかし，筋ジストロフィー，運動ニューロン疾患などの非可逆的な慢性呼吸障害に対して，人工呼吸療法が開始されたのは 1980 年代からであった。現在では，機器の進歩，社会的状況の変化により，これらの疾患でも人工呼吸療

表1 呼吸障害を来す神経内科的疾患

病変部位	疾患
運動ニューロン	筋萎縮性側索硬化症，脊髄性筋萎縮症
末梢神経	Guillain-Barré症候群，CIDP，Lewis-Sumner症候群，フグ中毒，鉛中毒，タリウム中毒
神経筋接合部	重症筋無力症，Lambert-Eaten症候群，ボツリヌス中毒，有機リン中毒，サリン中毒，貝中毒
筋肉	進行性筋ジストロフィー（デュシェンヌ型，ベッカー型，顔面肩甲上腕型，肢帯型，先天性），筋強直性ジストロフィー，先天性ミオパチー，代謝性筋疾患（糖原病，脂質代謝異常，ミトコンドリア病），多発筋炎・皮膚筋炎

CIDP：慢性炎症性脱髄性多発ニューロパチー

法が一般的な治療となっている。当院では，筋疾患のデュシェンヌ型筋ジストロフィー（Duchenne muscular dystrophy：DMD），運動ニューロン疾患の筋萎縮性側索硬化症（amyotrophic lateral sclerosis：ALS）の呼吸管理を中心に，病棟および外来にて神経筋疾患患者の呼吸管理を数多く行っている。

DMDは，筋線維の壊死・再生を主病変とした進行性の筋力低下と筋萎縮を来す伴性劣性形式の遺伝性疾患である。10歳前後で歩行不能になり，全身の筋力低下・筋萎縮が進行し，呼吸不全，心不全を来して死亡する。呼吸不全が進行し，動脈血二酸化炭素分圧（Pa_{CO_2}）が60 mmHgを超すと，人工呼吸療法を行わない場合の予後は約半年である[2]。

ALSは，多くは40歳以後に発病する上位ニューロン徴候（錐体路徴候），下位ニューロン徴候（四肢筋・体幹筋の萎縮・筋力低下，線維束収縮），球麻痺（舌萎縮・線維束収縮，構音障害，嚥下障害）を主症状とする進行性疾患である。末期には四肢の完全麻痺に陥り，呼吸筋麻痺や球麻痺のため，発病後1～5年で死亡する。

本項は，DMDの非侵襲的陽圧換気（noninvasive positive pressure ventilation：NPPV）を用いた呼吸管理を中心にまとめる。ALSについては，重要な点について簡単に述べたい。

01 症例

22歳，男性。主訴は起床時の気分不快である。5歳時に歩行異常を指摘され，7歳でふくらはぎの痛みを訴え他院小児科受診し，検査の結果DMDと診断された。12歳で歩行不能となった。20歳時に当院初診時，動脈血酸素飽和度（Sp_{O_2}）は99％であり呼吸障害は目立たず，以後3カ月に1回程度外来で経過観察をした。22歳時に起床時の気分不快を訴え，睡眠中のSp_{O_2}モニタなどの精査目的で入院した。

入院第1・2日目にREM睡眠期に一致したSp_{O_2} 90％以下への低下を認めた（図1A）。早朝動脈血液ガス所見は，pH 7.335，Pa_{CO_2} 53.3 mmHg，動脈血酸素分圧（Pa_{O_2}）76.4 mmHgだった。日中覚醒時にはSp_{O_2}の低下を認めなかった。症状，検査結果より夜間NPPVの適応と考え，入院第3日目より，BiPAP® harmony®〔S/Tモード，吸気気道陽圧（inspiratory positive airway pres-

A：NPPV導入前

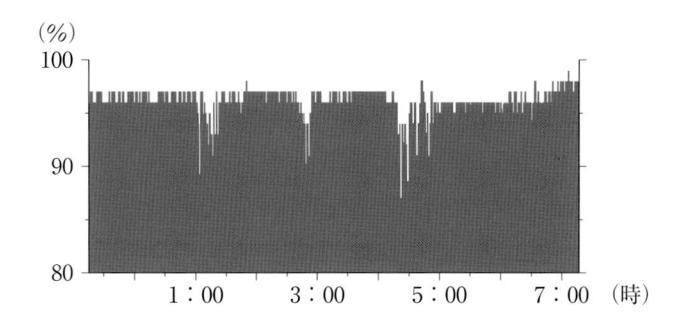

B：NPPV導入後

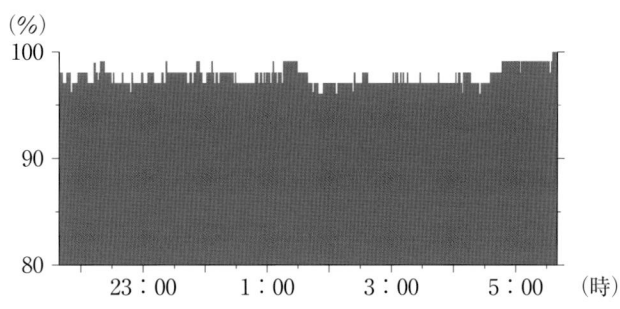

図1　NPPV導入前後の夜間 Sp$_{O_2}$ モニタの変化

sure：IPAP）10 cmH$_2$O，呼気気道陽圧（expiratory positive airway pressure：EPAP）4 cmH$_2$O〕を用いて治療を開始した．同日より終夜装着可能であり，夜間 Sp$_{O_2}$ の改善を認めた（図1B）．また，NPPV 使用中の動脈血液ガス所見は，pH 7.363, Pa$_{CO_2}$ 51.6 mmHg, Pa$_{O_2}$ 98.0 mmHg と改善した．起床時の覚醒も良好となり，朝食も全量摂取できるようになった．胸部 X 線写真および胸部 CT 上，胸郭変形を認めたものの，肺野に異常所見は認めなかった（図2）．また，心不全の合併はなかった．患者，家族に機器の取り扱いを説明し，退院とした．現在も夜間のみに NPPV を続けながら，在宅で生活している．

1）管理のポイント

NPPV 導入後は，原則的には月1回の外来受診とし，診察，検査（Sp$_{O_2}$ モニタ，動脈血液ガス分析など）を行う．自宅での患者の状態を確認し，症状によっては NPPV 使用時間を延長する．人工呼吸器設定や機種変更が必要なときは短期入院とする．自宅が遠方である場合は，近くの医療機関受診とせざるをえないが，専門医療機関へ年に数回の受診，もしくは1週間程度の検査入院を勧める．

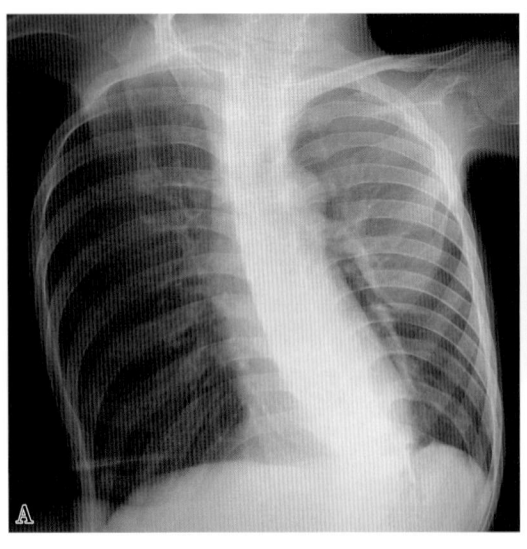

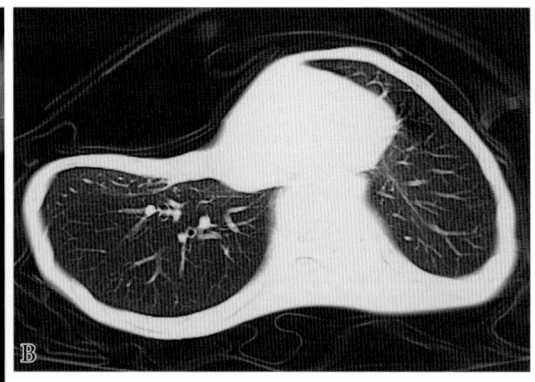

図2 胸部X線写真・胸部CT
胸部X線写真（A），胸部CT（B）ともに肺野に異常所見は認められないが，著明な胸郭変形を認める。

2）病態における問題

a）DMDの進行に伴う呼吸障害の悪化

当科で1年以内にNPPVを中止した症例における原因は窒息などの急変が主であり，通常は5年程度のNPPVの継続が可能と考えられる。NPPV導入後も，DMDの進行に伴う呼吸障害の悪化が予想され，導入当初は夜間のみであった使用時間が徐々に延長し，数年でほぼ24時間使用となる。そのため，日中に使用するようになったころより人工呼吸器の設定や機種の変更を考慮する。NPPV導入当初は，自発呼吸に合わせやすいbilevel PAP（positive airway pressure）タイプの従圧式人工呼吸器を使用することが多いが，次第に換気量が保たれなくなるため，原則的には従量式人工呼吸に変更することが望ましい。また，自発呼吸が減弱するため，人工呼吸器への依存度が高くなった状態では，停電などの非常事態に備えて内蔵バッテリ搭載型人工呼吸器への変更が必要である。NPPVでは換気が困難な症例に対しては，患者や家族の意思を聴き，十分に相談したうえで，気管切開による間欠的陽圧換気（tracheostomy intermittent positive pressure ventilation：TIPPV）の実施を考慮する。

b）気道感染症罹患時の問題

DMDでは喀痰などによる窒息は致命的である。したがって，喀痰が増加する気道感染症罹患時は，早期に治療を開始しなくてはならない。NPPVでは，気道確保ができないため後述する呼吸リハビリテーションを併用し，排痰介助を行う。また，肺炎に進行しやすいので，抗菌薬の投与を適切に行う。

c）気胸の合併

DMDでは気胸を発症しやすいが，軽症の場合は無症状であることも多い。そのためNPPV使用例では定期的に診察や胸部X線検査を行う。突然の胸痛は，気胸を発生していることが多いので注意する。気胸を認めた場合は安静とし，肺虚脱の程度によっては胸腔ドレナージを行う。

02　呼吸管理におけるトピックス

1）神経筋疾患における NPPV の実態

a）DMD

DMD の人工呼吸療法は，鼻マスクによる NPPV が第 1 選択となっている[3]。2004 年 10 月に全国立病院機構筋萎縮症病棟に入院中の DMD 患者では，817 名中 617 名（76％）が人工呼吸を実施されており，そのうちの約 70％には NPPV が行われていた（平成 16 年度厚生労働省筋ジストロフィー研究福永班による）。人工呼吸療法を行わなかった 1980 年代までの平均死亡年齢は 18 歳前後であったが，現在は 28.6±6.0 歳と約 10 年延命している。当院では DMD に対して 1993 年 12 月より NPPV を開始，2004 年 10 月までに 127 名に施行し，現在 67 名が継続している。50％継続率は約 5 年であり，最長で 11 年となっている（図 3）。

在宅人工呼吸療法患者においても神経筋疾患患者の割合が高く[4]，特に NPPV の普及は，入院から在宅への療養形態変更への大きなきっかけとなったと考えられる。国立病院機構を受診している筋ジストロフィー患者では，2000 年には 252 名であった在宅人工呼吸療法施行者が，2004 年には 481 名（うち NPPV 76％）と急増している。

DMD の NPPV 導入基準は実施施設により異なり，呼吸不全末期とされる Pa_{CO_2} 60 mmHg 以上[2]，夜間の Sp_{O_2} 低下の点数化による夜間低酸素指数 130 点以上[5] などが用いられてきた。現在当院では，早朝動脈血血液ガス分析の Pa_{CO_2} 55 mmHg 前後，または睡眠中の Sp_{O_2} モニタで REM 睡眠期に一致して周期的に Sp_{O_2} が 90％以下になることを認めた段階で，夜間のみ NPPV を導入することが多い。

2004 年に神経筋疾患の NPPV 適応ガイドラインが非侵襲的換気療法研究会より発表された[6]。

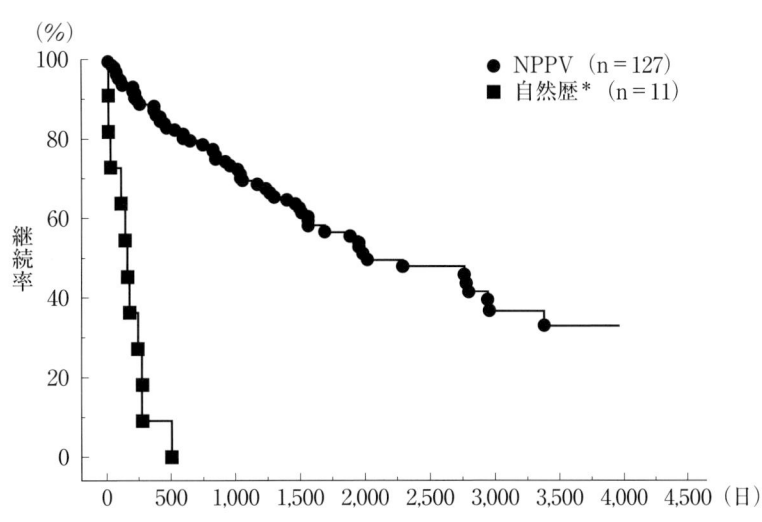

図 3　国立病院機構東埼玉病院における DMD の NPPV 継続日数
＊人工呼吸療法を施行しなかった 1980 年代の 11 症例の Pa_{CO_2} 60 mmHg となった時点から死亡までの期間を自然歴とした。

夜間のNPPVに対する導入基準は「慢性肺胞低換気症状を認める場合や，定期的な昼間や睡眠時の呼吸モニタによりPa$_{CO_2}$（または呼気終末P$_{CO_2}$か経皮P$_{CO_2}$）45 mmHg以上，あるいはSp$_{O_2}$ 90%以下が5分以上持続，あるいは全モニタ時間の10%以上に認められれば，NPPVを実施する」とされている。

　b）ALS

　ALSは，球麻痺が出現することより従来TIPPVが選択されてきたが，近年，NPPVを人工呼吸療法の第1選択とすることがある[7]。ALSのNPPV導入基準については，日本神経学会が2002年に発表したALS治療ガイドラインの呼吸管理の項目に記載されている[8]。NPPV開始には「①Pa$_{CO_2}$が45 mmHg以上，②睡眠中88%以下のSp$_{O_2}$が5分以上継続，③%予測努力性肺活量（%FVC）が50%以下あるいは最大吸気圧が60 mmH$_2$O以下」の3項目のうち1つが満たされた場合としている。

　NPPVは一時的には有効であるが，多くの症例では球麻痺の進行により，TIPPVへの変更が必要となる。しかし，TIPPVを行っても最終的には全身の筋力低下のため，意識は清明であるのに周囲との意思伝達が困難になることが多い。したがって，ALS患者で人工呼吸管理（特にTIPPV）を開始するにあたっては，今後の予想される経過を説明し，本人や家族と医療関係者との間の十分な意思疎通が必要である。一般に呼吸不全症状が出現すると急速に悪化するので，定期的に呼吸機能，動脈血液ガス分析，Sp$_{O_2}$などを測定し，人工呼吸療法（人工呼吸療法を行うか，方法はNPPVかTIPPVかなど）を含めた対処方法を早めに考える。

2）呼吸リハビリテーション

　NPPVを継続するためには，呼吸リハビリテーションが不可欠である。当院で施行しているDMDの呼吸リハビリテーションをまとめる[9]。胸郭可動域と肺の伸張性の維持，気道の清浄化，換気の正常化を目的とし，呼吸機能の低下が出現する小学校高学年ころから開始することが望ましい。

　a）胸郭可動域と肺の伸張性の維持

　DMDでは，呼吸筋力低下に伴う自動可動域の減少と脊柱変形に伴う胸郭変形により胸郭の可動性が低下する。また，深呼吸の欠如は肺に微細な無気肺を発生させ，肺実質の伸張性を低下（肺コンプライアンスの低下）させる[10]。その指標となる検査は肺活量（VC）および最大強制吸気量（maximum insufflation capacity：MIC）である。

　胸郭の可動性と肺の伸張性を維持するために，エアスタッキング（air stacking）が呼吸リハビリテーションとして行われている。エアスタッキングの具体的方法は，舌咽頭呼吸で息だめをするか，強制的にアンビューバッグまたはIn-exsufflator（カフマシーン®），従量式人工呼吸器で肺に空気を送気してためる。1日に3回程度行い，結果をMIC測定で評価する。

　脊柱変形は，歩行不能になる時期（10歳ころ）から，急激に進行することが分かっている。脊柱変形による胸郭変形を防ぐための方法としては，以前は下肢・体幹装具を用いた起立歩行訓練が行われてきたが，現在は脊柱変形が軽度であり，全身麻酔が可能な呼吸機能が保たれている時期

（小学校高学年）に脊柱変形矯正術を行うことが注目されている[11]。適切な時期における治療が必要であるため，専門医療機関の受診を勧めることが望ましい。

　b）気道の清浄化

　気道分泌物を除去し，気道を清浄化することにより，上気道感染による呼吸不全の急性増悪を防ぐことができる。DMDでは，咳嗽時の呼気流速が低下することにより気道分泌物を除去できなくなる。その指標となる検査は咳嗽の最大流速（peak cough flow：PCF）である。ピークフローメータを用いて測定し，自力咳嗽でのPCFが270 l/分以下のときは，徒手的な介助（咳に合わせて胸を押す）や強制吸気による咳介助を行い，再度測定する。PCFが270 l/分以下になると，痰の喀出が困難になり，上気道感染を起こしやすくなるので咳嗽介助方法を身につける必要がある。

　c）換気の正常化

　有効な換気が得られているかどうかの指標には，動脈血液ガス分析，Sp_{O_2}，呼気二酸化炭素分析などが挙げられる。有効換気量の低下，動脈血液ガス分析・Sp_{O_2}などに異常がみられた場合は，人工呼吸療法の適応となる（前述したNPPVの導入基準を参照）。

3） 器械による排痰介助方法

　器械的な排痰介助として，In-exsufflator，肺内パーカッションベンチレータ（intrapulmonary percussive ventilator：IPV）を用いた方法が行われている。

　In-exsufflatorは，フェイスマスクやチューブを用いて気道に空気を送り込み＋40 cmH_2O程度の陽圧をかけた後，瞬時（0.1秒）に－40 cmH_2O程度の陰圧にシフトすることで生じる流速により人工的な咳嗽を作り出し，痰を喀出しやすくする。これを1サイクルとして，最大5サイクルまで行う。痰がある程度喀出されるまで5サイクルを1回として，換気補助や休息をとりながら，数回繰り返す。非常に有効な方法であるが，慣れるまで練習が必要なこともある。また，陽圧を付加するため，気胸の既往のある患者では禁忌である。

　IPVとは，肺内のパーカッション，高頻度の噴流小換気団による間欠的陽圧呼吸，エロゾール吸入を同時に行う治療用人工呼吸器である。痰の流動化により，排痰が促され，換気改善が得られ，無気肺の治療にも有効である。フェイスマスクやマウスピースをIPVに接続するだけでよく，導入が容易であることから重症心身障害児の肺理学療法に用いられてきた。近年，筋ジストロフィーの排痰介助に使用され，有用であることが報告[12]され，今後の普及が期待される。IPVは，In-exsufflatorと異なりエアスタッキングに用いることはできない。

〈引用文献〉
1) 谷田部可奈，川城丈夫．神経筋疾患と肺．呼吸器科 2002；2：395-400.
2) 石原傳幸．X染色体筋ジストロフィー．杉田秀夫，小澤鎡二郎，埜中征哉編．新筋肉病学．東京：南江堂；1995. p. 502-16.
3) 石川悠加．非侵襲的人工呼吸療法ケアマニュアル—神経筋疾患のための．松戸：日本プランニングセンター；2004. p. 10-7.
4) 川城丈夫，高杉知明，石原傳幸．神経筋疾患の呼吸管理．日呼吸管理会誌 2000；9：457-65.
5) 川井 充，新谷盟子，小宮 正ほか．夜間低酸素指数—神経筋疾患による夜間低換気に対する夜間動脈血酸素飽和度モニ

ターを用いた新しい指標．臨床神経 1995；35：1003-7．
 6) 石川悠加，多田羅勝義，石原傳幸ほか．慢性呼吸不全に対する非侵襲的ガイドライン 10 —神経筋疾患．Therapeutic Research 2004；25；37-40．
 7) Bourke SC, Bullock RE, Williams TL, et al. ninvasive ventilation in ALS；Indications and effect on quality of life. Neurology 2003；61：171-7．
 8) 日本神経学会治療ガイドライン．ALS治療ガイドライン 2002—Ⅷ 呼吸管理・栄養管理．臨床神経 2002；42：702-6．
 9) 花山耕三，石原傳幸．筋ジストロフィー．石田 暉，江藤文夫，里宇明元編．Clinical Rehabilitation 別冊 呼吸リハビリテーション．東京：医歯薬出版；1999. p. 230-41．
 10) Bach JR. 大澤真木子監訳．非侵襲的人工呼吸—神経筋疾患の評価とマネジメントガイド．東京：診断と治療社；1999. p. 121-72．
 11) 高相晶士，井上雅敏．筋ジストロフィーに伴う脊柱変形に対する外科療法．厚生労働省精神・神経疾患研究委託費 筋ジストロフィーの治療と医学的管理に関する臨床研究班編．筋ジストロフィーにおける脊柱変形のケアマニュアル．2004. p. 41-50．
 12) 大矢 寧．筋ジストロフィー患者さんの排痰への肺内パーカッション換気療法（IPV）．難病と在宅ケア 2003；9：71-4．

（国立病院機構東埼玉病院神経内科 **谷田部可奈**，
国立病院機構東埼玉病院呼吸器科 **川城丈夫**）

14 パラコート中毒

SYLLABUS

【病態の概念】
- パラコート中毒は治療困難な中毒であり，重症例に対し有効な治療法はない。
- 予後は摂取量でほぼ決定され，重症例は直後からショックを呈し早期に死亡する。
- 腎障害，肝障害，粘膜・皮膚障害などを来すが，肺水腫と続発する肺線維症が死因となる。

【対応策】
- 人工呼吸管理の適応の有無も慎重に検討する必要がある。
- 陽圧換気下では気胸・気縦隔などの発症に注意が必要である。
- （日本では事実上不可能だが）晩期の肺移植で救命例がある。

　パラコートは強力な除草薬であり今日も広範に使用されているが，ヒトに対し強い毒性を示し治療の困難な中毒である。経口，経皮，経気道のいずれからも吸収され，障害を受ける臓器は，肺，肝，腎，皮膚，粘膜などである。今日，市販されているはパラコート製剤は，パラコート5％，ジクワット7％含有の希釈型合剤（プリグロックスL®など）であるが，1986年以前はパラコート24％含有の製品（グラモキソン®など）が主流であった[1]。しかし，近年でも，症例2のように，買い置きなどを用いたパラコート単剤による中毒も散発的に発生しているので，原因となった製剤の剤型を確認する必要がある。

01　症例

1）症例1[2]

　17歳，男性。農場勤務。喀血を来したため，外来で上部消化管内視鏡検査を受け，食道下部に多発性潰瘍が認められた。その2日後，患者は，呼吸困難および気管支炎を主訴として最寄りの病院に入院となった。胸部X線写真上，右後肺底区に浸潤影が認められ，急性腎不全も発症し，クレアチニンクリアランスは24 ml/分を示した。この時点では原因は不明であった。発症から5日後，

高熱（39℃）および白血球増多を伴う急性呼吸促迫症候群（acute respiratory distress syndrome：ARDS）との診断で某大学病院に搬送，同日気管挿管され，人工呼吸管理が開始された．CT検査では，不均一な肺胞浸潤像が認められた．抗菌薬およびステロイド投与などの治療が行われたが病態は改善せず，入院3週間後，開胸肺生検が施行された．その結果，組織学的には硝子膜形成や閉塞性気管支炎などを伴う，巣状の肺胞内線維化が認められた．肺胞構築は比較的良好に保持されていた．

発症から39日後，患者は移植の適応を検討するためジュネーブ大学病院に移送された．この時点で，吸入酸素濃度（F_{IO_2}）1.0（一酸化窒素吸入療法併用），呼気終末陽圧（positive end-expiratory pressure：PEEP）8 cmH₂Oの陽圧換気が行われ，動脈血ガス分析所見はpH 7.42，動脈血二酸化炭素分圧（Pa_{CO_2}）41 mmHg，動脈血酸素分圧（Pa_{O_2}）62 mmHgと著明な酸素化障害が認められた．鑑別診断として，ウイルス性肺炎，農夫肺（急性過敏性肺炎）に伴う肺線維症，サイロフィラー病（二酸化窒素中毒），パラコート中毒が考えられた．

44日後，左肺移植術が施行された．当初，患者家族は自殺企図の可能性を否定していたが，術数日後，患者寝室からパラコートと遺書が発見され，患者自身も服毒を認めた．服毒4，18，50日後の保存血漿中のパラコートは10 μg/ml以下であったが，肺および筋肉組織中パラコート濃度はそれぞれ134および328 μg/gであった．移植術後，右肺に生じた気管支胸膜瘻からのエアリークが持続したため，術29日後，右肺全摘術が行われた．両切除肺の組織学的所見は，生検時と同様で，パラコート肺の所見に一致するものであった．また，患者は移植術後，弛緩性四肢麻痺を呈し，筋生検などの結果，非特異的ニューロミオパチーと診断された．

その後ニューロミオパチーは次第に改善し人工呼吸器から離脱，移植術から88日後に退院した．約1年後のスパイロメトリでは，1秒量2.23 l，努力性肺活量3.3 l，全肺容量4.9 lを示した．

2）症例2

78歳，女性．家業は農業で畑仕事の手伝いなどを行っていた．既往歴に，糖尿病，子宮筋腫，帯状疱疹などがあった．2003年11月午前7時ごろ，自宅でグラスエイト®（24%パラコート製剤）約2口（推定20～30 ml）を服毒した．その後，嘔気・嘔吐，腹痛，下痢が翌朝まで続き，家人に農薬を飲んだことを告げた．午前8時30分ごろ，近医を受診，その紹介により当病院救急部へ搬送された．12時にICU入室．入室時，意識清明，腹痛あり，動脈血ガス分析所見は大気吸入でpH 7.48，Pa_{CO_2} 23 mmHg，Pa_{O_2} 109 mmHg，血液生化学検査では白血球増多，肝酵素およびBUN，クレアチニンの上昇を認めた．尿中パラコート反応は（＋），血清中パラコート濃度（摂取28時間後）は当院検出限界（0.3 μg/ml）以下を示した．来院時の胸部X線所見は図1のとおりであった．第5病日まで，酸素投与を行わず保存的治療を行っていたが，次第に腎機能障害，肝障害，末梢動脈血酸素飽和度（Sp_{O_2}）の低下が進行し，胸部X線所見（図2）でも両側間質影が著明となった．これらの病態は第6病日に至りさらに増悪（図3）したが，患者家族と相談の結果，気管挿管および人工呼吸管理は行わない方針となった．第7病日，患者は多臓器不全により死亡した．

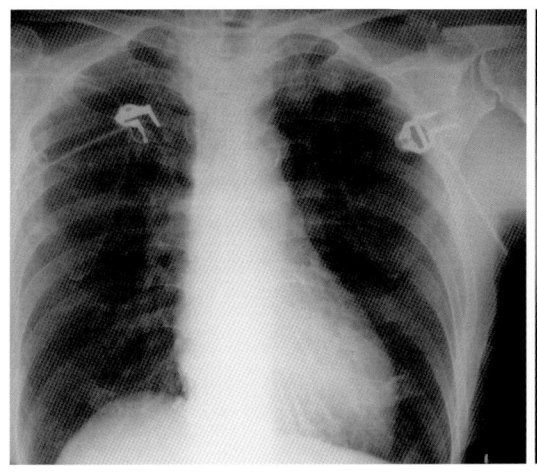

図1 症例2 第1病日の胸部X線写真
画像上の変化は軽度であった。

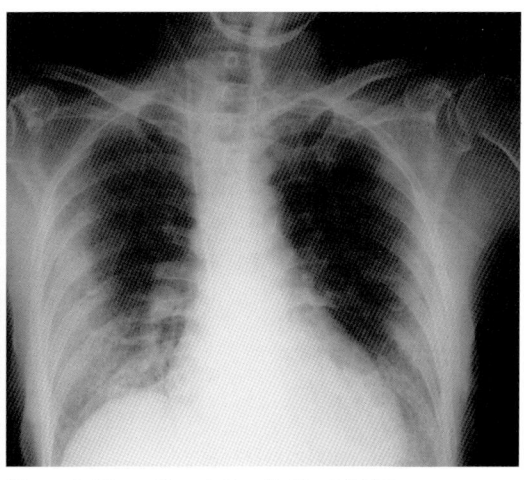

図2 症例2 第5病日の胸部X線写真
両側下肺野を中心とする間質影が明らかとなった。

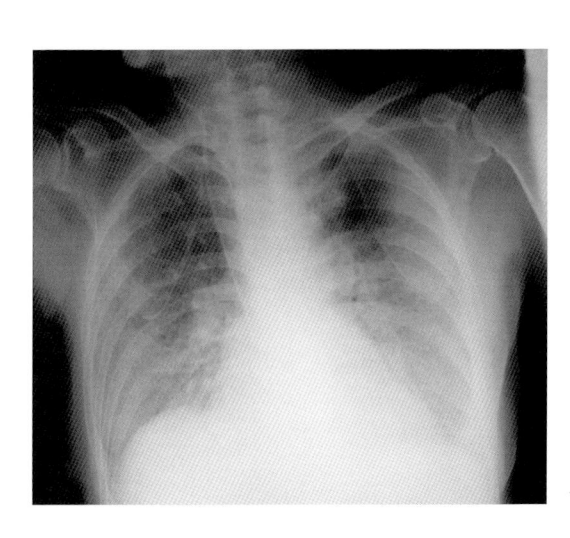

図3 症例2 第6病日の胸部X線写真
間質影は濃度を増し，両側下肺野からさらに上方へと拡大した。

02 病態生理

　パラコート（PQ^{2+}）は，生体内でNADPH-チトクロームP450レダクターゼにより一電子還元を受けパラコートラジカル（$PQ\cdot^+$）となる。$PQ\cdot^+$はさらに酸素を一電子還元し，スーパーオキシド（O_2^{2-}）を生じる。パラコートの毒性の本態は，このO_2^{2-}に起因すると考えられ，O_2^{2-}はさらに毒性の高い過酸化水素（H_2O_2）およびヒドロキシル基（$\cdot OH$）となる。したがって，理論的には酸素の存在はこれらスーパーオキシドなどの産生を促進する可能性がある。

　パラコートは，主として接触した消化管粘膜，皮膚，角膜，ならびに臓器として腎（尿細管），肝，肺などに障害を及ぼす。重症（大量摂取）例では早期にショックや多臓器不全を来して死亡す

る。早期死亡例以外では，肝・腎障害は多くの場合可逆性であるが，肺障害は通常不可逆性で，早期には肺水腫像を示し，多くの場合その後進行性の肺線維症による呼吸不全で死亡する。合剤に含まれるジクワットも同様の機序で中毒症状を生じると推測される。その特徴として肺線維症が起きにくいことが知られているが，その原因は不明である。

なお，パラコートおよびジクワット製剤には吐剤や界面活性剤が加えられている。吐剤はテオフィリン誘導体で，心毒性をもち，臨床例ではパラコート自体の毒性に加え，循環系その他に悪影響を及ぼしていると推測される。界面活性剤は非イオン系のもので5〜10%混合されているとみられ，これらの物質にも粘膜刺激・腐食作用があるのでパラコート中毒の病態を修飾している可能性がある。

肺障害を病理組織学的に検討すると，初期は間質の浮腫およびうっ血，4日目ごろから肺胞腔内への出血が認められ1〜2週で全肺野へ拡大する。1週前後から肺胞腔内の浸出物の器質化が始まり，線維芽細胞の出現，肺胞虚脱，炎症細胞の浸潤などを伴い，肺線維化が進行する[3]。

03 臨床症状および診断

パラコートを経口的，経皮的あるいは吸入により摂取した場合，少量であっても肺，心，肝，腎，副腎などに高度の障害を発生し，短時間で死亡する可能性がある。Proudfoot ら[4]は，パラコート中毒の予後が，摂取後経過時間と血中濃度に密接に相関することを示した（図4）。この関

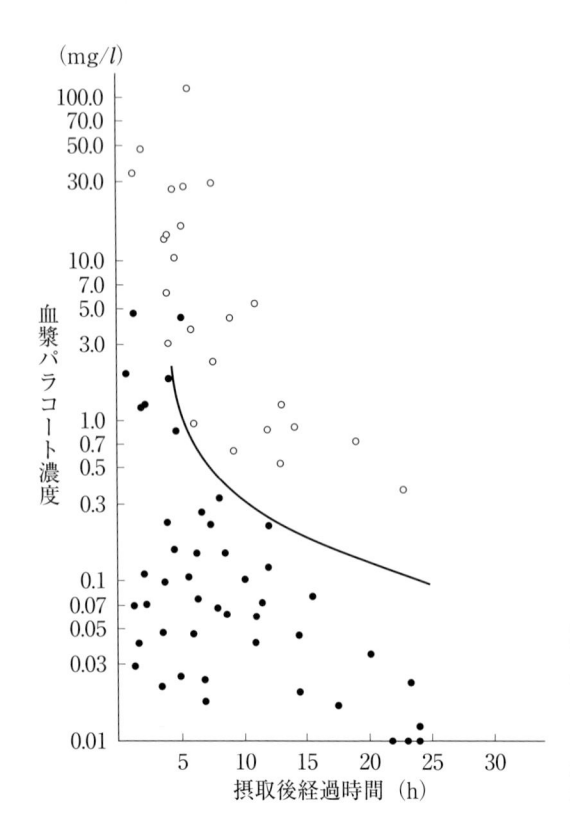

図4 入院時血漿パラコート濃度と予後の関係
黒丸は生存例，白丸は死亡例を示す。予後が血漿パラコート濃度によりほぼ決定されることが分かる。
(Proudfoot AT, Stewart MS, Levitt T, et al. Paraquat poisoning ; Significance of plasma-paraquat concentrations. Lancet 1979 ; 2 : 330-2 より引用)

係は，残念ながら今日でもなお本質的には変わっていない[1)3)5)]。パラコートを経口摂取した場合，消化管に強い刺激症状を来し，嘔気・嘔吐，下痢，腹痛などを生じる。口腔，食道などの粘膜にはびらんや潰瘍を生じ，穿孔の可能性がある。

　パラコートの血中濃度測定は診断の確定とともに，重症度評価や予後推定のために極めて重要である。簡易検査として尿中パラコートの半定量的呈色反応があるが，信頼性は高くない。臨床検査としては，血液ガス分析および胸部X線所見の変化が重要である。多くの場合，肝障害および腎機能障害を伴うので，肝・腎機能の定期的な検査が必要である。また，吐剤による嘔吐，治療の影響，腎障害などにより体液・電解質バランスにも異常を来しやすいので，これらの検査も必須である。

04　治療

　パラコート・ジクワット中毒に対する特異的な治療法はない。前述のような毒作用機序を背景とするために，付加的な酸素投与や高めのF_{IO_2}は病態を悪化させる可能性があるので，通常避ける[3)]。しかし，低酸素血症的に呼吸管理を行うことで予後が改善するとのエビデンスは得られていない。中毒治療の原則に従い，吸収の阻止，排泄の促進，毒作用の軽減などを目的としてさまざまな治療の試みが行われてきたが，予後改善に結びつく決定的な治療法はない[1)3)5)]。以下にその概要を述べる。

1）胃洗浄

　パラコート中毒において，胃洗浄が予後改善に有効とのエビデンスはない。これは，前述のようにパラコートの吸収が速く，予後は早期の血中濃度により決定されてしまうことによると考えられる。しかし，パラコートの胃内投与による動物実験結果から推測すると，相当量のパラコートが胃内に残存する可能性もあるので，早期の胃洗浄は一定の意義があると思われる。

2）腸洗浄

　腸洗浄は，中毒治療の手段としては比較的近年登場した方法である。いくつかの物質に関してはその有効性が報告されているが，パラコート中毒における臨床的な意義は確立していない。腸洗浄がパラコートの吸収を促進するのではないかとの否定的な見解もあるが，実験的には腸管内に投与されたパラコートの数十％を除去し血中濃度を低下させる[1)]。

3）吸着薬投与

　パラコート・ジクワットの吸着薬として，ポリスチレンスルホン酸ナトリウム（ケイキサレート®），アドソルビン，活性炭などがあり，この順序で（*in vitro* の）吸着容量が大きい[1)]。動物実験ではケイキサレート®投与により死亡率の改善効果が示されているが，臨床的には予後改善の効果は確認されていない。

4）血液浄化法

　血液灌流を始めとする血液浄化法が，パラコート中毒に対しても盛んに行われてきた。しかし，臨床的に各種血液浄化法がパラコート中毒の治療に有効であるとの証拠はない。その理由として，パラコートの分布容量が大きく（イヌでは体重の約26%）血中から除去できる絶対量がわずかであること，肺毒性が極めて高く微量のパラコートが肺に到達すれば不可逆性の病変を生じてしまうことなどが指摘されている[1,5]。今日，一般的には，初診時血漿中パラコート濃度が3 mg/ml以上の症例では血液浄化法の適応はないと考えられている[1,5]。また，パラコートは尿細管で再吸収を受ける物質ではないので，強制利尿も排泄促進にはほぼ無効と考えられる。

5）薬物療法など

　パラコートの肺毒性軽減を目的として，ステロイド，N-アセチルシステイン（NAC），ビタミンE，スーパーオキサイドジスムターゼ（SOD），アスコルビン酸，クロルプロマジン，デフェロキサミン，免疫抑制薬（シクロホスファミドなど）の投与，放射線照射，一酸化窒素（NO）吸入，その他の治療が試みられてきたが，それらのいずれも臨床的有効性は確認されていない[1,5,6]。

6）肺移植

　パラコート中毒により肺障害を発生した患者に対し肺移植を行ったとの報告がある。しかし，多くの場合，移植肺にパラコートによる肺障害を来たすことやその他の合併症のため死亡している。これは，体内に残存した微量のパラコートによっても肺障害が生じることを示し，肺移植が成功した症例では，移植術は服毒44日後と極めて晩期に施行されている[2]。したがって，肺移植により救命の可能性があるのは，血中パラコート濃度が十分低下した晩期の症例に限られるであろう（症例1参照）。

05　呼吸管理

　前述のとおり，パラコート中毒に伴う呼吸障害においては酸素投与により病態が増悪する可能性があるので，不必要な酸素投与は避ける。臨床的呼吸困難や低酸素血症が進行した際には，パルスオキシメータによるSpO_2などを指標として，マスクもしくは鼻カニューレにより必要最小限の酸素投与を開始する。ただし，酸素投与制限によりパラコート中毒患者の生命予後が改善するとのエビデンスはない。

　さらに低酸素血症が進行した場合，気管挿管・人工呼吸管理に移行すべきか否かの判断が問題となる。正確な統計はないが，パラコート中毒により呼吸障害を来し人工呼吸管理が施行された症例で救命に至る可能性は極めて低い。患者およびその家族に無用な苦痛を与え続けることにならないよう，パラコート摂取量，初期血中パラコート濃度，臨床的重症度などを考慮し，慎重に人工呼吸管理の適応を判断する。本書の趣旨からはやや外れるが，症例2では患者家族との相談の結果，人工呼吸管理は行わなかった。実際，一線病院においてはそのような事例は少なくない。

人工呼吸管理に移行した場合，基本的には今日のARDS治療一般原則に従い，換気モードの種類にかかわらず過大な1回換気量や高い最高気道内圧を避ける。具体的には，1回換気量は6 ml/kg程度を目安とし，最高気道内圧は35 cmH$_2$O，可能なら30 cmH$_2$O以下にとどめる。繰り返し述べているとおり，F$_{IO_2}$は，必要最小限の酸素化を維持できる範囲で低めに設定する。病理組織学的に肺の線維化が進行する7日目前後から肺コンプライアンスの低下が著明となり，気胸・気縦隔などの圧損傷を生じる可能性が高くなる[3]。このような病態においては，換気モードとして量規定換気（volume control ventilation：VCV）よりは圧規定換気（pressure control ventilation：PCV）が有利と考えられる。

〈引用文献〉

1) 水谷太郎．パラコート・ジクワット—症例で学ぶ中毒事故とその対策．日本中毒情報センター編．東京：じほう；2000. p.213-9.
2) Walder B, Brundler MA, Spiliopoulos A, et al. Successful single-lung transplantation after paraquat intoxication. Transplantation 1997；64：789-91.
3) 鈴木幸一郎．救急患者にみられる呼吸不全の病態と治療—パラコート中毒．救急医学 1998；22：1414-23.
4) Proudfoot AT, Stewart MS, Levitt T, et al. Paraquat poisoning；Significance of plasma-paraquat concentrations. Lancet 1979；2：330-2.
5) 篠崎正博．ARDSの基礎疾患—パラコートによる肺損傷．別冊医学のあゆみ— ARDSのすべて．東京：医歯薬出版；2004. p.203-8.
6) Eddleston M, Wilks MF, Buckley NA. Prospects for treatment of paraquat-induced lung fibrosis with immunosuppressive drugs and the need for better prediction of outcome；A systematic review. Qjm 2003；96：809-24.

（筑波大学大学院人間総合科学研究科臨床医学系・集中治療部　**水谷太郎**，

土浦協同病院麻酔科　**松宮直樹**）

II. 症例による呼吸管理のポイント

15 小児の呼吸管理

SYLLABUS

【病態の特徴】
- 症例1：脳性麻痺，難治性肺炎を特徴とする．
- 症例2：先天性横隔膜ヘルニア，肺低形成症，肺高血圧症を特徴とする．

【呼吸管理上の問題点】
- 上気道狭窄，挿管困難，難治性肺炎の問題点が把握できる（症例1）．
- 低形成肺の2次的肺損傷，気胸の問題点が把握できる（症例2）．
- 低形成肺と肺血管病変による肺高血圧症の問題点が把握できる（症例2）．

【問題点への対応策】
- 上気道狭窄，挿管困難の予測が理解できる（症例1）．
- 難治性肺炎への人工呼吸の適応が理解できる（症例1）．
- HFOによる2次的肺損傷の予防が理解できる（症例2）．
- 肺高血圧症に対するNO吸入療法が理解できる（症例2）．

01 症例1

7歳，女児．診断は細菌性肺炎，難治性痙攣，脳性麻痺．

生後3カ月より原因不明の難治性痙攣にて痙攣コントロールのため外来通院をしていた．今回は外来にて痙攣大発作が頻回に認められ入院となった．入院後は痙攣コントロールのためペントバルビタールナトリウム（ネンブタール®）が必要であったが，服薬すると自力では換気困難となるため挿管した．一時抜管したが，その後肺炎を併発し抗菌薬，γグロブリンを投与するも改善はなく，呼吸不全のため再度挿管管理となった．挿管後病態は急速に改善した．しかし誤嚥性肺炎を繰り返す可能性が高く，最終的に気管切開となった．

1）気管挿管

a）喉頭鏡

小児では喉頭が頸椎の3～4番にあるので成人に比較して口腔の浅いところに位置している。したがってマッキントッシュよりもミラーのような直線のブレードの方が挿管しやすい。ブレードの大きさは乳様突起から口角までの長さを目安とする。

b）気管チューブ

年齢によりチューブの大きさは決まっている。内径は $4+$（年齢$/4$）mm のチューブを使用する。一般的にはチューブと喉頭の間からの空気の漏れがあることを必ず確認する。それにより喉頭浮腫を予防し，抜管困難症の発生を防ぐ。したがってまったく漏れのない場合は1サイズ下げる。カフ付きチューブは基本的には8歳以上で使用する。

また，口角での固定する長さも重要である。一般的には $5+$（身長$/10$）cm といわれている。もちろん挿管後の聴診により位置の微調整が必要となる。

c）鎮静・鎮痛薬，筋弛緩薬，挿管

小児の挿管操作では新生児とは異なり，意識が消失し，弛緩した患者以外はできる限り鎮静・鎮痛薬，筋弛緩薬を使用すべきである。これは挿管操作を簡便にするばかりでなく患者の苦痛を軽減させるための配慮でもある。ただし，薬剤投与により低血圧となりうるので，循環動態が不安定な場合は時間的余裕があれば挿管操作までに輸液やカテコラミンを投与し，安定させてから施行する方が安全である。

挿管操作にあたっては，酸素吸入セットと患者の体格に見合ったマスク・バッグを用意する。さらに誤嚥したときのために常時吸引できる体制を整える。フルストマックの場合はクラッシュ導入となるので他書を参照されたい。次に，挿管操作による基本的薬剤投与を述べる。

① 禁忌症例以外は挿管操作に伴う迷走神経反射などを予防するためアトロピン 0.01 mg/kg（最低 0.1 mg，最高 0.5 mg）を静注する。

② 鎮静薬は表1に示すように病態に合わせて選択，使用する。使用前には，気道確保困難，挿管

表1　各鎮静薬の特徴と投与量

	投与量	特　徴
チオペンタールナトリウム （ラボナール®）	2～5 mg/kg	鎮静作用のみ。 ヒスタミン遊離作用にて喘息患者には禁忌。 頭蓋内圧を低下させるため頭蓋内圧亢進には有用。
ミダゾラム （ドルミカム®）	0.1～0.2 mg/kg	鎮静作用のみ。 頭蓋内圧を低下させるため頭蓋内圧亢進には有用。
塩酸ケタミン （ケタラール®）	1～2 mg/kg	鎮静・鎮痛作用あり。 頭蓋内圧亢進には禁忌。 交感神経刺激作用にて血圧を上げるため循環動態不安定患者に使用可。
クエン酸フェンタニル （フェンタネスト®）	1～5 μg/kg	鎮痛作用が強く，鎮静作用もある。 循環動態への影響が弱く，循環動態不安定患者に使用可。

困難の可能性をできる限り否定しておく。

③筋弛緩薬を使用する前には必ず気道確保，換気可能であるかをマスク・バッグで確認する。使用可と判定された場合はベクロニウムを 0.1～0.2 mg/kg 静注して挿管する。挿管後は肺野の聴診と呼気二酸化炭素モニタにて主気管への挿管を確認し，人工呼吸器に接続する。

2）人工呼吸管理

a）調節換気[1]

調節換気（conventional mechanical ventilation：CMV）は最も一般的な人工呼吸法であり，以下の2方法に分類される。どちらが急性呼吸不全に有利かという証拠は現在のところなく，それぞれの特徴を把握して使い分けることが肝要である。

圧規定換気（pressure control ventilation：PCV）は最高気道内圧を設定する方法である。この方式の小児における最大の特徴は気管挿管チューブと喉頭の間から空気の漏れがあっても設定された圧が保障されることであり，小児で頻用される理由である。また，吸気時間の間一定の圧が肺胞にかかることより急性呼吸窮迫症候群（acute respiratory distress syndrome：ARDS）のような低コンプライアンスの肺の管理には有利と考えられている。欠点は気道抵抗や肺コンプライアンスの変化により換気量が変化すること，小児では気管チューブの閉塞の問題が起こりやすいがそれをモニタする圧警報ができないことである。

量規定換気（volume control ventilation：VCV）は1回換気量を設定する方式であるが，小児のように気管挿管チューブと喉頭の間に空気の漏れがあると設定された1回換気量が保障されない。したがって，小児ではこの方式はあまり用いられない。また，同一の肺胞内圧を得るのに最高気道内圧が PCV より高くなったり，人工呼吸器回路のコンプレッションボリューム*のため設定した1回換気量以下しか患者に投与されないという欠点もある。しかし，利点としては1回換気量と呼吸回数を設定することにより分時換気量を一定に保つことができる。これにより，頭蓋内圧亢進や肺高血圧症のように血中二酸化炭素分圧を一定にしたい病態の患者の管理には有利である。また，気管支喘息や熱傷などのように気道抵抗や胸郭・肺コンプライアンスが急激に変化する病態ではやはり有利となる。

＊コンプレッションボリューム

人工呼吸器回路は弾力があるため吸気時に拡張する。したがって，1回換気量のすべてが患者に到達できるわけではない。コンプレッションボリュームとは，その1回換気量のなかで回路の拡張のために患者に到達できないボリュームである。例えば肺が硬い（コンプライアンスが低い）とコンプレッションボリュームは増加することが予想される。

3）人工呼吸中の鎮静・鎮痛・筋弛緩法

a）筋弛緩

呼吸メカニクスや循環動態への影響の点からは基本的には鎮静・鎮痛薬のみでコントロールした方がよいが，最高気道内圧が 30 cmH$_2$O 以上の場合やファイティングを起こす場合などは筋弛緩薬

を使用した方が肺損傷防止の点からは安全である。薬剤としてはベクロニウム 0.1 mg/kg/ 時を用いる。できる限り筋弛緩モニタを併用して過剰投与を防止する。またステロイドの併用時には筋萎縮が起こる可能性があるのでクレアチンホスホキナーゼ（CPK）などを経時的にチェックする。

　b）鎮静

　小児ではプロポフォールにより高カリウム血症や致死的不整脈が報告されているので使用は控える。ミダゾラム 0.1〜0.3 mg/kg/ 時の使用が推奨されている。最近，呼吸抑制の少ない新しい鎮静薬（デクスメデトミジン）も市場に出始めているが，まだ小児での報告例は少ない。

　c）鎮痛

　鎮痛薬としてモルヒネ 10〜40 μg/kg/時かフェンタニル 2〜4 μg/kg/時を使用する。モルヒネはヒスタミン遊離作用やオッジ筋収縮の増強作用が強いので気管支喘息や急性膵炎には使用を控える。

4）人工呼吸器による2次的肺損傷

　本書で取り扱われている"肺保護法"は人工呼吸器による2次的肺損傷をいかに回避するかという方法論である。これは成人の結果であるが小児の人工呼吸器使用時にも十分考慮すべき問題であるので簡単にここで触れておく。1993年に北米で人工呼吸コンセンサス会議が開かれ，そこで人工呼吸器使用時のガイドラインとして以下の2点（①，②）が強調された[2]。

①高濃度の吸入酸素濃度（FI_{O_2}）は2次的肺損傷の原因の一つであり，できる限り60%以下とする。これはとりもなおさず低い動脈血酸素分圧（Pa_{O_2}）を許容するということである。ここでは動脈血酸素飽和度（Sp_{O_2}）≧90%（Pa_{O_2}≧60 mmHg）まで許容することが提唱されている。

②高い最高気道内圧がもう一つの肺損傷の要因とされ，最高気道内圧≦35 cmH$_2$O に維持するよう提唱されている。

③さらに近年低すぎる呼気終末陽圧（positive end-expiratory pressure：PEEP）が第3の原因としてクローズアップされてきた。これは低い PEEP のため吸気前に十分広がっていない肺胞に急激に高い圧がかかり，これが繰り返されることにより肺損傷が起こると推測されている。これを予防するため PEEP ≧低い屈曲点（lower inflection point）の圧が提唱されてきた。

　以上の結果をふまえて急性呼吸障害患者に対して人工呼吸器の条件設定，特に1回換気量（最高気道内圧）をめぐり過去5つの無作為化比較臨床試験（randomized controlled trial：RCT）が行われた[3)〜7)]。結果は1回換気量6 ml/kg の群が12 ml/kg の群に比較して死亡率が有意に低下したという結果となった。これは吸気圧でみると以下のように解釈される。

　　最高気道内圧（VCV）≦35 cmH$_2$O

　　〔プラトー圧（肺胞内圧）≦30 cmH$_2$O〕

　PCV の最高気道内圧はほぼ肺胞内吸気圧に近いと推測される。

　PEEP に関しては RCT[8)] では明確な結果は出なかったが最高気道内圧，酸素濃度を抑える管理法では酸素化能を保つためどうしても PEEP を上げざるをえないのが現状である。実際にはそれぞれの患者に対応した判断が必要ではあるが，小児でも 10 cmH$_2$O 前後までの PEEP は使用可能であ

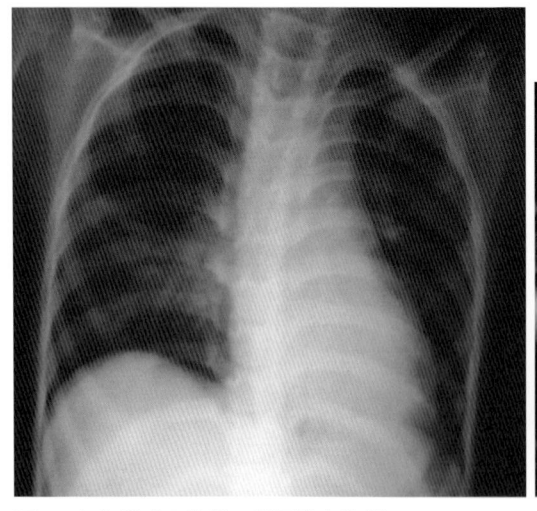

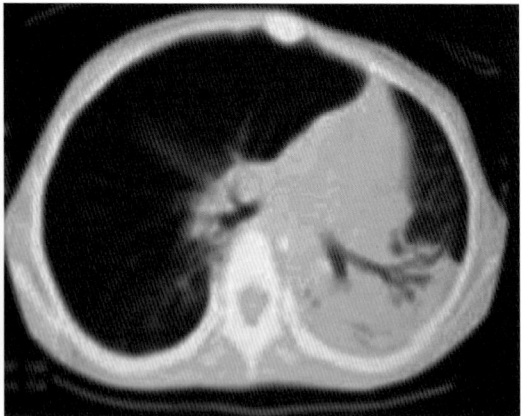

図1　無気肺時の胸部X線写真と胸部CT

る。

5）症例1について

よく遭遇する可能性のある症例である。ポイントは以下の点である。

① 脳性麻痺患者は筋緊張の不均衡のため頸部が異常にねじれており上気道の確保，換気，挿管が困難なことがある。このような場合は挿管時にいきなり鎮静薬や筋弛緩薬を使用すると気道確保できず窒息する場合がある。したがって，経験者がその場にいること，できる限り人員を確保しておくことなどが望まれる。

② 胸部X線写真で明らかな異常が認められなくても胸部CTにて肺内異常が明確になることがあり，難治性肺炎などではCTの実施を躊躇しない（図1）。

③ 難治性肺炎に対しては薬剤投与ではなかなか改善せず，人工呼吸により著明な改善がみられることがある。これは，肺炎からARDSを呈した場合には背部の肺野を中心に広範な無気肺が発生しており，薬剤を投与しても患部に到達しないためと推測される。

④ 前述したように小児においては従圧式人工呼吸器を使用する頻度が高く，この場合チューブの閉塞がアラームで検知できない。一方，小児では気管チューブが細いためチューブ閉塞を起こしやすい。したがって，予防策としてトイレッティングのとき吸引チューブが挿管チューブの先端より少し出ていることを毎回確認しておく必要がある。そのために吸引チューブを何cm入れるべきか，挿管チューブの長さから各患者で決めておくとよい。

02　症例2

在胎39週，出生体重2,910g，男児。診断は先天性横隔膜ヘルニア，肺低形成症，肺高血圧症。近医にて正常分娩で出生した。新生児仮死はなかったがその後チアノーゼを呈し，酸素投与でも

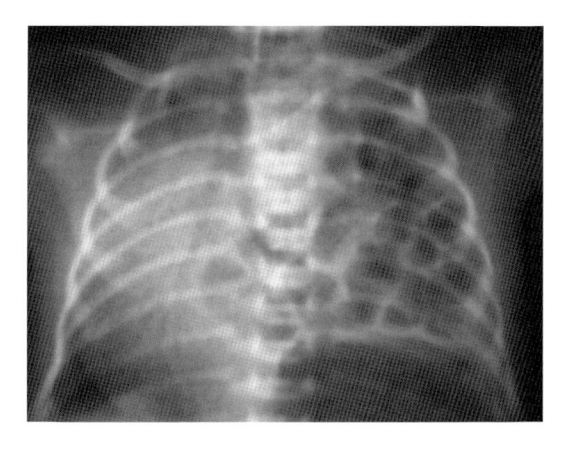

図2　先天性横隔膜ヘルニアの胸部X線写真

改善なく，当科へ緊急搬送入院となった。入院時100%酸素投与下でもSpO_2は70%台と低くただちに気管挿管を施行した。聴診にて胸部左側の呼吸音が減弱し，グル音が聴取され，超音波検査，胸部X線写真により先天性横隔膜ヘルニアと診断された（図2）。その後高頻度振動換気（high frequency oscillation ventilation：HFOV）にてF_{IO_2} 1.0，平均気道内圧（MAP）16 cmH_2O，振幅75（1回拍出量35 ml），振動数15 Hzでpostductal SpO_2は70%台であった。超音波所見により肺高血圧症の合併が考えられたので，一酸化窒素（NO）吸入療法を20 ppmで開始した。コンプライアンスは0.43 $ml/cmH_2O/kg$と低く，予後不良群（0.5未満）であったが，HFOとNO吸入療法の組合せにより徐々にSpO_2も改善・安定し，生後54時間で経腹的根治手術が施行された。術後肺高血圧発作はなく，NOは漸減中止できた。人工呼吸管理は日齢22まで続き，抜管となった。

1）HFOVによる呼吸管理

これはCMVとはまったく異なる原理で作動する人工呼吸器である[9]。利点は，1回換気量が解剖学的死腔量以下であるため肺への機械的損傷がCMVに比べて少ない点である。理論上は"CMV使用時の肺保護療法"の究極のレベルを実現できる方法と考えられる。ただし分時換気量を確保するため呼吸回数を数百回にする必要があり，そのために胸壁が振動する。HFOは新生児分野では急性呼吸不全での安全性と有効性が示されており[10]，現在では小児，成人の急性呼吸不全での使用が試みられている。実際に小児，成人の急性呼吸不全に対してはRCT[11)12)]がすでにあり，どちらもその有効性が証明されている。日本では最近まで学童や成人に使用できるHFO装置が市販されていなかったが，最近やっと市場に出始め，今後は使用拡大が予想される。実際の換気条件は年齢によって若干異なるので以下に詳述する。

まず，年齢別初期設定を表2[10)~12)]に示す。年齢により使う機種も初期設定も異なるので注意が必要である。目標の動脈血ガス値はCMVのときと同様に肺保護療法の目標を遵守する。つまり正常の血液ガス所見を求めすぎないということが重要である。次にその後の設定を示す。

　a）新生児期[10)]
その他の年齢層と比べ独自の特徴があるので注意が必要である。

表2　HFOの年齢別初期設定

	F_{IO_2}	平均気道内圧（MAP）	振幅	回数
新生児期（早産）	0.6	2〜5 cmH₂O≧MAP of CMV（実際には 12 cmH₂O 前後）	胸壁が十分振動するレベル	15 Hz
乳児〜学童期	1.0	4〜8 cmH₂O≧MAP of CMV（実際には 25 cmH₂O 前後）	胸壁が十分振動するレベル	5〜10 Hz
成人	0.8〜1.0	5 cmH₂O≧MAP of CMV（実際には 30 cmH₂O 前後）	大腿部が振動するレベル（実際には 65 cmH₂O 前後）	5 Hz

① 筋弛緩薬は使わない。
② Pa_{O_2} は F_{IO_2} と MAP にてコントロールするが，未熟児網膜症の発症予防のためできるだけ早期に F_{IO_2} を下げる必要がある。
③ 多くの疾患では高い MAP strategy（CMV よりも MAP を 2〜5 cmH₂O 高く保つ）を採用するが，それでも他の年齢層に比較すると MAP の絶対値は低い。
④ 動脈血二酸化炭素分圧（Pa_{CO_2}）は 1 回拍出量（あるいは振幅）と振動数にてコントロールするが，振動数は 15 Hz に固定する。

b）新生児以降の年齢層 [11)12)]
① HFOV 施行中は筋弛緩薬を投与する。
② Pa_{O_2} は F_{IO_2} と MAP にてコントロールする。酸素化能が改善されてきたら，まず F_{IO_2} を ≦ 0.6 になるまで下げてから MAP を 1〜2 cmH₂O ずつ下げていく。
③ MAP ≦ 18±3 cmH₂O で CMV に戻す。
④ Pa_{CO_2} は振幅と振動数にてコントロールする。まず，振幅でコントロールする。それでも動脈血 pH ≦ 7.25，Pa_{CO_2} > 55 mmHg となる場合は乳児，学童期では振動数を 1〜2 Hz ずつ下げていく。しかし，急速に振動数を下げると同じ振幅の設定でも 1 回換気量が急に増大することがあり，肺損傷の危険性があるので注意が必要である。最低限は 3 Hz とする。

2）一酸化窒素（NO）吸入療法

　一酸化窒素はまだ日本では保険適用がなく，工業用の一酸化窒素を転用している現状なのでここでは概説にとどめる。一酸化窒素は肺血管の選択的拡張物質として発見され，以後新生児・乳児期の肺高血圧症や成人の ARDS などの急性呼吸不全に使用されている。新生児期の肺高血圧症に関してはすでに RCT[13)] にてその有効性は認められている。しかし，ARDS への適用は議論のあるところである。ARDS に対する一酸化窒素の効用は換気血流比の改善と肺保護療法に伴う高二酸化炭素血症による肺高血圧症の抑制である。しかし，いくつかの臨床研究の結果は "短期間の酸素化能は改善するが死亡率は改善しない" という結果で一致している [14)〜16)]。

3）症例 2 について

　先天性横隔膜ヘルニアは低形成肺と肺血管の異常に基づく肺高血圧症を合併することが多い。し

たがって人工呼吸療法にあたっては低形成肺の2次的損傷を抑え，肺高血圧症の予防と治療が重要である。HFOVは肺の2次的損傷を最小限に抑える点においては1回換気量が死腔量以下という理想的な人工呼吸器であり，このような低形成肺を伴う場合はHFOVはよい適用となる[17]。また，急性肺高血圧症に対する治療法としてはNO吸入療法は肺血管の選択的拡張薬として効果が認められている[13]。しかし，低形成肺に合併する肺高血圧症へのNOの適用は議論のあるところで諸家の意見は一致しておらず[18]，今後の新たなRCTが望まれる。

〈引用文献〉

1) 小林健一，谷藤泰正，桜井淑男．応用呼吸生理学"呼吸の管理"．新生理科学大系 2000；17：383-91.
2) Slutsky AS（chairman）. Consensus conference on mechanical ventilation-January 28-30, 1993 at Northbrook, Illinois, USA. Inteisive Care Med 1994；20：64-79（part 1）, 150-62（part 2）.
3) Amato MB, Barbas CS, Medeiros DM, et al. Effect of a prospective ventilation strategy on mortality in the acute respiratory distress syndrome. N Engl J Med 1998；338：347-54.
4) Stewart TE, Meade MO, Cook DJ, et al. Evaluation of a ventilation strategy to prevent barotraumas in patients at high risk for acute respiratory distress syndrome. Pressure-and volume-limited ventilation strategy group. N Engl J Med 1998；338：355-61.
5) Brochard L, Roudot-Thoraval, F, Roupie E, et al. Tidal volume reduction for prevention of ventilator induced lung injury in acute respiratory distress syndrome；The multicenter trial group on tidal volume reduction in ARDS. Am J Respir Crit Care Med 1998；158：1831-8.
6) Brower RG, Shanhooltz CB, Fessler HE, et al. Prospective randomized controlled trial comparing traditional versus reduced tidal volume ventilation in acute respiratory distress syndrome patients. Crit Care Med 1999；27：1492-8.
7) The Acute Respiratory Distress Syndrome Network. Ventilation with lower tidal volumes as compared with traditional tidal volumes for acute lung injury and the acute respiratory distress syndrome. N Engl J Med 2000；342：1301-8.
8) The National Heart, Lung, and Blood Institute ARDS Clinical Trials Network. Higher versus lower positive end-expiratory pressures in patients with the acute respiratory distress syndrome. N Engl J Med 2004；351：327-36.
9) 桜井淑男，宮坂勝之．高頻度振動換気法―High-Frequency Oscillation. ICUとCCU 1993；17：1193-9.
10) Ogawa Y, Miyasaka K, Kawano T, et al. A multicenter randomized trial of high frequency oscillation ventilation as compared with conventional mechanical ventilation in premature infants with respiratory failure. Early Human Development. 1993；32：1-10.
11) Arnold JH, Hanson JH, Toro-Figuero LO, et al. Prospective randomized comparison of high-frequency oscillatory ventilation and conventional mechanical ventilation in pediatric respiratory failure. Crit Care Med 1994；22：1530-9.
12) Derdak S, Mehta S, Stewart TE, et al. High-frequency-oscillatory ventilation for acute respiratoy distress syndrome in adults. AmJ Respir Crit Care Med 2002；166：801-8.
13) Roberts JD Jr, Fineman JR, Morin FC 3rd,et al. Inhaled nitric oxide and persistent pulmonary hypertension of the newborn；The inhaled nitric oxide study group. N Engl J Med 1997；336：605-10.
14) The neonatal inhaled nitric oxide study group. Inhaled nitric oxide in full-term and nearly full-term infants with hypoxic respiratory failure. N Engl J Med 1997；336：597-604.
15) Day RW, Allen EM, Witte MK. A randomized controlled study of the 1-hour and 24-hour effects of inhaled nitric oxide therapy in children with acute hypoxemic respiratory failure. Chest 1997；112：1324-31.
16) Lundin S, Mang H, Smithies M. Inhalation of nitric oxide in acute lung injury；Results of a European multicenter study. The European study group of inhaled nitric oxide. Intensive Care Med 1999；25：911-9.
17) Tamura M, Tsuchida Y, Kawano T, et al. Piston-pump-type high frequency oschillatory ventilation for neonates with congenital diaphragmatic hernia；A new protocol. J Pediat Surgery 1988；23：478-82.
18) The neonatal inhaled nitric oxide study group. Inhaled nitric oxide and hypoxic respiratory failure in infants with congenital diaphragmatic hernia. Pediatrics 1997；99：838-45.

（埼玉医大総合医療センター小児科　**桜井淑男，田村正徳**）

和文索引

■あ
圧規定換気　22, 72, 180
圧損傷　177
圧容量曲線　67, 102
アミノフィリン　95
アンブロキソール　129

■い
易感染性肺炎　83
意識障害　119
胃食道逆流現象　151
胃洗浄　175
1次性脳損傷　116
一時的大静脈フィルタカテーテル　156
一酸化窒素吸入療法　183, 184
院内肺炎　83

■う
ウィーニング　49
ウォータートラップ　35
ウロキナーゼ　161
運動ニューロン疾患　163

■え
エアスタッキング　168
エアリーク　110
栄養　145
——状態　51
嚥下反射　150
塩酸デクスメデトミジン　147

■か
外傷初期治療診療　119
外傷性ブラ　108
海水溺水　127
開放性気胸　110
加温チャンバ　35
化学性肺炎　148, 151
過換気療法　120
喀痰融解薬　32
加湿器　16
加湿瓶　32
過剰加湿　34
カフ上気管内吸引　47

換気血流シンチグラム　156
間欠的強制換気　53
感染　50
乾燥ガス　37

■き
気管支拡張薬　32
気管支鏡　153
　——下　152
気管支洗浄　80
気管支喘息　71
　——重積発作　71
　——の高度あるいは重篤発作時　78
　——の重症度　74
気管支内視鏡　11, 12
気管支攣縮　152, 153
気管切開　55, 120, 149
気管切創・断裂　112
気管挿管　79, 149, 153, 179
気管チューブ抜管　55
気管内吸引　89
　——の意義　41
　——の種類　41
　——の適応　41
気管攣縮　151
気胸　106, 166
起坐位　139
喫煙歴　146
気道合併症　38
気道管理　89
気道内陽圧　137
気道熱傷　37
気道の温湿度分布　32
揮発性吸入麻酔薬　79
吸収性無気肺　67
給水システム　37
急性呼吸促迫症候群　63, 145
急性増悪（発作）　72
急性肺塞栓症　155
吸入酸素濃度　137
胸部外傷　118
　——の呼吸管理　113
虚血再灌流　65
虚血性心疾患　131

筋萎縮性側索硬化症　164
筋弛緩薬　179
筋ジストロフィー　163
緊張性気胸　107, 118

■く
口もと温プローブ　39
グラモキソン　171

■け
ケイキサレート　175
経腸栄養　121
経皮的心肺補助装置　130, 161
経皮的肺穿刺　152
血液浄化法　176
血管内エコー　159
血管内視鏡　159
血気胸　107
血栓溶解療法　155
結露　35

■こ
抗凝固療法　160
喉頭鏡　179
高度（大発作）症状　72
高二酸化炭素許容人工換気　7, 22
高二酸化炭素血症　94
高頻度換気法　29
高頻度振動換気法　6, 29
高齢者肺炎　82
誤嚥性肺炎　84, 120
呼気終末陽圧　73, 119, 133, 181
呼吸筋疲弊　93, 94
呼吸仕事量　134
　——の軽減　139
呼吸性アシドーシス　24, 93
呼吸不全　49, 133
呼吸理学療法　88, 121
呼吸リハビリテーション　166, 168
呼吸療法　137
コンプレッションボリューム　180

■さ
サーファクタント　65, 129
　——障害　127

サーボコントロール　35
最高気道内圧　181
在宅人工呼吸　149
　──療法　167
サイドストリーム型ジェット式ネブライザ　32
酸素濃度　33
酸素療法　88

■し
死腔量　185
ジクワット　174
自然呼吸トライアル　52
持続気道陽圧　138, 146
持続陽圧換気　133
市中肺炎　82
湿度計　35, 40
自動注水装置　37
自動調節能　122
シベレスタット　129
重症頭部外傷患者　116
　──の急性期　119
　──の呼吸管理　123
　──の初期対応　119
　──の人工呼吸器　119
　──の慢性期　120
重篤喘息症状・エマージェンシー（重篤発作）　72
手術療法　136
術後換気障害　143
循環動態　50
心筋疾患　131
神経筋疾患　163
神経原性肺水腫　109, 122, 127
人工呼吸からの離脱　49
人工呼吸器関連肺炎　83, 93, 120, 126, 145, 150
人工呼吸器肺傷害　66
人工鼻　16, 38
侵襲的陽圧換気　93
心タンポナーデ　113
心嚢穿刺　113
心拍出量　134
深部静脈血栓症　155
心不全　131

■す
水封式ドレナージシステム　113
スーパーオキシド　173
スターリングの法則　143

ステロイド　129

■せ
精神症状　51
咳反射　150
絶対湿度　30
遷延性意識障害　118
全身性炎症反応症候群　145
全身麻酔薬　79
喘息死　80
選択的消化管内殺菌　16
先天性横隔膜ヘルニア　178, 182

■そ
挿管困難　178
相対温度　36
相対湿度　30
創痛　51
組織プラスミノゲン・アクチベータ　161

■た
段階的薬物療法　74
淡水溺水　127

■ち
チアノーゼ　152
チャンバ温　36
中枢神経機能　50
超音波　32
超音波ネブライザ　34
調節換気　139, 180
腸洗浄　175
鎮静薬　179
鎮痛薬　179

■て
低酸素血症　134
低酸素性呼吸不全　133
低容量換気法　20
低リン血症　50
適切なPEEP　67
デュシェンヌ型筋ジストロフィー　164
電解質異常　50
電子ビームCT　158

■と
トイレッティング　89
頭蓋内圧降下療法　117

頭蓋内圧亢進　116
　──症状　121
同期式間欠的強制換気　95, 133

■な
内因性PEEP　52
内頸静脈酸素飽和度　122
難治性肺炎　178, 182

■に
二酸化炭素ナルコーシス　91, 95
2次性脳損傷　116
2次的肺損傷　178, 181

■ね
熱線　35
熱線入り加温加湿器　35
熱線なし加温加湿器　35
ネブライザ　32
ネブライゼイション　33

■の
脳灌流圧　121
脳血流　122
脳酸素代謝　122
脳性麻痺患者　182
脳低温療法　117, 120, 130
脳ヘルニア　117

■は
肺移植　172, 176
肺炎の人工呼吸療法　88
肺血管透過性亢進　151
肺血栓塞栓症／深部静脈血栓症予防（静脈血栓塞栓症）ガイドライン　160
肺高血圧症　182
肺挫傷　108
肺酸素化能の改善　137
肺水腫　128, 133, 143
肺線維症　101, 174
肺塞栓　144
背側無気肺　64
肺低形成症　182
肺動脈造影　156
肺動脈塞栓　146
肺内パーカッションベンチレータ　169
肺胞換気の改善　138
肺胞気-動脈血酸素分圧較差　102

肺胞低換気性呼吸不全 133
肺胞内圧 181
肺保護療法 19
肺理学療法 129
肺リクルートメント手技 26
バクテリアルフィルタ 38
抜管後呼吸不全 57
鼻カニューラ 32
パラコート 171
パラコートの血中濃度測定 175

■ひ
非心原性肺水腫 151
非侵襲的陽圧換気 9, 57, 78, 93, 128, 138, 149, 164
肥満 145
びまん性軸索損傷 117
ヒューミディフィケイション 33

■ふ
フェイスマスク 32
吹き流し 33
腹臥位 68
腹臥位療法 129
不顕性誤嚥 148, 150

プラトー圧 181
プリグロックスL 171
フレイルチェスト 112
プレッシャーサポート換気 53, 73, 133
プロトコルに基づくウィーニング法 55

■へ
閉鎖式気管内吸引 45
閉鎖式気管内吸引システム 16, 128
閉鎖性気胸 110
閉塞型睡眠時無呼吸症候群 145
ヘリカルCT 158
弁膜疾患 132

■ほ
保育器 35, 39
飽和水蒸気量 30
補助換気 139
補助循環 136

■ま
マルチスライスCT 158
慢性閉塞性肺疾患 146

■み
未分画ヘパリン 155, 160

■む
無気肺 143

■め
メインストリーム型ジェットネブライザ 33

■や
薬物療法 87, 135

■よ
予防的抗菌薬 129

■ら
ラディアントウォーマ 39

■り
リクルートメント手技 68
リクルートメントマヌーバ 147
量規定換気 22, 72, 180

欧文索引

■A
$A\text{-}aD_{O_2}$ 102
acute pulmonary embolism 155
acute respiratory distress syndrome 63, 145
Aeromonas 130
ALS 168
ALVEOLI 28
angioscope 159
APE 155
ARDS 63, 128, 145, 184
　——に対する Clinical Practice Guideline 21, 28
ARDS Network 5, 20
AS 159
atelectrauma 4
auto-PEEP 53, 78, 93, 94
　——上昇 94

■B
baby lung concept 67
barotrauma 3
bilevel PAP 166
biotrauma 6

■C
chronic obstructive pulmonary disease 146
CMV 180, 183
continuous positive airway pressure 138, 146
continuous positive pressure ventilation 133
conventional mechanical ventilation 180
COPD 146
CPAP 34, 82, 138
CPPV 133

■D
deep vein thrombosis 155
DMD 167
dry drowning 126
DVT 155

■F
$F_{I_{O_2}}$ 137, 177

■H
heat and moisture exchanger 38
HFOV 6, 29, 183
high frequency oscillatory ventilation 6, 29
HME 38
hypercapnia 22
hypercapnic acidosis 22

I
IMV 53
In-exsufflator 168, 169
intermittent mandatory ventilation 53
intrapulmonary percussive ventilator 169
intravascular ultrasound echography 159
invasive positive pressure ventilation 93
IPPV 93
IPV 169
IVUS 159

K
Killip の急性心不全の重症度分類 132

L
Legionella 130
lung protective strategy 19

M
MAP 184
McConnell 徴候 157
MR Perfusion Image 158
MR 血管造影 158

N
nasal CPAP 146
near-drowning 126
neuromuscular disease 163
noninvasive positive pressure ventilation 9, 57, 78, 93, 128, 138, 149, 164
NO 吸入療法 183, 184

NPPV 9, 15, 57, 78, 93, 128, 138, 149, 153, 164

O
obstructive sleep apnea syndrome 145
open lung strategy 25, 27
OSAS 145

P
PBW 55
PCPS 130, 161
PCV 22, 72, 180
PEEP 73, 119, 128, 133, 181
percutaneous cardiopulmonary support 130, 161
permissive hypercapnia 7, 22, 128
PHC 7
positive airway pressure 166
positive end-expiratory pressure 73, 119, 133, 181
pressure control ventilation 22, 72, 180
pressure support ventilation 53, 73, 133
primary ARDS 27
protocol-based weaning 55
PSV 53, 73, 82, 133

R
Ramsay score 147
rapid shallow breathing index 51
RCT 183
RSBI 51

S
SBT 52

―― スクリーニング 52
SDD 16
secondary ARDS 27
secondary drowning 126
selective digestive tract decontamination 16
shear stress 25
SIMV 82, 95, 133
spontaneous breathing trial 52
Starling' law 143
submersion 126
synchronized intermittent mandatory ventilation 95, 133

T
t-PA 161

U
UK 161

V
VALI 19
VAP 93, 97 120, 126, 145, 150
VCV 22, 72, 180, 181
ventilaor associated lung injury 19
ventilator-associated pneumonia 93, 120, 126, 145, 150
ventilator induced lung injury 19
Vibrio 130
VILI 3, 19, 25
volume control ventilation 22, 72, 180
volutrauma 4

W
wet drowning 126

呼吸管理の最新戦略　　　　　　　　　＜検印省略＞

2005年11月11日　第1版第1刷発行
2008年7月20日　第1版第2刷発行

定価（本体 4,800 円＋税）

編集者　安本和正
発行者　今井　良
発行所　克誠堂出版株式会社
〒113-0033　東京都文京区本郷 3-23-5-202
電話(03)3811-0995　振替 00180-0-196804

ISBN978-4-7719-0301-2 C 3047　￥4800 E　印刷　三報社印刷株式会社
Printed in Japan　© Kazumasa Yasumoto 2005

・本書の複製権・翻訳権・上映権・譲渡権・公衆送信権（送信可能化権を含む）は克誠堂出版株式会社が保有します。
・[JCLS]＜(株)日本著作出版権管理システム委託出版物＞
・本書の無断複写は著作権法上での例外を除き禁じられています。複写される場合は，そのつど事前に (株) 日本著作出版権管理システム（電話 03-3817-5670, FAX 03-3815-8199）の許諾を得てください。

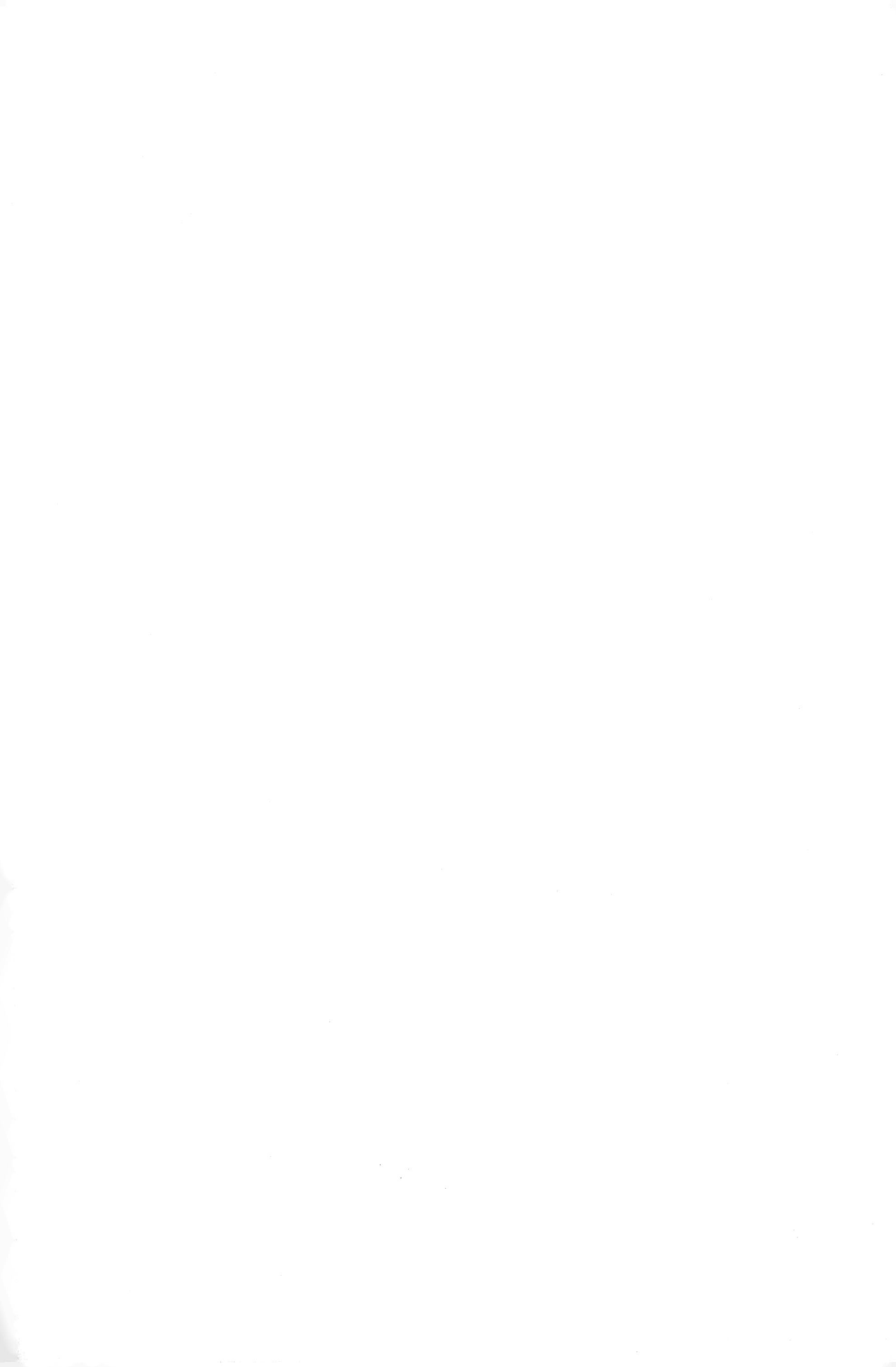